THÉOPHRASTE RENAUDOT

PARIS. — TYPOGRAPHIE E. PLON, NOURRIT ET Cie, RUE GARANCIÈRE, 8.

THÉOPHRASTE RENAUDOT

D'APRÈS DES DOCUMENTS INÉDITS

PAR

G. GILLES DE LA TOURETTE

LA GAZETTE
UN ESSAI DE FACULTÉ LIBRE AU XVIIᵉ SIÈCLE
LE BUREAU D'ADRESSE. — LES MONTS-DE-PIÉTÉ
LES CONSULTATIONS CHARITABLES

« Il faut que dans un Estat les riches aident
« aux pauvres, son harmonie cessant lorsqu'il
« y a partie d'enflée outre mesure, les autres
« demeurant atrophiées.
« Le Journal tient cela de la nature des
« torrents, qu'il se grossit par la résistance. »

(Th. RENAUDOT.)

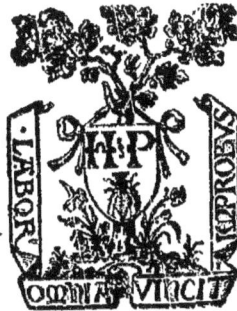

PARIS

LIBRAIRIE PLON

E. PLON, NOURRIT et Cⁱᵉ, IMPRIMEURS-ÉDITEURS

RUE GARANCIÈRE, 10

—

1884

AVANT-PROPOS

N'être pas de son siècle constitue certainement une faute grave vis-à-vis de la postérité ; ceux qui naissent cent ans trop tôt sont presque toujours incompris : il arrive tout au moins cela d'heureux à ceux qui naissent cent ans trop tard, que l'oubli dans lequel ils tombent tout de suite les sauve de l'injustice.

Peut-être trouverons-nous là l'explication d'une bizarrerie qui est en même temps une grosse faute. Comment se fait-il, en effet, qu'on ignore presque encore aujourd'hui le nom de Théophraste Renaudot qui a fondé en France, sinon en Europe, le *Journalisme* par sa *Gazette*, la *Publicité commerciale* par ses *Bureaux d'adresse*, et, disciple de Bacon et de Pierre Ramus, a bravé la scolastique en voulant l'*enseignement libre et expérimental*?

Est-ce donc parce qu'il fut guidé dans toute son œuvre par son ardent amour de l'humanité, qui lui fai-

sait écrire son *Traité des pauvres* et fonder les *Consultations charitables* qui ont sauvé la vie à tant de
misérables?

Vincent de Paul a été canonisé, il est resté le proto-
type de la bienfaisance faite homme; qui sait aujour-
d'hui que Renaudot est mort abreuvé de dégoûts, malheureux, et de plus, « *gueux comme un peintre* », alors
qu'il eût pu vivre riche et adulé s'il avait voulu tirer
de ses inventions autre chose que le soulagement de la
misère publique ou transiger avec la vérité en faisant
chorus avec les savants officiels?

Il eût dû naître cent ans plus tard, au moment de là
rénovation intellectuelle *pratique;* à défaut de la reconnaissance publique, il eût été l'un des maîtres et
non, comme à son époque, l'un des égarés du mouvement scientifique.

La consécration officielle et la persécution servent
quelquefois plus à illustrer un homme que son talent :
Louis XIV a mieux servi Chamillard que sa nullité
dangereuse : le Saint-Office a plus fait pour Giordano
Bruno que son génie.

Consécration et persécution même manquèrent à Renaudot; au moment de réussir, Richelieu, son protecteur et son ami, vint à mourir; la Fronde et Mazarin,
Mazarin et Anne d'Autriche ne pouvaient rien pour lui,
occupés qu'ils étaient à s'employer pour eux : Renaudot fut vaincu, et sa renommée, qui, si Richelieu avait

vécu, fût demeurée impérissable, se noya dans une transition.

Quant à ceux qui, après la victoire, s'étaient emparés sans vergogne des débris de son œuvre, ils furent bien trop habiles pour lui donner les palmes de la persécution à outrance.

Nous avons entrepris de faire sortir de l'ombre où jusqu'à présent elle a peut-être été trop volontairement reléguée, cette grande figure du malheureux philanthrope.

Nous y avons été d'autant plus poussé que, compatriote d'Urbain Grandier, — Renaudot est né à Loudun, — nous avons puisé dans nos papiers de famille et dans des manuscrits précieux, des documents qui jetteront, tel est notre espoir, un jour tout particulier sur cette physionomie à peine ébauchée.

Mais il est deux façons d'écrire l'histoire d'un homme : prendre Renaudot à sa naissance, l'étudier dans son développement, le conduire au tombeau, tout cela au point de vue strict du personnage, eût pu paraître fastidieux, malgré l'intérêt du sujet. Nous avons préféré placer l'homme au milieu de son époque et faire une large part à l'histoire de son temps et à celle de ses relations. C'est ainsi que nous avons été amené à fouiller les rapports si intimes et si curieux qui ont existé entre le P. Joseph et Richelieu, tous les deux amis du journaliste.

De même, pour ses inventions, il nous a semblé bon de rechercher si elles répondaient alors à un besoin d'actualité, de remonter à leur origine et de les suivre dans leur évolution.

Nous demandons justice pour un homme dont toute la vie a été consacrée au soulagement des malheureux et qui n'a recueilli comme récompense que la plus grande ingratitude : le lecteur jugera si nous avons fait un bon livre : nous croyons toujours avoir fait une bonne œuvre.

Juillet 1883.

G. GILLES DE LA TOURETTE.

THÉOPHRASTE RENAUDOT

CHAPITRE PREMIER

« Le pays de Loudunois est une petite province située
« dans le diocèse de Poitiers. Elle a l'orient du côté de
« la Touraine, vers l'occident elle joint au Poitou, et vers
« le septentrion et midy à l'Anjou. Elle contient unze
« lieues de long, que l'on compte depuis l'église du vil-
« lage de Saint-Cyr en Bourg, non loing de la ville de
« Saumur sur Loire en Anjou, jusques aux confins de la
« Chastellenie de Coussay, près la ville de Mirebeau,
« aussi en Anjou exclusivement. Quant à sa largeur, elle
« a cinq lieues au plus estroit qui se comptent depuis le
« bourg de Pas-de-Jeu sur Dive, à deux lieues de

1

« Thouars en Poitou, jusques au chasteau de Marsay,
« situé à une lieue et demie de Chinon sur Vienne en
« Touraine. Mais en ces limites ne sont comprises quel-
« ques enclaves dans les marches communes d'Anjou et
« du Poitou [1]. »

Tel était le pays loudunais à la fin du seizième et au
commencement du dix-septième siècle, et sa capitale
Loudun était une ville des plus importantes. Située
au sommet d'une haute colline, dominant une plaine
fertile produisant un vin généreux et des céréales de
toutes sortes, Loudun, ou plutôt, comme disaient les let-
trés d'alors, « Juliodunun », la forteresse de Jules César,
se glorifiait de son ancienne origine et de la richesse de
ses campagnes.

Sa situation même devait appeler sur elle toutes les
convoitises, mais ravagée par les Anglais, perpétuel
sujet de discorde entre les ducs d'Anjou et de Poitou,
elle avait appris à se défendre, et derrière ses remparts
se cachait une population mâle et virile, ayant le respect de la tradition et défendant envers et contre tous
la ville natale comme une première patrie.

Cette population courageuse était en même temps
éclairée, et, lorsque la Réforme, qui constituait un progrès, fit son apparition en France, les Loudunais n'hé-
sitèrent pas et devinrent de zélés protestants. Aussi, au
temps des guerres religieuses qui ne tardèrent pas à
éclater, Loudun eut-il à subir toutes les horreurs de
cette lutte fratricide qui, au nom d'un Dieu de miséricorde, armait les mains des mêmes Français. Tour à

---

[1] *Mémoires de la ville de Loudun et du pays de Loudunois*, par Louys
TRINCANT, procureur du Roy au siége de Loudun. B. N. Mss. F. Fr. :
20157.

tour prise et reprise et livrée au pillage par les catholiques et les protestants, cette malheureuse ville avait
donc besoin du plus grand repos lorsque l'édit de
Nantes vint, en 1598, le lui accorder. Par cet édit, les
Réformés, et ils étaient en majorité à Loudun, obte-
naient l'exercice public de leur religion dans les lieux où il
était déjà établi en 1597 et dans deux villes par bailliage :
de plus, il leur était donné un grand nombre de places
dites « de sûreté ». Loudun fut au nombre de ces dernières, et le protestant Boisguérin, son gouverneur,
homme juste et intègre, sut, par sa sage administration,
faire renaître à la vie un pays qui avait été si cruellement éprouvé.

Loudun dépendait bien malgré lui du présidial de
Tours, mais néanmoins il possédait « plusieurs juridic-
« tions royales, sçavoir : la Sénéchaussée, autrefois ap-
« pelée la Grande Jugerie, et depuis environ cinquante
« ans Bailliage, auquel il y a bailly de robe longue, lieu-
« tenant criminel, lieutenant civil, assesseurs et conseil-
« lers [1] ».

La magistrature y était donc largement représentée, et
à côté d'elle marchaient dix-huit huissiers, dix-huit pro-
cureurs, vingt avocats et huit notaires; le tout pour une
population de quatorze mille habitants [2].

Loudun possédait de nombreuses églises du plus beau
style, dans ses rues s'élevaient de superbes hôtels, enfin
tout autour de la ville existaient de nombreux monastères, des prieurés célèbres, tels que celui de Coussay,
dont Richelieu n'allait pas tarder à devenir prieur.

---

[1] L. TRINCANT, *loc. cit.*, p. 2.
[2] Pour tous ces détails, consulter l'excellent ouvrage de M. LEGUE,
Urbain Grandier et les Possédées de Loudun. Paris, 1880.

Par quelle étrange fatalité le Loudun d'autrefois est-il
donc devenu le Loudun d'aujourd'hui? La ville est
demeurée debout; mais sur quatorze mille habitants,
neuf mille sont partis pour ne plus revenir, et les grands
hôtels d'autrefois restent vides.

Lorsqu'on pénètre dans ces rues étroites, aux pavés
biséculaires, on éprouve un frisson glacial : pas un
habitant, les portes sont hermétiquement closes, les
maisons impénétrables. Toutes sont vieilles et portent
le cachet d'une époque passée. Des dix églises que possédait Loudun, il ne reste plus que Saint-Pierre du
Marché, qui retentit autrefois de la parole ardente
d'Urbain Grandier, Saint-Hilaire-du-Martroy, et la chapelle des Ursulines « les possédées » qu'exploita la rancune
de Richelieu. Le mépris et l'insouciance des habitants ont
fait de l'église collégiale de Sainte-Croix une halle à
bestiaux ; rien n'indique, sur la place du Marché, l'emplacement du bûcher où fut brûlé le malheureux Grandier. Pourtant une rue porte le nom de Scévole de
Sainte-Marthe, le grand citoyen qui sauva la ville du
pillage que préparaient les soldats du duc de Joyeuse ;
mais aussi son bel hôtel Renaissance a été jeté bas et
remplacé par une construction banale ; enfin, tranchant
encore sur l'aspect lugubre de cette ville morte s'élève
décapitée la masse énorme du vieux château fort, l'orgueil
d'autrefois, dont la ruine a marqué la chute de Loudun
et dont, dernier affront, son démolisseur Richelieu
devait prendre les pierres pour aller bâtir à côté la ville
qui porte son nom.

Depuis lors, les Loudunais se sont complu dans le
plus morne abandon de leur ville autrefois si belle, ils
sont demeurés oublieux de leurs illustres compatriotes

e ne semblent plus se souvenir de gloires si pures que l'une d'elles ferait l'honneur d'une grande cité.

En effet, si le nom de Sainte-Marthe est gravé sur les murailles, si le souvenir d'Urbain Grandier pèse encore sur la ville, qui se souvient que c'est à Loudun qu'est né un des plus grands hommes du dix-septième siècle, un philanthrope dont l'œuvre humanitaire allait être si grand et si durable, qu'il devait arriver intact jusqu'à nous? C'est à Loudun que naissait, à la fin de 1586, Théophraste Renaudot, qui du même coup allait fonder le journalisme par sa *Gazette*, la publicité commerciale par ses *Bureaux d'adresse et de rencontre*, guidé en cela par son amour pour les pauvres, qui lui faisait introduire en France les monts-de-piété et, invention sublime, l'amenait à créer les « *Consultations charitables pour les pauvres malades* ».

Théophraste Renaudot naquit à Loudun en 1586, probablement dans la maison qu'il habita plus tard et qui se voit encore à l'angle formé par la rue Centrale et la rue du Jeu-de-Paume [1].

[1] Nous avons adopté la date de 1586 comme la plus probable, malgré l'opinion des auteurs assez nombreux qui le font naître en 1584; nous nous sommes appuyé en cela sur l'assertion de Renaudot lui-même, qui nous dit avoir été reçu docteur à l'âge de dix-neuf ans, le 12 juillet 1606; en outre, le *Recueil des Gazettes de l'année* 1631, conservé à la Bibliothèque nationale, est accompagné du portrait de Renaudot, au-dessous duquel on peut lire : *Theophrastus Renaudot, Juliodinensis, medicus et historiographus regius, anno 58, salutis* 1644. Toutes les recherches que nous avons faites à Loudun, Poitiers, Tours, Angers, pour retrouver une date officielle, sont demeurées infructueuses.

Outre la tradition populaire, le style et certaines inscriptions latines que nous avons relevées sur ses fenêtres et qui suffiraient à corroborer l'opinion qui fait de cette maison l'ancienne résidence de Renaudot, voici ce que nous trouvons dans un acte passé entre M. Gilles de la Tourette et M. X...:

« Une maison située en cette ville de Lodun joignant par le

Ses parents, qu'il perdit en bas âge, ainsi que l'indique
le procès qu'il eut contre ses curateurs, plus soucieux de
leurs intérêts que de ceux de leur pupille, étaient alliés
aux meilleures familles du pays [1]. Il naquit au moment
où Loudun, pacifié par l'édit de Nantes, allait devenir
un centre politique et presque littéraire.

Dans une ville riche comme la capitale du Loudunais
qui, tant de fois pillée, était toujours sortie victorieuse
de ses revers, la sécurité renaissant, l'étude des belles-
lettres devait prendre un nouvel essor. Il faut se reporter à ces temps déjà reculés où les communications, toujours difficiles, forçaient les habitants d'une cité à
compter presque entièrement sur eux-mêmes. De temps
en temps l'un d'eux s'en allait en grand'ville, quittait le
pays pour Paris et revenait plus tard chargé de science
et de livres dont il faisait bénéficier ses compatriotes. Il
se formait alors des sociétés intimes, sortes de petits
salons littéraires, où s'écoulaient les longues soirées de
province en causant science et belles-lettres. Loudun
était une ville où ces milieux intelligents pouvaient
prospérer. Devenue place de sûreté, elle communiquait
avec les protestants de toutes les provinces, reliant la
Rochelle aux places importantes du Midi avec lesquelles
elle était en relation incessante.

« devant à la rue tendant du carrefour de la Poulaillerie au
« Palais-Royal dudit Lodun et par autre part à la rue tendant du
« Relandais dudit palais et grand pavé des Coutelliers et par
« autre part à la maison de M. Theophraste Renaudot, docteur
« en médecine. »

[1] Il était sieur de Boissemé; il existe encore dans les environs de
Loudun un endroit qui porte ce nom, et où l'on voit des con-
structions datant du seizième siècle. Ce sont là évidemment les
vestiges de sa propriété. Ses armes étaient : « *d'azur à un lion d'or au
chef de gueule, chargé de trois cocqs d'argent* », avec casque de chevalier et comme exergue : *Vigilantia superat robur.*

C'est au milieu de ce calme et de cette rénovation intellectuelle que s'écoula l'enfance de Renaudot. Né de riches parents protestants [1], qui durent ne rien négliger pour rendre son éducation parfaite, il acquit rapidement une connaissance approfondie des anciens auteurs grecs et latins, alors fort cultivés, et, de bonne heure livré à lui-même, il dut bientôt songer à embrasser une carrière qui convint à son esprit actif et entreprenant. Entre toutes il choisit la carrière médicale comme répondant la mieux à ses aspirations humanitaires. La médecine était en outre en grand honneur à Loudun, et presque tous les jeunes étudiants loudunais allaient recevoir le bonnet doctoral à Montpellier. La Faculté de médecine de cette ville était en effet fort tolérante pour les protestants, que repoussait la Faculté de Paris : de plus nous avons dit qu'il existait un courant de relations constantes entre Loudun et les villes du Midi, centres de la résistance protestante ; enfin, les doctrines de cette Faculté, à l'inverse de celles de l'École de Paris, devaient séduire Renaudot. Quelles étaient donc ces doctrines pour lesquelles il devait combattre jusqu'à la mort, ne se laissant rebuter ni par les obstacles ni par les déboires, et qui, devaient l'amener à la conception de cette idée grandiose de venir créer à Paris même une Faculté médicale libre, vis-à-vis d'un corps enseignant si jaloux de ses prérogatives ?

« L'espèce humaine, aux diverses périodes de son « évolution, a passé, dit Claude Bernard [2], successive-

---

[1] Il obtint en effet en 1618 un arrêt de la Cour contre ses curateurs qui portait condamnation contre eux « de plus de vingt « mille livres, pour ses meubles paternels et maternels, sans y « comprendre ses héritages qui ne se montaient à guère moins. »
[2] *Introduction à l'étude de la médecine expérimentale*, p. 66-67.

« ment par le sentiment, la raison et l'expérience.
« D'abord le sentiment seul s'imposait à la raison avec
« les vérités de foi, c'est-à-dire la théologie. La raison
« ou la philosophie, devenant la maîtresse, enfanta la
« scolastique. Enfin l'expérience, c'est-à-dire l'étude
« des phénomènes naturels, apprit à l'homme que les
« vérités du monde extérieur ne se trouvent formulées
« ni dans le sentiment ni dans la raison. Ce sont seule-
« ment nos guides indispensables ; mais pour obtenir
« ces vérités, il faut nécessairement descendre dans la
« réalité objective des choses où elles se trouvent
« cachées avec leur forme phénoménale. C'est ainsi
« qu'apparut, par le progrès naturel des choses, la mé-
« thode expérimentale qui résume tout et qui s'appuie
« successivement sur les trois branches de ce trépied
« immuable : le sentiment, la raison, l'expérience. »

La médecine, comme toutes les autres sciences, a elle
aussi passé par ces trois phases du sentiment, de la raison
et de l'expérience. A son aurore, elle était exclusivement
exercée par les prêtres, et chez les peuplades non civili-
sées, le prêtre est tout à la fois encore représentant de
Dieu, sorcier et médecin : le sentiment prime toute
science dont l'évolution est condamnée en principe, par
ce fait même que l'idée de foi est immuable et exclut
l'idée d'examen ou de discussion. Mais vienne cette discussion représentée par le raisonnement, l'idée de foi
s'éclipse, bien que néanmoins la science puisse s'enro-
ber dans un syllogisme partant du principe « *magister
dixit* » représentatif de l'ancienne idée de foi, principe
qui peut être vrai dans certains cas, mais qui est toujours faux lorsqu'on l'invoque *à priori;* mais vienne un
homme chez qui l'idée de comparaison règne en maî-

tresse, qui ne se contente d'une assertion que pour la contrôler, la scolastique s'évanouit, la méthode expérimentale est créée, et l'évolution scientifique n'est plus bornée par les horizons de la révélation ou de la doctrine.

Cependant, même à l'aurore d'une science, il peut surgir des esprits prime-sautiers qui, rompant avec la foi et ne connaissant pas la scolastique, réunissent des faits, les comparent, les catégorisent et arrivent à créer des monuments immortels. Tel fut Hippocrate en médecine : et si les principes expérimentaux de ce grand génie avaient été suivis, quels progrès n'aurait pas accomplis cette science qui s'est à peine affranchie de ses autoritaires scolastiques incarnés dans Galien !

A l'époque où Renaudot quittait Loudun pour aller apprendre la médecine, Galien régnait en maître : l'école de Paris ne jurait que par lui : celle de Montpellier, tout en adoptant son système, faisait néanmoins ses réserves.

La Faculté de médecine de Montpellier, au commencement du dix-septième siècle, était depuis longtemps florissante : son antique origine, sa renommée qui s'étendait fort loin, donnaient à ses docteurs le juste droit d'être fiers de lui appartenir. Siégeant dans une ville qui, par sa belle situation, attirait tous les étudiants des rives méditerranéennes, depuis longtemps elle avait, par sa proximité, ressenti l'influence de l'école de Salerne, de même que l'école d'Alexandrie et les écoles arabistes d'Espagne lui avaient apporté avant la Renaissance les premiers manuscrits des anciens auteurs grecs. Elle avait des aspirations libérales et cherchait par l'étude de la chimie à rejeter le dogmatisme pour revenir à l'expérimentation. Ces aspirations s'étaient accentuées au moment de la Réforme, et Montpellier s'était vite peuplé de protestants.

Alors que la Faculté de Paris rejetait de son sein Jean de Gorris, le fils d'un de ses doyens, qui n'avait pas voulu jurer sur le Christ et l'Évangile d'assister aux messes de l'École, Montpellier accueillait avec empressement les étudiants de la Religion réformée.

Cette dernière raison dut, plus encore que toutes les autres, pousser Renaudot à venir demander à cette Faculté l'instruction médicale. Il s'y rendit donc, conquit rapidement ses grades, ainsi que nous le prouve l'extrait suivant des actes manuscrits de la Faculté de Montpellier, tout entier écrit de sa main [1] :

« Ego Theophrastus Renaudotus Juliodunensis accepi
« gradum baccalaureatus die decima sexta Januaris,
« cujus moderator fuit D.-J. Pradilhæus ; gradum licen-
« tiæ die quinta aprilis ; gradum denique doctoris die
« duodecima Julii anni salutis millesimi sexcentesimi
« sexti.

« THEOPHRASTUS RENAUDOTUS. »

Renaudot, ainsi qu'il nous l'apprendra lui-même, n'avait que dix-neuf ans lorsqu'il prit ses degrés, et nous verrons plus tard que ses ennemis ne manquèrent pas de lui reprocher « d'avoir été plein de suffisance en « consentant à acquérir le grade de docteur à un pareil « âge ». Les registres de la Faculté de Montpellier ne nous apprennent pas si le jeune docteur passa ses exa-

[1] Nous devons la communication de ce précieux document à l'obligeance de M. Gordon, bibliothécaire de la Faculté de médecine de Montpellier.

mens d'une façon brillante, mais il est probable qu'imbu
comme il l'était des anciens auteurs, il dut faire bonne
figure devant ses juges. En tout cas, il prit de cette
École l'amour de la pratique médicale, et bientôt il col-
ligera des observations soigneusement recueillies qui lui
permettront de mettre au jour un petit ouvrage encore
presque totalement inconnu, mais qui doit être considéré comme un monument de sens clinique et d'érudition médicale. En outre, il recueillit dans cette ville
toutes les traditions chimiques que les Arabes y avaient
apportées et qui avaient trouvé là un terrain favorable
à leur éclosion. L'antimoine, qu'il allait bientôt prôner
dans la capitale, devait en même temps le créer chef
d'École et lui susciter une ennemie mortelle, la Faculté
de médecine de Paris.

Après avoir pris ses degrés à l'Université de Montpellier, Renaudot, qui peut-être n'avait ambitionné le
grade de docteur que pour avoir un titre scolastique
suffisant pour lui ouvrir les portes des autres écoles, et
aussi pour lui procurer un peu de ce prestige souvent
vain que donne à l'étranger un parchemin de bonne
marque à celui qui le possède, Renaudot, disons-nous,
résolut de voyager : « Sachant, dit-il, que l'âge est né-
« cessaire pour authoriser un médecin, j'employai quel-
« ques années dans les voyages que je fis dedans et
« dehors ce royaume pour y recueillir ce que je trouve-
« rais de meilleur en la pratique de cet art [1]. » Où alla
Renaudot, qui, nous le voyons, ne se faisait aucune illusion sur la valeur de son titre doctoral? L'Italie n'était
pas loin de Montpellier : il est presque certain qu'il diri-

---

[1] *Response à l'auteur du libelle contre les Consultations charitables*, in-8°,
Paris, 1641.

gea ses pas de ce côté, et plusieurs raisons militent en
faveur de cette opinion : d'une part, la langue italienne
lui était familière. D'autre part, depuis longtemps, sous
la protection des Papes, les monts-de-piété fonctionnaient dans ce pays, et c'est à Renaudot que nous
sommes redevables de leur importation en France.
Alla-t-il en Angleterre, ainsi que pourrait le faire supposer sa connaissance approfondie de la langue anglaise :
on ne peut faire à ce sujet que des conjectures. Ce qui
est certain, c'est qu'il se rendit à Paris visiter la Faculté
rivale de Montpellier. Dans le procès qu'il eut plus tard
avec la Faculté de Paris, Chenvot, l'avocat de celle-ci,
avança qu'il était venu dans la capitale en 1606 étudier
sous les ordres d'un barbier chirurgien, et il en concluait
qu'il s'était ainsi déshonoré. La première partie de cette
assertion est certainement vraie ; quant à la seconde, elle
mérite qu'on s'y arrête un instant.

Renaudot avait bien pu à Montpellier étudier la médecine, et par la chimie y puiser les sources de l'expérimentation ; mais désireux d'acquérir ses grades, il ne lui
avait pas été loisible d'étudier la chirurgie, que ses
juges, les professeurs de l'école, considéraient dédai-
gneusement comme un art manuel. Guy de Chauliac,
qui avait fait l'honneur de Montpellier, n'avait pas plus
réussi qu'Ambroise Paré à fonder une École marchant
de pair avec la Faculté de médecine. Cependant les
chirurgiens commençaient à relever fièrement la tête,
et, soutenus par l'opinion publique, opposaient au rationalisme forcé d'Aristote et de Galien les résultats incon-
testables de leur pratique journalière. Pourquoi donc
Renaudot, ennemi de toute métaphysique, ne serait-il
pas venu, et avec raison, étudier au collége de Saint-

Côme et, s'attachant à ses chirurgiens en renom ainsi qu'on le faisait alors, s'initier au secret de l'art de guérir? Renaudot, ne l'oublions pas, ne sera jamais un songe-creux : ce n'est peut-être pas un génie, mais c'est assurément un profond observateur, un esprit investigateur, un travailleur assidu, pratique et non spéculatif, cherchant toujours à revêtir son idée d'une forme palpable et la traduisant par des actes qui sont autant d'inventions utiles. D'Italie, il rapporta les monts-de-piété, et peut-être l'idée de la *Gazette :* de Paris, un désir immense de contribuer au soulagement de toutes les misères qui peuplaient la capitale.

Après plusieurs années de voyage, pendant lesquelles il ajouta à son instruction antérieure les fruits d'une expérience journalière, Renaudot revint à Loudun, sa ville natale, désireux d'exercer la médecine parmi ses compatriotes. Préparé par des études sérieuses, partisan des remèdes chimiques, alors nouveaux, mais qu'il savait appliquer avec discernement, il se vit bientôt entouré de la célébrité qui, cette fois, faisait honneur au vrai mérite.

« Ce qui reste de médecins fameux du Poitou — nous « apprend-il [1] — dira si j'avois quelque employ, voire si « ma réputation estoit médiocre en cet art. Ce que j'au- « rois mauvaise grâce d'alléguer, sans l'exemple de « l'apostre Saint-Paul, lequel se garantit du mespris que « l'on faisoit de luy par le véritable récit de sa vie. J'ay « encore pour tesmoin tout le Loudunois et la noblesse « d'alentour où s'étendoit l'exercice de ma charge. Je « ne parlerai point de mes degrez puisqu'ils demeurent

---

[1] *Response à l'auteur du libelle contre les Consultations charitables.*

« d'accord que j'avais de la suffisance. Je n'avois tou-
« tefois que dix-neuf ans. C'est pourquoy sachant
« que l'âge est nécessaire pour authoriser un méde-
« cin, j'employai quelques années dans les voyages
« que je fis dedans et dehors ce royaume pour y recueil-
« lir ce que je trouverois de meilleur en la pratique de
« cet art, que je vins exercer dans Loudun, ma ville
« natale, où je rendis ma jeunesse recommandable par
« mon assiduité, employant la relasche que me don-
« noient les malades à de fréquentes anatomies, à la
« connoissance des simples et à la propagation des re-
« mèdes plus curieux, comme le tesmoignent les livres
« que j'en donnai lors au public : voire j'ay encore par
« devers moy les commentaires et journaux des observa-
« tions très-particulières de mes pratiques de la méde-
« cine que je n'interrompis sinon par la grande multitude
« de malades qui m'empêchèrent d'en pouvoir plus tenir
« registre, auquel succéda celuy de mes conseils donnés
« sur les maladies, plus remarquable, que je continue
« encore à présent (1642) et duquel j'espère tirer un jour,
« ou les miens après moy, de quoy justifier de mes soins
« à illustrer ce bel art. »

D'où il résulte que sa notoriété médicale ne tarda pas
à être considérable, et que de médecin praticien il
devint bientôt médecin consultant. Non-seulement, nous
le voyons, il ne se laissait pas absorber complétement
par la pratique, mais encore il étudiait la botanique, il
recueillait et colligeait des observations, faisait de nombreuses « anatomies », si rares alors dans les Facultés et
qui pour Loudun devaient être une innovation, et enfin
publiait des livres qui malheureusement ne nous sont pas
parvenus. Néanmoins on sait que vers cette époque il

publia une sorte de discours dans lequel il vantait les mérites d'un médicament nommé *Polychreston,* qui probablement n'était autre que l'antimoine.

Mais avant d'être médecin il était philanthrope, et dès cette époque il cherchait un remède contre cette lèpre du paupérisme qui couvrait alors la France tout entière, et qu'il avait pu étudier pendant son séjour dans la capitale.

Sa renommée toujours croissante attira sur lui les regards d'un homme qui ne devait pas tarder à régenter toute la politique de la première moitié du dix-septième siècle.

Fr. Leclerc du Tremblay, le capucin plus connu sous le nom du Père Joseph ou de l'*Éminence grise,* est une de ces figures historiques qui offrent encore plus d'un côté impénétrable : « Un homme qui avait pour maxime que dans les négociations épineuses et de longue haleine il faut toujours rester maître de son secret, et qui, s'abritant derrière la bure, pouvait rester humble sans cesser de commander, devait livrer difficilement à la postérité le secret de son existence [1]. »

En 1606, il entreprend de réformer les couvents, dont la licence s'accommodait mal à son austérité, et vient prêcher dans les différentes villes du Poitou et de la Touraine. Il visite le Mans, Angers, Saumur, établit un couvent de Capucins dans cette dernière ville, réside à Chinon, se rend à Fontevrault, siége d'une célèbre abbaye à laquelle il impose la règle de son ordre, et en 1609 se trouve à Lencloitre, à quatre lieues de Loudun. Cette ville, qui était le centre de l'agitation protestante de la région,

---

[1] *Le Père Joseph,* par l'abbé RICHARD.

devait l'attirer particulièrement. Avec sa perspicacité
habituelle, il comprit tout le parti qu'il pourrait tirer d'un
homme comme Renaudot, estimé de ses concitoyens,
d'une ténacité d'esprit incroyable, d'une puissance de
travail surprenante, et qui, malgré ses attaches protes-
tantes, devait se dévouer à celui qui, ayant la puissance,
viendrait à lui sous le couvert des idées humanitaires
qu'il chérissait.

A cette époque (1611), Richelieu, qui cherchait à poindre
et s'ennuyait mortellement dans son misérable évêché
de Luçon, se trouvait également dans son prieuré de
Coussay près Loudun. Le Père Joseph l'alla trouver, re-
connut en lui un homme supérieur et le présenta à la
Reine comme capable de mener à bonne fin les plus
grandes affaires. Dès ce moment la triple alliance était
faite, Richelieu devenait ouvertement le protecteur de
Renaudot, soutenu lui-même par Leclerc du Tremblay, le maître de Richelieu bien plus que son subor-
donné.

Henri IV venait de tomber sous le couteau de Ravaillac
(1610), et les partis féodaux s'apprêtaient à relever de
nouveau la tête. Les seigneurs, que Sully avait prudem-
ment tenus à distance, allaient puiser à pleines mains
dans le trésor, « étourdissant la faim de leur avarice et
« de leur ambition, mais ne l'éteignant pas [1] ». La misère publique devenait de plus en plus grande, et Richelieu lui-même, député aux États de 1614, s'écriait : « Nous
« sommes tous gueux en ce pays de Luçon, moi tout le
« premier. » Aussi le Père Joseph accueillit-il avec empressement l'exposé des idées de Renaudot, qui compo-

[1] V. Henri MARTIN, t. XII, p. 257, éd. 1844.

sait alors son *Traité des pauvres*, et il fit mander à Paris
le médecin de Loudun.

« J'ay receu — dit celui-ci — l'honneur d'estre mandé
« exprès par Sa Majesté, du lieu de ma demeure, éloigné
« de cent lieues, *dès son heureux advénement* à la cou-
« ronne, pour contribuer par ce peu que j'avoye d'in-
« dustrie au réglement des pauvres de son royaume. »

Renaudot se rendit donc à la cour, fut bien reçu, vit
ses projets accueillis avec faveur, fut nommé, ainsi que
nous le verrons, médecin et conseiller du Roi, obtint des
priviléges, mais refusa de rester à Paris, « l'affection que
« lui portoient ses concitoyens l'empêchant de les quit-
« ter et d'y demeurer dès l'an 1612 ». Il revint donc à
Loudun, qu'il ne devait quitter définitivement qu'en
1625, époque à laquelle il allait mettre en pratique les
règlements qu'il avait élaborés pour l'extinction du
paupérisme.

Mais de 1612 à 1625, allaient se passer dans cette ville
des faits qui pour la plupart appartiennent à l'histoire,
et qui devaient avoir une influence capitale sur la destinée de Renaudot.

La mort de Henri IV avait eu pour contre-coup une
défaveur marquée des protestants, défaveur qui désormais ira sans cesse croissant et aboutira à la révocation
de l'Édit de Nantes, la plus grande faute politique du dix-
septième siècle. En 1614, les Jésuites, qui aux États généraux ne craignaient pas de faire l'apologie de l'assassinat
d'un roi d'une orthodoxie douteuse, et qui devenaient
tout-puissants, ne devaient pas tarder à imposer leurs volontés à Marie de Médicis, qui, Italienne et superstitieuse,
allait dès lors combattre ouvertement le protestantisme.

Loudun avait à cette époque pour gouverneur le pro-

testant Boisguerin, homme intègre, qui avait su par son
affabilité concilier tous les partis. Aussitôt après l'avénement au pouvoir de la Reine mère, Boisguerin fut remplacé par d'Armagnac [1]. Il partit, emportant avec lui les
regrets de tous les Loudunais. Dès lors l'équilibre qu'il
avait su maintenir entre les partis était rompu, et l'élément catholique, soutenu par le pouvoir, entrait de nouveau en lutte avec l'élément protestant, si fort enraciné
dans la ville. Des Cordeliers, des moines de divers ordres s'abattirent sur Loudun, riche proie, et le Père Joseph, qui ne quittait guère le Poitou, vint y fonder un
couvent de Capucins. Ces moines jetaient un nouvel élément de discorde et de désordre dans le parti catholique
lui-même, car il y avait presque autant de haine entre le
clergé régulier, représenté par les prêtres français de
naissance et de cœur, et le clergé séculier, représenté par
les moines cosmopolites, qu'entre les catholiques et les
protestants. En outre, avec Marie de Médicis revenaient
au pouvoir les Jésuites, qui, afin de tout brouiller pour
mieux pêcher en eau trouble, allaient envoyer à Loudun
un de leurs meilleurs élèves, Urbain Grandier, qui en
cette qualité devait s'aliéner le clergé régulier et les
moines que l'ordre dont il faisait partie aspirait à régenter.

Renaudot était né de parents protestants, et il semble
qu'avec son tempérament ardent il eût dû se mêler à ces
luttes intestines. Il n'en fut rien; sa religion était assez
éclairée pour admettre les concessions, et il avait des amis
dans les deux camps. Et même l'histoire nous a conservé
le nom de ses amis, qui pour la plupart étaient de

[1] G. LEGUÉ, *Urbain Grandier et les possédées de Loudun*, loc. cit., p. 3.

fervents catholiques : peut-être même, dès cette époque,
sollicité par ses puissants protecteurs, Richelieu et le Père
Joseph, songeait-il à embrasser le catholicisme. Médecin
en renom, chérissant les deux fils, Isaac et Eusèbe, que sa
femme, Jeanne Baudot, lui avait donnés, il cherchait
surtout à se rendre utile à ses concitoyens et à donner à
ses enfants une solide instruction.

Avec son esprit pratique, il avait compris l'insuffisance
des méthodes d'enseignement alors en vigueur, et entreprenait d'y soustraire lui-même ses fils par une méthode
que l'Oratoire allait bientôt mettre en usage : « Vray
« est, dit-il, qu'ayant esté dès mon enfance porté à la
« recherche des inventions utiles au public et m'estant
« rencontré du mesme sentiment duquel a depuis esté le
« R. P. Gondran, général des Prestres de l'Oratoire, et
« plusieurs autres, qu'il y avait quelque méthode plus
« briefve que la commune pour l'instruction des enfants,
« j'en donnai les règles à un mien frère qui les pratiqua
« en compagnie de quelques autres, avec tel effet que
« le profit qu'il en remporta en fort peu de temps sur-
« passa toute créance : dont se trouvent encore les actes
« publics que je puis faire voir aux curieux; ce qui donna
« subject à quelques-uns de mes amis de me prier que
« leurs enfans étudiassent sous mesmes regens que les
« miens, quand ils furent en aage d'apprendre, et le firent
« sous les meilleurs maistres que je pus choisir : c'est à
« eux de monstrer s'ils y ont profité[1]. »

Renaudot ne voulait pas que ses enfants auxquels il donnait des régents, mais dont il dirigeait l'instruction, s'em-
pétrassent dans les formules pédantesques qui encom-

[1] *Response à l'auteur du libelle contre les Consultations charitables*

2.

braient alors la pédagogie. Il est intéressant de recon-
stituer la méthode qu'il désirait les voir suivre, et, s'il ne
nous l'a pas conservée lui-même, nous pouvons la retrouver dans les écrits du P. Condren, dont il invoque l'autorité.

L'Oratoire, auquel appartenait le P. Condren et que
venait de fonder le cardinal de Bérulle, était une congré-
gation libérale ; son enseignement était éclairé et contrastait étrangement avec celui des Jésuites, ses mortels
ennemis : « L'Oratoire a une place à part dans l'histoire
« de la pédagogie française, comme il a sa physionomie
« propre parm les autres congrégations. Une certaine
« liberté unie à l'ardeur du sentiment religieux, la ré-
« conciliation du christianisme avec les lettres profanes,
« le désir très-marqué d'introduire plus d'air et plus de
« lumière dans le cloître et dans l'école, le goût des faits
« historiques et des vérités de la science substitué au
« culte de la forme, tels furent les mérites essentiels de
« l'Oratoire et les principes d'où sortit à la fois une
« éducation libérale et chrétienne [1]. »

Si à cette époque avait existé à Loudun un couvent
d'Oratoriens, nul doute que Renaudot n'y eût envoyé
ses enfants ; mais ce ne fut qu'en 1634 que le P. Condren
institua la méthode d'enseignement que le médecin de
Loudun donnait pour règle d'enseignement à ses fils.

L'Oratoire, ne relevant pas du Saint-Siége comme les
autres congrégations, devenait pour ainsi dire une institution nationale ; il était donc naturel que dans ses établissements la langue latine disparût non pas de l'enseignement, mais tout au moins ne fût plus la langue
pédagogique.

---

[1] *Histoire critique de l'éducation en France depuis le seizième siècle,* par
G. COMPAYRÉ. Paris, 1879, t. I, ch. II.

« A la fin du seizième siècle, dans les collèges de Jé-
« suites comme dans les collèges universitaires, l'élève
« était puni pour avoir parlé autrement que latin, même
« dans ses conversations avec ses camarades. Dans les
« statuts publiés en 1598 par Henri IV, manquer la messe
« et s'être exprimé en langue vulgaire sont deux fautes
« de même ordre et châtiées de même façon. L'Univer-
« sité était si sévère sur ce chapitre qu'un jour un pape-
« tier harangué en latin par le recteur, qui lui faisait des
« reproches sur ses fournitures, s'étant avisé de dire :
« Parlez français, je vous répondrai », fut cité devant le
« Parlement comme s'il eût commis un délit [1]. »

Aussi Condren établit-il qu'on étudierait d'une manière
approfondie la langue française et qu'on enseignerait
toutes les matières en cette langue. Le grec devait marcher de pair avec le latin, et le professeur devait compa-
rer entre elles les langues grecque, latine, française,
italienne et espagnole. Pourquoi cette comparaison si
profitable ne se fait-elle pas de nos jours, et pourquoi
restons-nous le peuple qui ignore le plus les langues
étrangères, alors que, par l'origine même de la nôtre, il
nous serait si facile d'acquérir la connaissance de celles-ci,
ou tout au moins d'inculquer à l'élève dès son bas âge
le désir de posséder cette connaissance, en lui facilitant
l'étude par la comparaison ?

Jusqu'alors les lettres primaient toutes les autres branches de l'enseignement : Condren voulut l'étude combinée des lettres et des sciences. Il y ajoutait l'étude
de la chronologie, de la géographie et de l'histoire, que
les Jésuites tronquaient dès cette époque à la façon fu-

[1] COMPAYRÉ, t. I, ch. II.

ture du P. Loriquet. Enfin, innovation encore plus
grande, la grammaire latine, qui encore dans les sémi-
naires d'aujourd'hui est tout entière en latin, avait
désormais à l'Oratoire son texte explicatif en français; de
même était proscrit l'abus des thèmes écrits, qu'on remplaçait par des explications, des thèmes oraux faits surtout en classe sous la direction du professeur. De plus,
afin de frapper l'intelligence de l'élève, qui apprend autant par l'œil que par le cerveau, cette grammaire latine
était divisée en cinq tableaux : un pour les genres et les
déclinaisons, deux pour les conjugaisons, un troisième
pour les prétérits et les supins, les deux derniers pour la
syntaxe et la quantité [1].

Nous avons assez insisté sur cette méthode de l'Oratoire perfectionnée par le P. Condren : il ressortira
beaucoup mieux, lorsque nous parlerons de l'enseignement donné dans les écoles supérieures de Paris à cette
époque, combien elle constituait un progrès sur tout ce
qui s'était fait jusqu'alors : c'est dans son sens et avant
son apparition que Renaudot avait élevé ses enfants,
chargeant son frère, occupé qu'il était par les soucis
d'une nombreuse clientèle, de son application. Du reste,
cette heureuse innovation ne devait servir qu'à exciter
la jalousie de ses adversaires, qui l'accuseront bientôt de
s'être fait instituteur pour gagner sa vie et d'avoir pris
sous ses ordres de régent les enfants des autres, ne
comprenant pas ou plutôt ne voulant pas comprendre
que c'est aimer la science que de la servir en se faisant
son propagateur.

Médecin du Roi à la date de 1612, Commissaire géné-

---

[1] COMPAYRÉ, *loc. cit.*, p. 20.

ral des pauvres du royaume par arrêt du Conseil d'État
du 3 février 1618, Renaudot devenait dès cette époque
un homme considérable et de plus fort considéré ; il faisait de nombreux voyages à Paris, où on le sollicitait
sans cesse de venir mettre en pratique les règlements
qu'il avait élaborés pour le soulagement des malheureux :
mais il résistait à ces sollicitations, retenu d'une part par
son amour pour ses compatriotes, désireux d'autre part,
pour parer aux éventualités fâcheuses qu'il prévoyait, de
s'entourer de protecteurs influents. Les circonstances politiques faisaient, du reste, de Loudun un lieu éminemment
favorable à la conduite de pareilles intrigues. L'agitation
devenait de plus en plus grande dans le royaume. A la
suite des États généraux de 1614, dans lesquels l'esprit in-
traitable de la noblesse et du clergé, ne voulant pas céder
un pouce de leurs priviléges, avait fait échouer toutes les
tentatives de conciliation du tiers état, le Roi était allé à
Bordeaux consommer son mariage antipolitique avec l'Espagnole Anne d'Autriche (23 novembre 1615). Aussitôt son
départ de Paris, les princes, mécontents surtout de voir
le trésor public insuffisant pour leur fournir les énormes
pensions qu'ils désiraient, avaient repris campagne,
et il fallut deux armées pour protéger le retour du jeune
monarque. Louis XIII signa alors une trève (20 janvier 1616) avec Condé, toujours à la tête des mécontents,
et Loudun fut choisi pour lieu de réunion d'une assemblée destinée à traiter les bases d'une paix définitive avec
ce dernier. Les pourparlers durèrent longtemps, car la
paix ne fut signée que le 15 mai. Renaudot profita naturellement de ces lenteurs; il se fit bien voir du prince de
Condé, dont il devait plus tard prononcer l'oraison funèbre; il connut davantage Richelieu, qui avait négocié

la paix, et qui allait rentrer au ministère (30 novembre).
Mais le traité de Loudun, qui confirmait les priviléges
des huguenots, et qui, d'autre part, accordait à Condé
la somme énorme de 1,600,000 livres à titre de frais
de guerre, ne satisfaisait pas encore le parti des
princes. Le 24 avril 1617, le ministère était renversé, et
Richelieu suivait Marie de Médicis dans sa disgrâce. Le
prieuré de Coussay, près Loudun, fut choisi par ce dernier
comme lieu de retraite, et jusqu'en 1619 Renaudot put
recueillir les conseils de son puissant protecteur, ainsi
que ceux du Père Joseph, qui avait été l'instigateur du
traité, mais qui, suivant sa tactique habituelle, avait laissé
à Richelieu tout l'honneur des négociations [1].

L'évêque de Luçon faisait des visites fréquentes dans
la cité loudunaise : les faits qui vont suivre le démontrent
surabondamment.

Au mois de juillet 1617, était venu, avons-nous dit,
s'établir à Loudun un des élèves les plus distingués des
Jésuites, que ceux-ci avaient choisi pour occuper le poste
important, dans cette ville protestante, de curé de Saint-
Pierre du Marché, et qui devait bientôt acquérir une si
triste célébrité. Richelieu n'aimait pas plus les Jésuites
que ceux-ci n'aimaient les moines et le clergé régulier ; de plus, Grandier était un homme d'un caractère altier, incapable d'une concession si petite qu'elle
fût : « On devait célébrer en l'église collégiale de
« Sainte-Croix une grande fête religieuse suivie d'une
« procession solennelle à travers la ville. Tous les digni-
« taires ecclésiastiques du Loudunais furent convoqués
« pour cette circonstance. Le prieur de l'abbaye de

---

[1] *Le P. Joseph*, par l'abbé RICHARD.

« Coussay, qui n'était autre que l'évêque de Luçon alors
« en disgrâce, s'y trouva. Malheureusement le rang qu'a-
« vait pris M. de Luçon souleva une question de préséance
« entre lui et le curé de Saint-Pierre. Il semblait en effet
« assez naturel qu'un évêque eût le pas sur un curé.
« Mais Grandier était chanoine de la collégiale de Sainte-
« Croix, et ce titre lui donnait le droit de préséance sur
« le prieur de Coussay. Tout autre que lui eût fait
« preuve de modestie et de bon goût en laissant M. de
« Luçon au premier rang. Déjà l'évêque avait pris sa
« place, quand le curé de Saint-Pierre vint fièrement re-
« vendiquer ses droits. L'évêque fut le premier stupéfait,
« mais en homme bien élevé, il céda la place. Cet affront
« fait devant toute une population ne devait point être
« oublié. On sait combien celui qui plus tard devait
« s'appeler le cardinal de Richelieu avait la mémoire des
« injures [1]. »

Le futur fondateur de la *Gazette* était un homme bon,
un ennemi de l'esprit de parti. Il cherchait avant tout à
se rendre utile à son prochain, et si Richelieu fut son
constant protecteur, Urbain Grandier ne tarda pas
à devenir son ami. Du reste, « les réformés eux-
« mêmes aimaient ce prêtre qui s'était posé en adver-
« saire des moines, et dont la tolérance en matière de
« religion contrastait si étrangement avec l'intolérance
« de ses collègues. Avec Grandier, « ceux de la préten-
« due religion réformée », comme on les appelait ironi-
« quement, n'avaient point à redouter les persécutions
« dont le clergé était si prodigue à leur égard. Le nou-
« veau curé les laissait vivre à leur guise, ayant pris

[1] LEGUEY, *Urbain Grandier*, p. 14-15.

« pour principe de ne point s'occuper de leurs affaires.
« Les protestants venaient souvent dans l'église Saint-
« Pierre entendre ses sermons, et plus d'une fois ils se
« retirèrent sous le charme de cette voix éloquente qui
« faisait plus pour le bien de la religion que les vio-
« lences dont la chaire avait été le théâtre jusqu'alors [1]. »

Outre les relations particulières que pouvaient avoir
Urbain Grandier et Renaudot, un trait commun les unis-
sait, c'était l'amitié qu'avait pour eux Scévole de Sainte-
Marthe. Ce grand homme qui illustra si longtemps Loudun, et qui fut tour à tour poëte, jurisconsulte, historien,
jouissait alors de la plus haute estime de ses concitoyens. Chargé à plusieurs reprises de négociations par
les rois sous lesquels s'écoula sa longue existence, con-
trôleur général des finances du Poitou en 1571, place
dans laquelle son intégrité lui avait acquis les suffrages
de tous, maire de Poitiers en 1579, il s'était vu, en 1587,
décerner par les Loudunais le titre glorieux de Père de
la Patrie, pour avoir par son autorité et son éloquence
empêché le duc de Joyeuse de livrer la ville au pillage.
Agé de quatre-vingt-deux ans, il s'était retiré à Loudun
en 1618 pour y terminer paisiblement sa longue carrière. Son nom exerça dès lors dans la ville « un véri-
« table prestige, et ses sympathies n'étaient pas acquises
« au premier venu ».

Il eut bientôt ses fidèles soigneusement choisis, et il
se forma autour de lui une sorte de petite cour littéraire, où les plus beaux esprits de Loudun se donnèrent
rendez-vous. « Les fils de Scévole, les savants conti-
« nuateurs de la *Gallia Christiana*, l'astronome Ismaël

---

[1] LEGUEY, p. 20.

« Bouillau, bien jeune alors; le bailli de Loudun, Guil-
« laume de Cerisay de la Guérinière, magistrat intègre
« et réputé dans toute la contrée; Charles Rogier, con-
« seiller au bailliage et poëte à ses heures; Daniel son
« frère, médecin justement honoré à Loudun, formaient
« chez Sainte-Marthe une véritable cour d'esprit, où les
« lettres, les arts et les sciences étaient commentés avec
« une grande éloquence et une profonde érudition.

« ...Le grave de Thou vint aussi à Loudun visiter
« Sainte-Marthe. « Singulière coïncidence, le fils du
« grand historien devait quelques années plus tard être
« victime comme Grandier de la vengeance du car-
« dinal [1]. »

Les plus grandes illustrations de la France accoururent
rendre visite à ce grand citoyen. « Sa maison, nous ap-
« prend Urbain Grandier, ordinairement fréquentée de
« gens d'honneur et de vertu, a esté une belle eschole
« où chacun pouvoit apprendre les règles de bien vivre
« et la pratique des vertus plus enviées. »

Le prince de Galles [2] se détourna exprès de sa route,
« meü par la mesme curiosité qui porta jadis la reyne
« de Saba à visiter le grand Salomon, lequel avoit es-
« tonné tout l'univers du bruit de sa renommée [3] ».

De 1618 à 1623, Renaudot, qui avec Grandier parta-
geait l'estime du maitre, put donc rencontrer dans la
maison de Sainte-Marthe un grand nombre d'hommes
illustres et se créer de hautes relations qui devaient lui
être si utiles plus tard.

---

[1] LEGUEY, p. 22-23.
[2] Charles Ier, roi d'Angleterre, allant en Espagne pour négocier
en personne son mariage avec l'Infante, qu'il n'épousa pas.
[3] Paroles d'Urbain Grandier. (LEGUEY.)

Le 1er janvier 1623, il offrit à son bienveillant protecteur, alors âgé de quatre-vingt-huit ans, son *Traité des pauvres*, avec l'épigraphe suivante écrite dans le goût de l'époque :

Mille ex sexcentis quæ vicesima tertia juncta est,
Quæ te, magne tuis Scævole servat superis
Scilicet obscura populantur corpora vulgi
Sæcula, sed lædunt tempora nulla deos.

Scévole de Sainte-Marthe se fit lire l'ouvrage et fit sur-le-champ cette épigramme à la louange de l'auteur :

Non multa est reliquo fides libello ;
Nam me pagina prima jam fefellit
Dum librum puto pauperum tenere
Et nunquam reperi ante ditiorem [1].

De la part de Sainte-Marthe, un pareil éloge devait enorgueillir et rendre fier celui auquel il s'adressait et le rehausser encore dans l'estime de ses concitoyens. Aussi, lorsque arriva la mort de celui que les Loudunais appelaient le *Père de la patrie*, Renaudot se vit-il chargé, par les fils même du défunt, de prononcer au palais, devant la ville tout entière, l'éloge du citoyen qui emportait les sympathies de tous. L'oraison funèbre qu'il prononça est longue, pleine d'érudition, émaillée de grec et de latin ; elle est écrite dans le style emphatique de convention à cette époque dans ces tournois oratoires. Elle contient néanmoins çà et là quelques beaux passages.

[1] Deux historiens, DREUX DU RADIER et DUMOUSTIER DE LAFOND, ce dernier habitant de Loudun, qui ont écrit sur cette ville, ont eu entre les mains ce *Traité des pauvres*, que nous allons connaître par l'application que Renaudot va faire des idées qu'il devait contenir. Malgré toutes nos recherches à Loudun, Paris, Tours, Poitiers, Angers, il nous a été impossible de découvrir ce précieux livre, même dans la bibliothèque de feu Dumoustier de Lafond, que ses héritiers, MM. Baussant, ont bien voulu mettre à notre disposition.

Renaudot, après avoir rapidement rappelé les hauts
postes qu'occupa Scévole, lui rend un éclatant hommage,
auquel il associe Loudun, sa ville natale : « Les douces
« amorces du lieu de ma naissance, qui est honoré de la
« sienne, m'excuseront envers vous si je dy le mesme
« de ce pays et si je doute après lui d'où notre ville doit
« tirer principalement sa gloire. Car la fertilité de sa terre,
« la pureté de son air, l'honneur qu'elle a reçu d'avoir esté
« nommée et bastie par le plus grand capitaine des Ro-
« mains, duquel il semble que sa jeunesse, née à tous les
« exercices de paix et de guerre, emprunte sa grâce et
« son adresse, sont bien des avantages qui la relèvent
« au-dessus de plusieurs autres villes de ce royaume.
« Mais d'avoir souvent orné de beaux esprits les cours
« souveraines, donné de sages conseillers à nos rois, et
« au public des œuvres immortelles qui doivent faire
« honte un jour, par leur durée, à celle du marbre : ce
« sont des prérogatives plus que vulgaires et qui tiennent
« à bon droit en suspens le mérite des autres. La foule
« de grands personnages qui recognoissent ce pays pour
« le leur n'en permet pas le dénombrement. » Renaudot
n'oublie pas que la famille de Sainte-Marthe a fourni
des médecins distingués, en particulier à la célèbre abbaye de Fontevrault que venait de réformer le Père Joseph ; puis il termine par une péroraison qui s'élève à de
grandes hauteurs[1] :

« Grand Scévole, tu es mort, et ta ville natale, que tu
« as autrefois sauvée du pillage et du sac, voit à son

---

[1] *Oraison funèbre de Scévole de Sainte-Marthe*, par Th. RENAUDOT, 20 p
in *Tumulus Sc. Sammarthani.* Le 11 septembre 1623, Urbain Grandier
prononça également son oraison funèbre dans l'église de Saint-
Pierre du Marché.

« grand regret l'impitoyable mort qui pille et fourrage
« impunément tant de grâces et de dons qui te ren-
« daient admirable entre les hommes. Et nous, que tu as
« racheptés du cercueil, quand nos mères espleurées,
« nos pères fugitifs, nos maisons exposées à la colère
« d'un général d'armée irrité ne respiroyent que l'hor-
« reur et la désolation, et se preparoyent à rien moins
« que d'estre la proye et le butin de son armée victo-
« rieuse, tenans la lumière de toy, ne te la pouvons au-
« jourd'huy rendre. Venez les neuf sœurs! Hé! que tar-
« dez-vous de jetter des fleurs sur le cercueil du plus
« cher de vos nourriçons! Tombeau heureux de nostre
« malheur, peuplé de nostre solitude, orné de nostre
« despouille et riche de nostre perte! Faites que le nom
« de Scévole vole par l'Univers. »

Quelques jours plus tard, il composa les stances suivantes en l'honneur du défunt :

> Belle asme qui n'a plus au monde de semblable,
> Que Dieu mit accomplie en un corps tout parfait,
> Entreprendre ton los, c'est se rendre coupable ;
> Mais ne te loüer point, c'est l'estre tout à fait.
> . . . .
> Qu'à cet heureux tombeau le reste de la France,
> D'un cœur humilié, rende un pareil devoir.
> Doit-elle pas avoir part à nostre souffrance,
> Puisqu'elle a bien eu part aux fruits de son sçavoir[1]?

Scévole de Sainte-Marthe mort, la petite société littéraire qu'il avait fondée et dont il était le chef incontesté,
se reforma sous les auspices de Louis Trincant, procureur du Roi, et d'Urbain Grandier ; mais Renaudot ne
devait plus longtemps prendre part à ses travaux. Depuis
plusieurs années, nous le savons, il était sollicité par le

---

[1] Huit stances par Th. Renaudot, médecin du Roy, in *Tumulus
Sc. Sammarthani.*

Roi de venir à Paris mettre en pratique ses *inventions*
pour les pauvres; mais il restait attaché à Loudun, où il
avait sa famille, sa clientèle, où il élevait avec soin ses
deux fils Isaac et Eusèbe, où enfin l'avait retenu l'amitié
dont l'honorait Scévole de Sainte-Marthe. Mais Richelieu
devenait tout-puissant : fait cardinal en 1622, il rentrait
au conseil le 19 août 1624 pour ne plus en sortir. « Du
« fond de sa retraite, au château de Villebon, Sully
« s'écriait que le Roi avait été comme inspiré de Dieu en
« choisissant l'évêque de Luçon pour ministre. Rien ne lui
« résista, et du jour où il rentra, tout céda à ses ordres. »

Le moment était propice ; aussi Renaudot, appelé par
le puissant ministre, va-t-il quitter Loudun, où il vivait
tranquille, honoré de tous, pour se rendre à Paris, où
il acquerra une grande renommée, mais où ses envieux
lui feront la vie si dure que l'idée du devoir accompli
devra soutenir tous ses pas. C'est en 1625 qu'il quitta sa
ville natale, accompagné des regrets de tous ses compatriotes :

« Je ne suis point venu, dit-il, demeurer à Paris, en
« l'an mil six cent vingt, ni plus de quatre ans après...
« Ma charge de commissaire général des pauvres m'obli-
« geant à l'exécuter, je pris enfin résolution d'en venir
« poursuivre l'exercice. Je laisseray à dire à tous les Lou-
« dunais s'ils ont supporté mon éloignement avec quel-
« que regret [1]. »

« Quoi qu'en aient dit ses ennemis, écrit M. de Les-

---

[1] *Response au libelle contre les Cons. charitables.* Renaudot était donc
à Loudun en 1624. Ce fut probablement vers la fin de 1625 ou au
commencement de 1626 qu'il quitta cette ville, car il lui naquit
à Paris une fille le 28 décembre 1626 (paroisse de Saint-Hilaire).
V. JAL, *Dict. critique de biographie historique,* 2ᵉ édit., art. RENAUDOT.

« cure [1] (et on juge si un homme qui réussissait honnê-
« tement devait manquer d'ennemis), Renaudot s'était
« déjà acquis dans le Poitou une réputation à laquelle
« durent beaucoup contribuer la nouveauté de ses re-
« mèdes, le zèle pieux de ses soins et surtout cet esprit
« de conciliation et de tolérance en matière de science et
« de religion, fruit précieux de ses relations et de ses
« voyages...

   « Qu'allait-il faire à Paris, cet homme pour qui la re-
« ligion avait le ciel, et la science l'inconnu pour hori-
« zon? Et cela en un temps où tout était faction, coterie,
« où chaque science s'emprisonnait dans les restrictions
« et les préjugés de la secte, se hérissait d'initiations
« soupçonneuses et de formules multiples ; à une époque
« où au sein de la grande société livrée au désordre,
« chaque association particulière, chaque communauté
« se retranchait derrière des priviléges jaloux, et faisait
« à force de précautions et de réserves, de peur relative,
« cet ordre égoïste qui fait dire à chaque intéressé : Cela
« durera bien autant que nous?

   « Qu'allait-il faire à Paris, cet homme qui rêvait la li-
« berté dans la concurrence, la publicité dans les échanges,
« l'union dans l'association, la philanthropie dans la
« médecine? Au commencement du dix-septième siècle,
« ces réalités de nos jours étaient autant d'utopies dam-
« nables, dignes sinon du fagot, au moins de cette per-
« sécution réfléchie des lois qui succède à la persécution
« aveugle et brutale des mœurs.

   « Ce qu'allait faire Renaudot est on ne peut plus simple :
« il allait y faire le bien. La voix du Roi elle-même

----

[1] DE LESCURE, *Étude sur Renaudot*, in *Gazette de France*, 17 décembre
1855, 5 février et 15 mars 1856.

« s'était faite entendre, faisant appel, en présence de la
« misère débordant le pouvoir, au dévouement ingé-
« nieux, à la science miséricordieuse de Renaudot, qui
« retrouvait dans cette voix respectée l'écho même de sa
« vocation. Renaudot, qui avait déjà à Loudun de chères
« et précieuses habitudes, une famille, une clientèle, une
« réputation, quitta tout cela pour arriver à Paris, sans
« s'inquiéter de savoir s'il y retrouverait l'équivalent de
« ce qu'il abandonnait. Muni d'un titre aussi pompeux
« qu'illusoire, qui semblait lui donner des droits et ne
« lui donnait que des devoirs, et les plus difficiles de tous
« les devoirs; qui semblait le recouvrir d'une protection
« et en réalité l'abandonnait à ses propres forces, Re-
« naudot s'occupa de faire constamment honneur à ses
« fonctions, laissant à Dieu le soin de les lui rendre
« douces. Il ne s'inquiéta ni des prérogatives, ni des ap-
« pointements de sa charge, abnégation qui devait lui
« être plus tard opposée comme une nullité. »

CHAPITRE II

Les guerres de religion avaient profondément ruiné la France : toutes les villes du royaume en avaient ressenti les atteintes, et partout la misère était grande. L'administration sage de Sully, combinée avec les idées humanitaires de Henri IV, avait bien fait quelques efforts pour soulager tous ces malheurs, mais la « poule au pot » pour tout le monde restait toujours à l'état d'utopie. Lorsque la guerre civile prit fin, après l'abjuration de Henri IV et la proclamation de l'Édit de Nantes, aux nombreux misérables qui encombraient le pays se trouvèrent mêlés des soldats qu'on licencia et qui, habitués à vivre de pillage, préférèrent plutôt se faire mendiants ou détrousseurs de grand chemin que travailler. Il se forma dès lors de vraies compagnies de *gros gueux*, de *caïmans*, de *malingreux*, qui encombrèrent les routes, mais qui surtout vinrent infester la capitale, espérant y trouver plus riche proie et, grâce à ses ruelles étroites où ils se logèrent, plus sûre impunité.

Le gouvernement avait tellement compris combien il importait de se débarrasser de cette lèpre, que déjà au seizième siècle il avait été rendu quelques édits cherchant à réglementer ce pénible état de choses. Il existait alors deux catégories de mendiants : les invalides : culs-de-jatte, blessés, estropiés, incapables d'aucun travail utile ; les valides, qui, rendus misérables par le malheur des temps, pouvaient encore, surtout si on les y forçait, rendre quelques services.

La charité, à cette époque, semblait toujours avoir une émanation ecclésiastique, et, bien que ce fût le temps heureux des plus riches prébendes, le clergé se faisait surtout, dans la circonstance, le dispensateur des aumônes des fidèles. « D'après des arrêts rendus le « 2 août 1552 et le 22 décembre 1555, les bons pauvres « devaient être secourus par des bureaux de charité « établis dans l'étendue de chaque paroisse. Les fonds « sur lesquels les secours étaient assignés provenaient « de quêtes faites dans les églises ou d'une taxe spéciale « imposée aux habitants [1]. » Comme aujourd'hui, les pauvres nés à Paris ou dans la vicomté de Paris étaient seuls admis à bénéficier de l'institution des bureaux de charité, lorsqu'ils étaient hors d'état de travailler. Les étrangers et les mendiants valides n'étaient pas secourus en principe, et même on édictait contre eux les peines les plus sévères, car ils devaient incontinent quitter la ville, sous peine d'être envoyés aux galères. Afin de rendre le contrôle efficace, quiconque faisait publique-

---

[1] CAILLET, l'Administration en France sous Richelieu.

ment l'aumône était puni d'amende ; aussi était-il défendu aux pauvres d'encombrer les rues et de station-
ner à la porte des églises, soit debout, soit couchés sur
des grabats. Ces ordonnances ne furent nullement exé-
cutées. L'Hôtel-Dieu, totalement insuffisant, regorgeait
de malades : on en mettait jusqu'à douze dans le même
lit (Monteil), et encore les malheureux venaient-ils pendant l'hiver implorer la permission de passer la nuit
dans ses salles, où la *contagion* régnait sans cesse. La misère était si grande qu'on ne donnait pas de viande aux
sœurs et aux filles blanches qui faisaient le service[1].
Aussitôt que les malades étaient considérés comme guéris, on les mettait à la porte, mais on devait le soir garder
celle-ci, afin qu'ils ne rentrassent pas dans le seul logis qu'ils
eussent jamais possédé : « Ce dict jour (31 aoust 1601), a
« esté dict que les portiers de la porte du Parvis yront
« alternativement garder la porte du costé de l'eau,
« pour empescher que les pauvres gens qui sortiront
« dudict Hotel-Dieu ne rentrent[2]. »

La mortalité était si grande, et le système de coucher
plusieurs malades dans le même lit, faute de place, si défectueux, qu'il devint nécessaire d'aviser : « Ce dict jour
« (29 février 1612), sur ce que frère Robert a donné à
« entendre à la Compagnie qu'il était nécessaire de
« donner ordre dorénavant quès licts des malades, de-
« dans lesquels se trouveraient qu'aulcuns d'iceux fus-
« sent vivants à la fois et prests à mourir, les autres mal-
« lades en fussent tirez et mis ailleurs pour éviter tant à
« l'apréhension qu'ilz en pourroient avoir que au mau-
« vais goutz et puanteur qu'ils peuvent jetter en mou-

---

[1] BRIELLE, *Documents pour servir à l'histoire de l'ancien Hôtel-Dieu.*
[2] *Ibid.*

« rant, sur quoy, la Compagnie a ordonné que lorsqu'on
« verra un malade à l'extresme-onction, les autres pau-
« vres gisanz avec luy seront ostez et mis à part jusques
« à ce qu'il ait rendu l'asme à Dieu, et pour ce faire se-
« ront laissez deux licts vides à chaque office [1]. »

Ces extraits de registres tenus au jour le jour en
disent plus que bien des dissertations, surtout lorsqu'on
considère que les enfants qui étaient soignés dans cet
hôpital mouraient littéralement de faim.

« Ce dict jour (25 janvier 1613), on prend deux nour-
« rices que couchera l'Hostel-Dieu, pour éviter aux
« inconvénients de mort qui sont cy devant arrivez aux
« petits enfants qui sont à la mamelle, couchez aux of-
« fices des salles dudict Hostel-Dieu par faulte de nourri-
« ture et alimens [2]. »

Pour remédier à un semblable état de choses, on résolut d'enfermer dans des hospices ou plutôt dans des
maisons de travail tous les vagabonds des deux sexes
dépourvus de moyens d'existence et vivant du produit
de la mendicité. Au mois de septembre 1611, « on publia
« par tous carrefours, que tous vacabons, fainéans,
« caymans et caymandes, valides ou invalides, estran-
« gers et forains qui ne seroyent natifs de la ville, pre-
« vosté et vicomté de Paris, eussent à sortir de ladicte
« prévosté et vicomté dans huitaine, autrement et à
« faulte de ce faire, ledict temps passé, il seroit procédé
« contre eux selon la rigueur des arrests de la cour ; et à
« tous caymans et caymandes, valides ou invalides de
« ladicte prévosté et vicomté de Paris, de prendre party
« de servir, ou autrement et à faulte de ce faire et ledict

[1] *Documents pour servir à l'histoire de l'ancien Hôtel-Dieu.*
[2] *Ibid.*

« temps passé, eux disposer pour entrer aux hospitaux
« et maisons destinèz pour les pauvres enfermez... Pour
« cet effect, on loua trois maisons pour les mettre et
« loger, et non en intention d'en demeurer là, mais afin
« que selon que l'on cognoistroit on acheptât une
« grande place pour y bastir bien à propos les logemens,
« ouvrouërs et boutiques et autres choses nécessaires[1]. »

« Les maisons destinées à servir de dépôt furent choi-
« sies, l'une dans le faubourg Saint-Victor où l'on en-
« ferma les mendiants valides, l'autre dans le faubourg
« Saint-Marcel qui servit de retraite aux femmes, aux
« filles et aux enfants malades au-dessous de huit ans,
« et la troisième dans le faubourg Saint-Germain, où
« furent reçus les hommes et les femmes atteints de ma-
« ladies incurables qui les mettaient hors d'état de tra-
« vailler. On employa les hommes valides à moudre du
« blé dans des moulins à bras, à faire de la bière, à
« battre du ciment, ou à d'autres ouvrages pénibles.
« Les femmes, les filles et les enfants s'occupèrent à tri-
« coter des bas, à faire des boutons et d'autres menus
« objets dont il n'existait à Paris aucun métier juré.
« L'ordre et la discipline furent maintenus pendant
« quelques années dans chaque maison ; mais en 1618, les
« administrations eurent à réprimer plusieurs révoltes
« parmi les mendiants valides. Ces révoltes échouèrent ;
« mais peu de temps après, ils gagnèrent quelques gar-
« diens qui favorisèrent leur fuite et résistèrent avec
« succès à un petit nombre de sergents qui voulaient les
« faire rentrer de force dans la maison de répression
« d'où ils s'étaient évadés. Le Parlement renouvela ses

[1] *Mémoire concernant les pauvres qu'on appelle enfermez*, 1612, s. l. n. d.,
in *Archives curieuses de la France*, 1ᵉ série, t. XV.

« défenses à l'égard de la mendicité; cependant, soit
« manque de fonds, soit mauvaise administration, les
« dépôts de mendicité ne tardèrent pas à se dissoudre.
« Il fallut, en conséquence, avoir recours à d'autres
« moyens. L'assemblée des notables de 1627 décida qu'il
« y aurait dans chaque parlement une commission spé-
« ciale nommée pour se concerter à cet égard avec l'é-
« vêque diocésain. Les gens sans aveu furent obligés de
« prendre du service dans les compagnies de commerce,
« de s'embarquer pour les Indes et s'engager dans la
« marine[1]. »

On pensait aussi à créer de nouveaux hôpitaux : en
1612, en même temps que paraissait un édit tendant à
réformer ces établissements ainsi que les maladreries,
était fondé l'hôpital de la Pitié, en face le Jardin des
Plantes actuel. En 1623, Antoine Séguier fondait dans
le faubourg Saint-Marcel l'hôpital de la Miséricorde, destiné à recevoir cent pauvres orphelins. L'Hôtel-Dieu était
agrandi ; on construisait le Pont au Double, une nouvelle salle s'élevait sur le pont même, ainsi qu'une an-
nexe de l'autre côté de la Seine.

« On songea aussi à cette époque à assurer un asile
« aux soldats estropiés. Henri IV avait fondé en 1604 le
« premier hôpital militaire pour les malades et les hommes
« blessés au service. Ce premier hôpital militaire avait
« été insuffisant, et les vieux soldats avaient continué
« d'être recueillis dans les abbayes qu'on chargeait de
« leur entretien. On fit faire en 1623 un état des ab-
« bayes et des monastères, et l'on fixa le chiffre de la
« contribution annuelle à laquelle on devait les sou-

[1] CAILLET, l'Administration en France sous Richelieu.

« mettre pour chaque soldat estropié. En 1633, le gou-
« vernement revint au projet de Henri IV et rendit
« un édit pour l'institution à Bicêtre d'un établissement
« pour l'entretien des soldats invalides sous le titre de
« *Commanderie de Saint-Louis*. Toutes les abbayes et les
« prieurés dont le revenu excédait la somme de deux
« mille livres par an durent payer par année la somme
« de cent livres[1]. »

Renaudot s'était ému de toutes ces misères; il était
venu à Paris en 1612, avait prêté serment entre les
mains d'Hérouard, premier médecin de Louis XIII,
comme lui docteur de la Faculté de Montpellier, et,
après avoir exposé les théories qu'il voulait mettre en
pratique pour le soulagement des malheureux, avait obtenu le brevet suivant :

« Aujourd'hui 14° jour d'octobre 1612, le Roy estant à
« Paris, désirant gratifier et favorablement traitter
« Théophraste Renaudot, l'un de ses médecins ordi-
« naires, lequel Sa Majesté sur l'advis qu'elle a eu de sa
« capacité, a fait venir exprès en cette ville pour s'em-
« ployer au règlement général des pauvres de son
« royaume, Sa dite Majesté pour les bons et agréables
« services qu'il lui a rendus et pour les frais de ses
« voyages, luy a fait don de la somme de six cents livres,
« dont il sera payé contant par le trésorier de son
« espargne, auquel est mandé ce faire par et en vertu
« du présent brevet. Par lequel, en outre, Sa Majesté a
« accordé audit Renaudot et aux siens ou qui auront
« droit de luy, les permission et privilége, exclusivement
« à tous autres, de faire tenir Bureaux et registres d'A-

[1] CAILLET, *l'Administration en France sous Richelieu*.

« dresses de toutes commoditez réciproques de ses sujets;
« en tous les lieux de son royaume et terres de son
« obéissance qu'il verra bon estre. Ensemble de mettre
« en pratique et établir toutes les autres inventions et
« moyens par luy recouverts pour l'employ des pauvres
« valides et traitement des invalides et malades, et géné-
« ralement tout ce qui sera utile et convenable au
« réglement desdits pauvres, avec défences à tous autres
« qu'à ceux qui auront pouvoir exprès dudit Renaudot,
« d'imiter, altérer ou contrefaire sesdites inventions en
« tout ou en partie, ny mesmement lesdits bureaux re-
« gistres et tables d'adresse et de rencontre, à peine de
« six mille livres d'amende, applicables un tiers a Sadite
« Majesté, un autre au dénonciateur, et l'autre tiers audit
« Renaudot, auquel Sa Majesté veut toutes Lettres néces-
« saires en estre expédiées en conséquence du présent
« brevet, quelle a pour ce signé de sa main et fait contre-
« signer par moy son conseiller secretaire d'Estat de ses
« commandements et finances. Signé *Louis*. Par le Roy,
« la Reyne régente sa mère présente : *De Lomenie*. »

Renaudot n'avait pas trempé dans tous ces moyens de
coercition par lesquels on forçait les malheureux à travailler quand même et auxquels était refusé un salaire
rémunérateur, étant donné que dans ces maisons de
force le labeur imposé suffisait à peine à payer la nourriture du travailleur : il était partisan de la liberté individuelle, et, s'il voulait le travail pour tous, il ne recon-
naissait à personne le droit de l'imposer à chacun.
Avant d'obtenir le privilége de ces bureaux d'adresse et
de rencontre dont il va bientôt nous faire connaître
toutes les commodités, il avait communiqué ses projets
au lieutenant civil Le Jay, et en vrai médecin ami de

l'hygiène, comme moyen de soulagement immédiat, avait proposé « l'employ de tous les pauvres valides de « cette ville et faulxbourgs qui devaient entre autres « choses nettoyer les rues et estre entretenus en partie « des deniers qui se levaient pour les bouës. Ces moyens « furent leus en la Chambre du conseil et trouvez rai- « sonnables pour le soulagement de la chose publique ; « ouy sur ce le procureur du Roy et de son consente- « ment par sentence rendue au Chastelet, le 28 aoust « 1612 », Louis XIII lui accorda à l'exclusion de tous autres le précédent brevet, « voyant que cette invention « peut aucunement supporter les frais de son entretien « tandis qu'un seul en recueillera la commodité, comme « seul il en aura la peine, qui divisée entre plusieurs lui « seroit ruineuse ». A peine avait-il obtenu ce brevet qu'il s'aperçut des difficultés qu'il aurait à surmonter pour pouvoir faire le bien. Le conseil du Roi en fit le renvoi à ses commissaires, lesquels après une longue délibération donnèrent leur avis le 30 octobre 1617, portant : « qu'il était du service de Sa Majesté, bien et soulagement de ses jugements » que la proposition d'é- tablir des bureaux d'adresse et de rencontre fût reçue : conformément auquel avis Sa Majesté ordonna qu'il en jouirait par décision de son conseil d'Etat du 3 février 1618. L'année suivante, il était investi du titre de Com- missaire général des pauvres du royaume.[*]

Renaudot put un instant croire le moment favorable pour venir à Paris mettre ses inventions en pratique, mais il avait compté sans la justice soupçonneuse du Chàtelet, toujours prête à contrecarrer avec le Parle- ment l'autorité royale. Le prévôt de Paris s'opposa à l'exécution du brevet, et ce ne fut que lors de l'avéne-

ment définitif de Richelieu que le médecin de Loudun
vint enfin définitivement s'établir dans la capitale pour
essayer de mettre fin à toutes ces procédures qui menaçaient de s'éterniser :

« Sa Majesté ordonna qu'il jouirait de son brevet par
« arrêt de son conseil d'Etat du 3 février 1618, et autres
« donnés en conséquence le 22 février et le 22 mars
« 1624, déclaration du 31 mars 1628 et privilège du
« 8 juin 1629. Ensuite desquels et sur des appellations
« interjetées de la sentence du prevost de Paris et
« opposition à l'exécution dudit brevet, arrêt du conseil,
« déclaration et privilège, la cour du Parlement, l'au-
« dience tenant par l'avis de Messieurs les gens du Roy,
« confirma par arrêt du 9 aoust 1629 son privilège, dé-
« fendant à quiconque de s'immiscer sans son consente-
« ment, de faire les impressions et adresses y mention-
« nées [1]. »

Il n'avait pas fallu moins qu'un arrêt du Parlement,
car les arrêts du prévost de Paris allaient en appel devant celui-ci, pour contre-signer l'autorisation royale.
Et pourtant, « MM. les gouverneurs de l'Hôtel-Dieu,
« ayant entendu cette ouverture, et selon leur grande
« charité et expérience en telles affaires, considéré le
« bien qui en revient au public, l'avaient approuvé una-
« nimement par résultat de leur bureau du 28 janvier
« 1628, comme elle l'avoit été auparavant par MM. de
« l'Hôtel-de-Ville [2] ».

Ce n'avait pas été sans peine que le pauvre philanthrope avait triomphé de tous les obstacles accumulés
devant lui par une jalousie qui n'était préjudiciable

---

[1] V. HATIN, *Histoire de la Presse*, t. II, p. 69.
[2] *Mercure françois*, t. XXII.

qu'aux malheureux et qu'on ne comprend guère aujour-
d'hui qu'on a perdu l'habitude de voir un ennemi dans
un innovateur. Le président de Bellièvre, pendant sa
charge de procureur général au Parlement, le grand
prieur de France, qui n'était autre que le frère de Richelieu, lui avaient donné assistance. Mais entre tous,
le cardinal, qui depuis 1624 était tout-puissant, avait
été son plus ferme appui : « Son Eminence, nous ap-
« prend Renaudot, à laquelle imposer c'est un grand
« crime, sçait aussitôt que le bonheur de la France luy
« mit en main la conduite des affaires, elle m'eust pour
« solliciteur continuel de l'avancement de ce bon œuvre,
« et que depuis il ne s'est guères passé de temps que
« l'assiduité de mes poursuites n'ait secondé ses saintes
« inclinations qu'elle a eu quelquefois agréable de me
« témoigner. Sollicitations qui eussent été inportantes
« à tout autre esprit qu'au sien... Voir il n'y a guère
« que sa charité fut telle que de se vouloir informer
« plus particulièrement dans son cabinet des moyens
« qu'il y avoit de commencer l'exécution de ce régle-
« ment des pauvres : qui ayant esté grandement ap-
« prouvé par madame la duchesse d'Eguillon (laquelle
« nommer est insinuer en mesme temps dans l'esprit de
« mon lecteur toutes les vertus célestes), ils furent ensuite
« par son ordre concertés avec M. Pelot qui fut chargé d'en
« faire son rapport à Mgr le cardinal de Lyon, grand au-
« mosnier de France, lequel en loua le dessein, ainsi qu'il a
« toujours fait mes propositions tendant à leur soulage-
« ment, dont l'exécution n'a été retardée que par la
« faute de fonds. Idem Mgr le chancelier de Noyers a
« trop cette charité en recommandation pour avoir
« oublié les articles que je luy dressay, il n'y a pas

« longtemps, par le commandement de Son Eminence
« pour le mesme réglement, que je comançois par l'em-
« ploy de tous les pauvres valides de cette ville et faulx-
« bourgs qui devaient entre autres œuvres publiques
« nettoyer les rues et estre entretenus en partie des de-
« niers qui se lèvent pour les boues. Je n'aurais jamais
« fini si je voulois icy nommer tous les autres qui se
« sont employez en cet œuvre pieux à ma sollicitation :
« dont j'ai bien pu semer et arrozer les graines ; mais
« c'est à Dieu à leur donner accroissement. Ce qui dé-
« pend de mon industrie, c'est d'en avoir recherché les
« ouvertures, fait approuver les propositions par tous les
« commissaires qui m'ont esté donnez ; en avoir fait ex-
« pédier plusieurs lettres patentes et arrests et consta-
« ment sollicité leur exécution [1]. »

Enfin Renaudot était arrivé à avoir le champ libre
pour l'établissement de son *Bureau d'adresse et de rencontre,* sur lequel il comptait tant pour le soulagement
des malheureux qu'il voulait sortir de la misère par le
travail ; Richelieu, son frère le cardinal de Lyon, Ama-
dier de la Porte, gouverneur d'Angers, étaient intervenus, mais il avait dû, pour s'assurer la continuation
des bonnes grâces de ces hauts personnages, changer
de religion.

Dans le milieu antiréformiste dans lequel il vivait, à
côté du P. Joseph qui, s'il eut un travers, fut celui de
rêver à outrance la conversion des hérétiques, Renaudot
avait renié la religion de ses pères et, après la capitula-
tion de la Rochelle, s'était fait catholique (1628). Déjà en
1626 il avait fait baptiser sa fille, et ses deux fils Isaac et

---

[1] *Response au libelle contre les consultations charitables.* Paris, 1641.

Eusèbe, qui, s'ils étaient restés protestants, se seraient
vu fermer les portes de l'École de médecine, avaient suivi
son exemple. A Loudun, il avait pour amis des catholiques fervents, Scévole de Sainte-Marthe et Urbain Grandier, et du reste, tout occupé qu'il était de ses inventions
utiles, prenant peu de part aux luttes religieuses et
politiques, il n'avait jamais été un fervent huguenot.

« Estant né hors de l'Église, dit-il, j'y suis retourné
« comme fit saint Paul entre les apostres, saint Augus-
« tin entre les Pères, et le grand cardinal du Perron
« entre les lumières de nostre siècle, qui s'en glori-
« fiaient plus que d'aucune autre de leurs actions. »

Renaudot, nous le savons, voulait le travail libre pour
tous ; mais à l'époque où il vivait, alors que chaque corporation toute puissante formait une sorte de coterie
ne laissant aucune prise à l'initiative individuelle, il ne
pouvait venir à l'esprit du novateur qui s'en serait bientôt repenti de créer des ateliers, des lieux de travail
que la jalousie des corps de métier eût bien vite fait
fermer.

Lorsqu'on songea à renfermer les malheureux, personne ne pensa même à utiliser les aptitudes particulières de chacun : on employa, avons-nous dit, les
pauvres à moudre du blé, à battre du ciment, les femmes
à tricoter des bas, tous métiers pour ainsi dire non
classés et dont la mise en œuvre ne pouvait porter om-
brage aux corporations existantes. Aussi, se plaçant plus
haut, Renaudot, qui dans la circonstance ne pouvait se
faire patron et encore moins réformer l'état de choses
existant, résolut-il de fournir à tous les ouvriers de
chaque corps de métier les moyens de trouver rapidement du travail dans leur partie respective, et pour ce

faire, il créa d'emblée la *Publicité commerciale* qui n'existait pas avant lui.

Certainement à cette époque il y avait dans Paris des maisons ressemblant à des bureaux d'embauchage où les *compagnons* pouvaient aller chercher de l'ouvrage quand il s'en trouvait ; mais les endroits où ceux-ci existaient étaient fort distants les uns des autres : l'ouvrier qui arrivait à Paris ne les connaissait pas ; de plus, les connût-il, il pouvait être exploité, ce qui du reste, nous le savons, arrivait le plus souvent, et les quelques économies qu'il avait une fois disparues, il se faisait mendiant par besoin. En centralisant les offres et les demandes sous le contrôle de l'autorité royale substituée à l'initiative particulière, qui non-seulement faisait presque entièrement défaut, mais dans la circonstance était toujours très-intéressée, Renaudot réalisait un progrès, et un progrès tellement considérable que cette première partie de son œuvre ne devait que croître et prospérer jusqu'à nos jours en prenant une énorme extension.

Ce qui peut paraître bizarre chez un philanthrope tel que Renaudot, c'est qu'il eut le soin de demander des priviléges qu'on lui accorda, et de faire interdire par là même à ceux qui auraient désiré l'imiter la fondation d'établissements analogues à celui qu'il projetait d'établir. Mais, outre l'amour-propre de tout inventeur, avec son bon sens habituel il avait compris, entouré comme il l'était déjà d'envieux, que s'il autorisait ces fondations, il assisterait bientôt à la ruine de son œuvre, car les essais faits en dehors de lui auraient été certainement tentés par des personnes cherchant à jeter la déconsidération sur son invention, et qui, après en avoir fait un essai déloyal, n'eussent pas manqué de la déclarer impraticable[1]. Les obstacles qu'il avait eus à surmonter avaient dû le confirmer dans cette opinion.

Pourvu de toutes les autorisations nécessaires, il put enfin établir son Bureau d'adresse et de rencontre, et pour le populariser de suite, il lança dans le public son « Inventaire des adresses du Bureau de rencontre où « chacun peut donner et recevoir des avis de toutes les « nécessitez et commoditez de la vie et société hu- « maine[2] ».

Évidemment le dessein de soulager les malheureux avait donné à Renaudot l'idée de chercher les meilleurs moyens pratiques pour arriver au but qu'il se proposait d'atteindre; mais les moyens d'exécution avaient été le fruit de ses lectures : « Ce bureau, nous apprend-il, avint « l'an mil six cents trente fondé sur l'authorité d'Aris- « tote, lequel au 4e livre de ses Politiques, chap. I, dit : « *Oportet esse aliquid tale cui cura sit populum consilio præve-* « *nire ne otiosus sit.* Idem lib. Politico rum secundo, cap. 7 : « *Quod igitur necessarium est in bene constituenda Repu-* « *blica necessariorum adesse facultatem omnes fatentur, sed* « *quemadmodum id futurum fit non facile est comprehendere[3].* »

---

[1] C'est ce qui arriva pour la *Gazette* à l'époque de la Fronde; heureusement qu'elle était trop solidement établie dans l'esprit public pour tomber devant toutes les parodies ou les imitatio ns qu'on en fit.

[2] *Inventaire...*, par *Th. Renaudot, médecin du Roy. À Paris, à l'enseigne du Coq, rue de la Calandre, sortant au Marché-Neuf, où l'un desd its bureaux d'adresse est étably.* 1630. Gr. manuscrit de 34 pages, orné de vignette s et fleurons. M. Hatin dit qu'il n'existe de ce livre qu'un exem plaire appartenant à la Bibliothèque de Rouen. Nous en avons trouvé un deuxième à la Bibliothèque Mazarine, lequel semble être seul complet, car il possède une table qui ne paraît pas exister dans le premier.

[3] *Mercure françois*, t. XXII, Discours sur l'utilité des bureaux d'adresse.

En outre, il avait lu Montaigne (XXXIV° chapitre des *Essais*):

« Feu mon père (dit-il), home pour n'estre aydé que
« de l'expérience et du naturel, d'un jugement bien
« net, m'a dit autrefois qu'il avoit désiré mettre en
« train quil y eust ez villes certain lieu désigné auquel
« ceux qui avoient besoin de quelque chose se pour-
« roient adresser et faire enregistrer leurs affaires à un
« officier estably pour cet effect. Come je cherche à
« vendre des perles, je cherche des perles à achepter ;
« tel veut compaignie pour aller à Paris ; tel s'enquiert
« d'un serviteur de telle qualité, tel d'un maistre ; tel
« demande un ouvrier, qui cecy, qui cela, chacun selon
« son besoin. Et semble que ce moyen de nous entr'adver-
« tir apporteroit une légère commodité au commerce
« public. Car à tous coups il y a des conditions qui
« s'entre cherchent, et pour ne s'entendre laissent les
« hommes en extrême nécessité. J'entens avec une
« grande honte de notre siècle, qu'à nostre veuë deux
« très excellens personnages en scavoir sont morts de
« n'avoir pas leur saoul à manger, Lilius Grégorius Gi-
« raldus en Italie, Sebastianus Castilio en Allemagne.
« Et croy qu'il y a mille hommes qui les eussent appel-
« lez avec de très-avantageuses comissions, ou les eussent
« secourus où ils étaient s'ils l'eussent sceu. Le monde
« n'est pas si généralement corrompu que je ne sache
« tel homme qui souhaiteroit de bien grande affection
« que les moyens que les siens luy ont mis en main, se
« puissent employer à mettre à l'abry de la nécessité
« les personnes rares et remarquables en quelque es-
« pèce de valeur que le malheur conduit quelquefois à
« l'extrémité, et qui les mestroit pour le moins en tel

4

« estat qu'il ne tiendroit qu'à faute de bons discours
« s'ils n'estoient contents. »

Venu à Paris, il avait été frappé de l'affluence des
malheureux qui accouraient « en troupes sous l'espé-
« rance de quelque avancement qui se trouve souvent
« vaine et trompeuse, car ayants dépensé ce peu qu'ils
« avoient au payement des bienvenuës et autres frais
« inutiles ausquels les induisent ceux qui promettent de
« leur faire trouver employ et aux desbauches qui s'y
« présentent d'elles-mêmes auxquelles leur oysiveté
« donne une foule accez, ils se trouvent accueillis de la
« nécessité avant qu'avoir trouvé maistre : d'où ils sont
« portés à la mendicité, aux vols, meurtres et autres
« crimes énormes, et par les maladies que leur apporte
« en bref la disette infectent la pureté de notre air et
« surchargent tellement par leur multitude l'Hôtel-
« Dieu et les autres hôpitaux que, nonobstant tout le
« soing qu'on y apporte, ils peuvent véritablement dire
« que le nombre les rend misérables. Au lieu qu'ils pour-
« ront désormais une heure après leur arrivée en cette
« ville venir apprendre au bureau s'il y a quelque em-
« ploy ou conditions présentes et y entrer plus aisément
« qu'ils ne feroient après avoir vendu leurs hardes : ou
« n'y en ayant point se pourvoir ailleurs. Ce qui fera
« discerner plus facilement les fainéants et gens sans
« adveu, pour en faire la punition qu'il appartien-
« dra[1]. »

En parlant ainsi, Renaudot raisonnait en philanthrope et en médecin : cependant il n'ignorait pas, après
avoir surmonté tant de difficultés, qu'il aurait encore

[1] Tome XXII du *Mercure françois*.

bien des obstacles à vaincre ; mais, guidé par sa conscience et son amour de l'humanité, il était résolu à ne
pas se laisser abattre : « Je sais bien, dit-il, que l'intro-
« duction de ces Bureaux ne sera pas seule entre toutes
« les autres exempte de difficultés. Il s'en trouvera qui
« blasmeront mon courage de s'estre porté à une si
« haute entreprise, sans que la despense qu'il me faut
« continuer pour le bien de cet œuvre m'en ayt des-
« tourné. A cela je respons que, me reconnoissant né au
« bien public, auquel j'ai sacrifié le plus beau de mon
« aage, sans autre récompense que celle dont la vertu
« se paye par ses mains, il seroit désormais trop tard
« d'espargner, comme on dit, le fond du tonneau après
« avoir été prodigue du reste. »

Et, guidé par son ardent désir de soulager la misère,
il fait appel aux sentiments charitables de ses détrac-
teurs et les engage à participer à son bon œuvre :

« C'est pourquoy, nous commencerons par la prière
« qui est faite à chacun, de vouloir conférer au bien et
« utilité des pauvres tout ce qu'il estimera pouvoir ser-
« vir, soit à leur réglement général ou particulier, soit
« au soulagement de chacun d'eux, pour faciliter leur
« logement, vestement, nourriture, traitement en ma-
« ladie, et donner principalement de l'employ aux vali-
« des, la plus nécessaire aumosne qu'on puisse leur dé-
« partir [1]. »

Centraliser les aumônes était bien, mais en laisser
l'honneur à chaque donateur était encore mieux.

« XII. — Les conditions sous lesquelles notre Bureau
« s'entremet de ces charitez sont : qu'il laissera l'hon-

---

[1] *Inventaire du B. d'adresse.*

4.

« neur entier et tous les avantages que les autheurs se
« voudront promettre de leurs ouvertures et inventions
« concernants le réglement, police et administration
« desdits pauvres, et fera fidèlement enregistrer, sous le
« nom des autheurs d'icelles, toutes les propositions qui
« seront faites à cette fin, ou autre commodité publi-
« que, leur en donnant certificats authentiques pour
« leur servir en temps et lieu.

« XIII. — La seconde condition : que ledit Bureau ne
« s'entend charger d'aucuns deniers, ni de chose quel-
« conque dont l'on voudroit faire l'aumosne ausdits
« pauvres ou l'employer en autres œuvres pies. Ains
« seulement, donnera l'addresse et indiquera aux per-
« sonnes pieuses qui voudront aumosner quelque chose,
« les pauvres honteux et autres nécessiteux qui se se-
« ront venus faire inscrire audit Bureau : et pareille-
« ment, adressera lesdits pauvres honteux à ceux qui
« voudront leur faire du bien, lequel ils recevront de la
« propre main de leurs bienfaiteurs ou de ceux à qui ils
« en donneront charge hors dudit Bureau. »

Si Renaudot avait reçu dans son Bureau les dons des
personnes généreuses et désireuses de soulager les malheureux, on n'eût pas manqué de calomnier ses intentions : dans son idée, cet établissement ne devait être
qu'un intermédiaire entre le patron et l'ouvrier, entre
le riche et le pauvre, entre le médecin et le malade, car,
médecin lui-même avant tout, il n'avait pas oublié la
partie médicale de son bon œuvre et préludait ainsi à
l'établissement des *Consultations charitables,* son plus
grand titre de gloire, si jamais il chercha celle-ci :

« XXI. — Les pauvres artizans et autres menues gens
« malades qui, faute d'une saignée ou de quelqu'autre

« léger remède, encourent souvent de longues et péril-
« leuses maladies, qui réduisent souvent leur famille à
« l'Hostel-Dieu, trouveront icy l'adresse de médecins,
« chirurgiens et apothicaires, qui sans doute ne vou-
« dront pas céder à d'autres l'honneur de consulter,
« soigner et préparer gratuitement quelques remèdes à
« ces pauvres gens qu'on leur adressera ; mais au con-
« traire, se trouvera une aussi grande émulation entre
« ceux-ci à exercer cette charité qu'en leurs autres
« actions, qui leur fera envoyer leurs noms au Bureau
« pour estre employez à ce bon œuvre, comme ils en
« sont icy priés. »

Rien n'est oublié dans cet « Inventaire », et, à côté de
ces dispositions spéciales pour les malheureux valides et
invalides, se trouve l'exposé utile pour tous « d'expé-
« riences curieuses, de remèdes nouveaux ; l'annonce du
« traitement des maladies secrètes, l'adresse d'avocats
« cherchant des causes, la liste des études de procu-
« reurs et de notaires à vendre, l'adresse d'apprentifs
« cherchant maistres et de maistres cherchant appren-
« tifs, les noms de toutes les personnes de considération
« dont on a besoin, les addresses de chemins ez pays éloi-
« gnés, maisons à louer, garde-malades, informations
« de mariage et changements de quartier, etc., etc. ».

Le Bureau se chargeait de tout, et il est triste de penser qu'aujourd'hui, après plus de deux siècles, nous
n'avons pas une administration aussi bien organisée et
surtout aussi *philanthropique,* ainsi que les détails qui vont
suivre le démontreront encore davantage [1].

---

[1] Et encore, Renaudot rêvait plus loin, car ces quelques détails,
que nous avons extraits de l'*Inventaire,* se terminent par ces paroles : « Lecteur, reçoy par avance ces premières fenilles, que l'im-

Pour faire connaitre partout l'ouverture du Bureau d'adresse, on afficha le placard suivant jusque dans les faubourgs :

DE PAR LE ROY

« On fait assavoir à toutes personnes qui voudront
« vendre, achepter, louer, permuter, prester, appren-
« dre, enseigner : aux maistres qui veulent prendre des
« serviteurs et à ceux qui cherchent condition pour ser-
« vir en quelque qualité que ce soit : à ceux qui auront
« les lieux, commoditez et industries propres pour estre
« employez à quelques-unes des choses mentionnées en
« ce présent livre, ou qui auront d'autres advis à donner
« ou recevoir pour toutes sortes d'affaires, négoces et
« commodités quelconques, qu'ils y seront reçus indif-
« féremment, sans qu'on y préfère ou favorise aucun
« aultre que celuy qui fera la condition du public meil-
« leure ; et qu'ils se pourront addresser au Bureau esta-
« bly par Sa Majesté pour la commodité publique, qui
« est ouvert depuis huict heures du matin jusques à midy
« et depuis deux jusques à six de relevée, ausquelles
« heures chacun sera reçeu à y venir ou envoyer donner
« et rencontrer l'adresse qu'il désirera.

« Ledit Bureau d'adresse se tient près le Palais, rue
« de la Calandre et au Marché-Neuf, à l'enseigne du
« Coq. »

Dans ce « Bureau », où allaient se traiter tant d'affaires, *tout était gratuit pour les malheureux ;* mais il fallait vivre, en attendant « une seule personne qui, ajous-
« tant les utilitez qui naistront à milliers de l'établisse-

« patience de plusieurs a tiré des mains de l'auteur plus tost qu'il
« ne pensoit. »

« me de ces Bureaux, inventez au bien et soulagement
« du peuple, vueille éterniser sa mémoire en les dotant
« de quelque revenu suffisant pour lui faire continuer
« avec plus d'ornement et de splendeur le soustien de
« ses grandes charges ».

Aussi, pour payer les nombreux commis qu'il prenait,
tout en restant civilement responsable des opérations [1],
Renaudot prélevait-il un droit qui ne pouvait excéder
« trois sous, pour chacun enregistrement ou *extrait* des-
« dits registres et *gratuitement pour les pauvres*, et
« sans qu'aucun soit contraint de se servir desdits Bu-
« reaux, tables et registres, si bon ne lui semble ».

Moyennant trois sous, chacun pouvait se renseigner, ou
faire annoncer ce qu'il désirait. La durée de cette annonce
était variable et dépendait surtout de la conclusion ou
de la réussite de la transaction qu'on désirait effectuer :
« A la charge que ceux qui se seront faits enregistrer,
« seront tenus de venir faire descharger le registre dans
« vingt-quatre heures après qu'ils auront rencontré la
« chose pour laquelle ils s'estoient fait inscrire et à l'in-
« stant mesme qu'ils auront changé d'avis, en cas qu'ils
« en vinssent à changer, sous les peines auxquelles ils se
« soumettront lors dudit enregistrement, et ce, pour
« obvier à l'incommodité qui adviendroit en addressant
« les personnes aux lieux où elles ne trouveroient plus
« ceux qui se scroient inscrits : ce qui priveroit lesdits
« Bureaux de l'utilité que le public en attend; et pour
« laquelle descharge il ne sera rien payé. »

En outre, Renaudot annexait à un des nombreux suppléments de sa *Gazette,* qu'il venait de fonder, ou pu-

[1] Ordonnance du 31 mars 1628.

bliait le plus souvent à part, une liste des propositions
qui venaient d'être récemment apportées au Bureau
d'adresse. Citons les passages suivants, extraits d'une de
ces feuilles volantes que le public venait chercher rue de
la Calandre, ou que les colporteurs vendaient dans
Paris [1] :

« 1 : Maisons à donner à loyer :

« Une maison du quartier du Pont-Neuf, consistant en
« deux portes cochères, deux caves, cuisine, puis grande
« salle, sept chambres avec leurs bouges et cabinets, du
« prix de douze cents livres.

« 22 : Meubles à vendre : un habit neuf de drap du
« sceau écarlate qui n'est pas encore achevé, doublé de
« satin de mesme couleur avec un galon d'argent, le
« prix de 18 escus.

« Affaires meslées : 33 : On prestera à constitution de
« rente, la somme de mil livres en une partie, mesme
« au denier vingt, pourveu que ce soit à quelque com-
« munauté.

« 35 : On vendra un jeune dromadaire à prix raison-
« nable. »

Cette dernière offre prouve que les affaires traitées
étaient en effet très-mêlées, et, pour qu'on s'y pût re-
connaître facilement, chaque article se terminait par
l'indication du volume et du folio sur lequel l'affaire
proposée était inscrite au Bureau d'adresse.

Ainsi organisé, cet établissement ne tarda pas à acquérir la vogue qu'il méritait, et, frappé des avantages
qu'il présentait, le gouvernement songea à l'utiliser

---

[1] Voyez Éd. FOURNIER : Quinze feuilles du Bureau d'adresse du
1er septembre 1633, in *Variétés historiques et littéraires,* et HATIN : *Histoire de la Presse,* t. I, p. 95.

directement, ainsi qu'il résulte de l'ordonnance suivante :

« Ordonnance pour ceux qui arrivent dans Paris pour
« y chercher maistres et autres faits de police.

« Sur les remonstrances à nous faites par plusieurs
« artisans et gens de mestier, qu'ils ne peuvent avoir de
« compagnons dans leurs boutiques qui ne soient incon-
« tinent desbauchés par ceux qui reviennent des armées :
« lesquels, après leur avoir fait manger le peu d'argent
« qu'ils ont gaigné sous les maistres, les portent à suivre
« leurs desbauches et à vivre d'inventions comme eux,
« ne pouvant plus se réduire à travailler après avoir
« gousté cette liberté qui fait que lesdits artisans man-
« quent bien souvent à parfaire les ouvrages par eux en-
« trepris et ne peuvent servir le public qu'avec beaucoup
« de longueur et de difficulté ; en sorte qu'on void à pré-
« sent plus de maistres chercher des compagnons qu'on
« ne void des compagnons chercher des maistres, soit au
« *Bureau d'adresse* ou des *Clercs des mestiers;* contre les
« anciennes règles de la police, qui enjoignent aux com-
« pagnons de mestier de se retirer chez les maistres
« vingt-quatre heures après qu'ils sont arrivez en cette
« ville, à peine d'estre tenus pour vagabonds et gens sans
« adveu, comme en effet ils deviennent tels dès qu'ils ont
« fréquenté des filoux et ne se servent de leur qualité de
« compagnons de mestier que pour se garantir des re-
« cherches des commissaires, auxquels ils font entendre,
« quand ils sont trouvez sur le pavé, qu'ils viennent
« fraischement d'arriver en cette ville, et n'ont encore
« eu le loisir de trouver condition ; ce qui ne peut estre
« éclairé par les registres de leurs hostes, pource que, ce
« sont pauvres gens qui logent le plus particulièrement

« aux extrémités de la ville et aux faulxbourgs, et ne
« savent ni lire ni escrire sur leur registre suivant les
« règlements : de sorte que, nos ordonnances de police,
« publiées depuis le mois d'octobre dernier, ne peuvent
« remédier à ce désordre, ni avoir effect à l'égard des-
« dits compagnons de mestiers et autres gens de condi-
« tion servile, s'il n'y est par nous activement pourveu.
« C'est pourquoy, après avoir ouy le procureur du Roy,
« nous avons ordonné que nos précédentes ordonnances
« et réglements de police faits pour les postillons, cabare-
« tiers et autres qui logent en chambres garnies au mois,
« à la semaine ou à la journée, seront exécutez selon
« leur forme et teneur et en les interprétant : que tou-
« tes sortes de gens qui logent et retirent les manou-
« vriers, compagnons de mestier et autres gens de
« condition servile seront tenus, s'ils savent escrire, de
« tenir registre de leurs noms, du mestier dont ils font
« profession, du lieu de leur naissance et du jour et de
« l'heure qu'ils entrent en leurs maisons : *sinon les méne-*
« *ront au Bureau d'adresse* pour y faire la mesme déclara-
« tion, et porteront de jour en jour les registres ou l'ex-
« trait qu'ils retireront dudit Bureau d'adresse aux com-
« missaires de leurs quartiers : à peine de respondre par
« lesdits hostes en leurs noms des mauvaises actions que
« lesdits compagnons de mestier, manœuvres et autres,
« qui logeront chez eux, pourront commettre et de
« 500 livres d'amende. Comme aussi, seront tenus tous
« ceux qui chercheront maistre, de se *faire inscrire audit*
« *Bureau dans les vingt-quatre heures de leur arrivée* en
« cette ville, et de prendre les conditions qui leur
« seront indiquées audit Bureau, à peine des galères,
« comme vagabonds et gens sans adveu : et pource qu'il

« s'en pourra trouver de si pauvres qu'ils n'auront moyen
« de payer le droit qui se prend audit Bureau, les com-
« mis dudit Bureau en recevront les déclarations des
« pauvres, et leur en délivreront des extraits *gratuite-*
« *ment,* sauf à répéter leurs droits lorsqu'ils leur en
« auront fait trouver condition [1]. »

Établi sur de telles bases, relevant directement de
l'autorité royale, destiné surtout au soulagement des
malheureux, il était à penser que le Bureau d'adresse,
dont Renaudot avait le privilége exclusif, aurait bien
peu à redouter la concurrence : il n'en fut rien. Cette
invention nouvelle présentait un côté lucratif que ne
manquèrent pas d'exploiter des individus beaucoup
moins soucieux de soulager les misérables que de remplir leur bourse en les exploitant, ainsi que du reste
cela se pratique de nos jours, dans les nombreux bureaux de placement, où l'on ne délivre un renseigne-
ment même erroné qu'après argent donné. Aussi le
maître du Bureau d'adresse, ainsi qu'on appelait Renaudot, dut-il entreprendre une lutte journalière contre les
misérables qui s'assimilaient son invention et la détour-
naient du but véritable qu'il voulait atteindre. Il les cita
devant le prévôt de Paris : mais, ainsi que nous le verrons bientôt, celui-ci, qui, avec le Parlement, prétendait
sans cesse lutter contre l'autorité royale, ne manqua pas
dans la circonstance de donner tort au protégé de Richelieu. Nous aurons suffisamment à parler de procédure
pour nous abstenir de suivre pas à pas les diverses péripéties de ces procès multiples et peu intéressants que la
justice fort embrouillée de l'époque rendait intermi-

[1] Ordonnance de police signée Laffemas, du 9 décembre 1639.

nables : nous dirons seulement que, dès ce moment,
voyant l'hostilité du Châtelet à son égard, Renaudot ten-
dit de toutes ses forces à faire attribuer connaissance de
tous les différends qui lui pourraient survenir, aux
Requestes de l'Hostel, qui, lorsqu'il s'agissait d'officiers
de la maison du Roi, et Renaudot était médecin de
Louis XIII, jugeaient souverainement, même en appel
des décisions du Conseil d'État. Ce ne fut qu'en 1639
qu'il obtint les « Lettres patentes portant attribution
« et connaissance souveraine aux Requestes de l'Hôtel,
« de l'établissement des Bureaux d'adresse par toute
« la France, circonstances et dépendances d'iceux [1] ».

Déjà le 29 mars 1637, le conseil du Roi avait dû
intervenir en sa faveur : mais on pouvait appeler de sa
décision, et l'attribution de la cause aux Requêtes de
l'Hôtel, jugeant souverainement, semblait mettre fin au
débat.

Le Bureau d'adresse et de rencontre s'était interdit
de ne rien recevoir en garde; il donnait l'adresse du
patron qui désirait des ouvriers, de la personne charitable qui voulait « aumosner » les nécessiteux, mais il n'ef-
fectuait pas la transaction, bien qu'il en fût le promoteur. Un tel système était tout au moins incomplet, s'il
n'était pas défectueux. Lorsque Renaudot eut triomphé
de la timidité inséparable d'un premier début, en dédaignant les calomnies de ceux qui le traitaient de
« fripier » et d' « usurier », lui qui devait mourir
« gueux comme un peintre », il comprit que son œuvre
était incomplète, ou plutôt il songea à lui donner les
perfectionnements que depuis longtemps il rêvait. Ce pre-

---

[1] « Le 30e jour du mois de décembre de l'an de grâce 1639, »

mier pas vers la voie des améliorations fut marqué par
l'adjonction à son premier établissement des « *Bureaux de
vente à grâce, troques et rachapts de meubles et autres biens
quelconques* ». En les créant, il se fondait sur ce que, « y
« ayant bien quelques personnes qui ont le loisir d'y
« venir (au Bureau), ou envoyer quérir le billet conte-
« nant l'adresse des choses dont ils se veulent accomo-
« der, mais beaucoup plus grand nombre d'autres qui,
« tenans de l'impatience familière à nostre nation, per-
« dent la volonté des choses si elles ne sont présentes.
« Joint que l'adresse se faisant quelquefois à l'un des
« bouts de cette ville ou faulxbourgs de Paris, et pos-
« sible vers un estranger qui en estoit délogé le jour
« d'auparavant pour s'en retourner en son païs, ou vers
« quelque autre qui avait disposé de son affaire sans en
« venir faire descharger le registre du Bureau, comme
« il s'y estoit obligé, donnoit quelquefois une peine
« inutile qui apportait du desgout. Au lieu qu'à présent,
« les deux parties, si elles le désirent, se rencontreront
« dans le Bureau, qui sera, par ce moyen, un vrai Bureau
« de rencontre, comme porte son nom et institution :
« où du moins la chose, dont on se voudra accomoder,
« s'y trouvera avec son juste prix : de laquelle on se
« pourra approprier sur-le-champ, par l'intervention
« d'un des commis du Bureau qui aura pouvoir d'en
« traiter, et ainsi on n'y viendra plus à faux. Car tous y
« trouveront, aux heures cy après déclarées, certaine
« response à leurs demandes : et notamment, quiconque
« y voudra apporter des hardes, meubles, marchandises,
« les mémoires d'autres biens généralement quelconques
« et choses licites à luy appartenans, sera asseuré de ne
« s'en retourner point sans quelque contentement. »

De là à l'établissement d'un *mont-de-piété* il n'y avait qu'un pas ; en effet, si le possesseur du meuble ne trouvait pas acquéreur et que le bureau voulût se charger de l'objet en vente, en laissant toutefois la possibilité de le *rachepter*, moyennant un droit et un laps de temps fixés à l'avance, le mont-de-piété était constitué.

Renaudot, du reste, savait bien que par ses ventes à grâce et à rachats, il ne faisait que préluder à l'établissement de cette institution, qui, à cette époque surtout, était appelée à rendre de grands services.

Du reste, depuis plus d'un siècle, les monts-de-piété existaient en Italie : les papes s'étaient faits banquiers et les avaient pris sous leur haute direction. Clément VII en avait fondé un à Rome, qu'avaient accru Paul III et Sixte VI; Avignon, séjour des papes, en avait reçu un de Paul IV. Ces établissements s'étaient répandus dans les Flandres, où ils prospéraient. Renaudot, tant dans ses voyages en dehors du royaume que dans le midi de la France, avait été frappé des avantages que pouvait présenter une semblable institution gérée par un homme dévoué aux intérêts des malheureux, et nul doute que son programme de 1612 ne comportât sa création. Du reste, aux États généraux de 1514, la noblesse avait été la première à en demander l'établissement. Plus que tous les autres, mais bien par leur faute, les nobles étaient exploités par les usuriers lombards, qui non-seulement leur prêtaient de l'argent à un taux très-élevé, mais encore prenaient comme garantie de la somme prêtée des objets de haute valeur qu'ils acquéraient ainsi à vil prix. Pour faire bonne figure à la cour, pour guerroyer et soudoyer des mercenaires, il fallait de l'argent, et le trésor public ne pouvait suffire à payer toutes les pen-

sions que réclamaient ces affamés. Aussi le moment
était-il tout à fait opportun; mais, dans la campagne qu'il
entreprenait, Renaudot, tout en intéressant les riches à la
fondation de ces établissements, ne songeait qu'à favoriser les malheureux : « Pour ce aussi qu'il n'étoit pas
« raisonnable de prester sans asseurance, et que les pau-
« vres n'en peuvent ordinairement donner d'autre que
« leurs hardes qu'ils mettent en gagè, c'est au seul prest
« sur gages que le nom de mont de piété s'attribue. Mais,
« afin que cette institution puisse véritablement mériter
« le beau nom qu'on luy donne, *il seroit à désirer que ce*
« *prest fut gratuit,* selon le précepte de l'Évangile :
« Prestez sans rien espérer », conformément à l'ancienne
« loy de Dieu qui défendoit aux Juifs de rien prendre à
« leurs frères outre le fort principal. En récompense de
« quoy ils ont partout usé de tels excez envers les autres
« peuples que leur usure a tourné en proverbe pour té-
« moigner une exaction démesurée et odieuse à tout le
« monde. *Il faut que en un Estat les riches aident aux*
« *pauvres, son harmonie cessant lorsqu'il y a partie d'enflée*
« *outre mesure, les autres demeurant atrophiées* [1]. »

Nous ne pensons pas qu'aucun économiste habile, doublé d'un philanthrope, puisse désavouer ces paroles.

Le principe des monts-de-piété étant admis, restait
leur réalisation. Renaudot ne songea pas un seul instant
à les établir sur le modèle de ceux qui fonctionnaient en
Flandre et en Italie. Dans ces pays, les monts-de-piété
étaient de véritables banques, où l'on venait chercher de
l'argent, même à un taux usuraire, et où se traitaient
toutes sortes d'opérations financières. Et en effet, cer-

---

[1] *Recueil général des questions traitées ès conférences du Bureau d'adresse,*
t. I, 43e conf., 2e édition. Paris, 1650, in-8.

taines personnes n'ayant « pas assez de capital pour en
« vivre, en se contentant de l'intérest permis par les lois
« du pays, donnoient leur principal au mont, à la charge
« de leur en faire une pension viagère qui surpasse cet
« intérest ordinaire. D'autres mettent une petite somme
« à la naissance d'un enfant, à la charge de luy en donner
« une autre notable limitée entre eux lorsqu'il sera ma-
« rié, laquelle somme en cas de mort est acquise au
« mont. » Le système des assurances sur la vie était donc
déjà en vigueur à cette époque.

Pour fonder un mont-de-piété, Renaudot, qui par sa
fortune personnelle était incapable de fournir l'argent
nécessaire pour une telle entreprise, dut chercher à emprunter, et au meilleur compte possible. Dans cette qua-
rante-troisième conférence du Bureau d'adresse, furent
établis tous les préliminaires de la future fondation, et
l'un des cinq conseillers ou amis de Renaudot qui prit
alors la parole, résuma la discussion en ces termes :

« J'estime donc qu'il doit estre fait une fidèle suppu-
« tation de ce à quoy reviendra l'intérest du principal,
« à la moindre raison qu'on le pourra avoir, les gages
« des officiers nécessaires à l'appréciation, conservation,
« recepte et délivrance des hardes, leur vente en cas de
« besoin; pour estre seulement levé pour profit sur le
« capital du prest ce à quoy reviendra cette despense
« et adjousté au principal; le reste estre rendu à son
« propriétaire et que le parsus ne doit pas estre souf-
« fert[1]. »

Fondé sur de telles bases, le Mont-de-piété ne pouvait
être qu'une institution charitable dont tous devaient bé-

---

[1] *Recueil général des questions traitées ès conférences du Bureau d'adresse,*
t. I, 43e conf., 2e édition. Paris, 1650, in-8.

néficier, excepté les fondateurs. Le 27 mars 1637, Renaudot obtenait du Roi, en union avec le Bureau d'adresse, exclusivement à tous autres, « la permission de faire ou-« verture en cette ville de Paris, desdites ventes a grâce « et pure et simple, troques et achapts de toutes hardes, « meubles, marchandises et autres biens dont le com-« merce n'est prohibé par les ordonnances, en payant « six deniers pour livre du prix de la chose vendue ou « eschangée, *en attendant la fondation des monts-de-piété* », qui furent établis par arrêt du 1er avril 1637.

La première transformation qu'avait subie dans son fonctionnement le Bureau d'adresse, ou mieux encore, la première adjonction qu'il avait reçue, avait été la faculté que possédaient désormais les parties de venir vendre ou troquer un meuble dans le Bureau même. Mais le vendeur pouvant ne pas trouver preneur au prix demandé, il lui était fourni désormais d'autres facilités : « S'il trouve « moins de ses meubles qu'il ne les estime, dit Renaudot, « il les vendra à grâce et faculté de rachapt, en estant « quitte en l'un et l'autre des cas cy-dessus pour les six « deniers pour livre du prix de la chose vendue ou es-« changée. Pour exemple, celui qui apportera une bague « ou un tapis de Turquie qu'il estimera cent escus, s'il « en trouve autant, le vendra et en touchera tout l'ar-« gent, à la réserve de sept livres dix sols, à quoy se « montent les six deniers pour livre du prix de la vente, « et le bourgeois, orfèvre, frippier ou autre qui l'aura « achepté, l'emportera et en disposera comme du sien. « Que si le vendeur l'estime davantage, il luy sera permis « de le vendre à grâce et faculté de le retirer dans le « temps qu'il prendra en payant seulement cent sols pour « lesdits six deniers pour livre. Au bout duquel temps, le

5

« vendeur rapportant deux cents livres, ladite chose lui
« sera rendue. »

Il se faisait donc plusieurs sortes d'opérations au
Bureau d'adresse, et si nous décrivons en même temps
et semblons confondre les *ventes à grâce et rachapt* et
le *Mont-de-piété* proprement dit, c'est que, rue de la
Calandre, tous les genres de transactions étaient possi-
bles, confondus pour ainsi dire, et par cela même favo-
risaient l'emprunteur, qui pouvait faire annoncer, troquer, vendre ou déposer contre une certaine somme, et
dans le même bureau, l'objet dont il voulait se défaire ou
sur lequel il désirait emprunter.

A une époque où la police était impuissante à mettre
obstacle aux nombreux vols qui se commettaient journellement, il était nécessaire de s'assurer d'où prove-
nait l'objet proposé. Aussi, avant toutes choses, Renaudot, qui était responsable des opérations du Bureau
d'adresse, devait-il prendre ses précautions :

« Tous sont advertis, dit-il, de n'y apporter ou envoyer
« aucune chose dérobée; l'exacte perquisition qu'on en
« fera estant un moyen infaillible d'attraper tost ou tard
« les larrons et recéleurs et les faire punir sans miséri-
« corde, *ainsi qu'il est déjà arrivé.* »

Les sages règlements qu'il avait édictés pour éviter de
semblables compromissions avaient donc déjà porté leurs
fruits, et en rapportant désormais ces règlements, nous
demandons si l'on a mieux fait de nos jours.

« L'ordre qu'on y observe est : que celuy qui aura quel-
« que bague, tapisserie ou autres hardes et meubles à
« vendre, en envoye le mémoire au bureau, afin que l'un
« des *enquesteurs* du bureau aille à l'instant faire sa per-
« quisition sous main, si lesdites choses ne sortent pas

« d'un *lieu infecté de quelque maladie contagieuse,* et si elles
« ne sont dérobées, et qu'en l'un ou l'autre desdits cas,
« elles ne soient reçues audit bureau. »

N'oublions pas que Renaudot est médecin, et très-bon
médecin pratiquant ; aussi craint-il les maladies contagieuses à l'égal des voleurs [1]. Puis il continue :

« Comme aussi, l'enquesteur ayant fait son rapport du
« contraire, lesdites choses seront exposées en vente au
« plus offrant et dernier enchérisseur si le *propriétaire le*
« *désire,* pour estre vendues purement ou simplement ou
« eschangées, sinon, elles seront montrées à l'un des *es-*
« *timateurs,* lequel les apprétiera en conscience, selon
« qu'il croira qu'elles pourront estre vendues dans le
« temps dont on conviendra, et non selon leur présente
« valeur ; déduisant du prix de l'estimation le dépérisse-
« ment qui s'en pourra faire pendant ce temps-là. La-
« quelle apprétiation il signera sur le registre ; et, en
« outre, attachera la moitié d'un morceau de parchemin
« de luy parafé, à la chose apprétiée ; en telle sorte que
« ledit parchemin ne pourra estre osté sans rompre le
« cachet dont l'estimateur l'aura cacheté en mesme
« temps. L'autre moitié duquel parchemin, avec partie
« dudit parafe, contenant le numéro du feuillet et article
« du livre où l'enregistrement en aura esté fait, sera donné
« à celuy auquel appartiendra ladite chose, ou qui aura
« pouvoir de luy ; et la chose ainsi étiquettée et pareille-
« ment marquée de son numéro, sera délivrée ès mains
« du garde-meubles du bureau, lequel sera tenu de le gar-
« der ou faire garder soigneusement et représenter lors-
« qu'elle luy sera demandée. Et en mesme temps, le cais-

[1] Nous ne pensons pas qu'on prenne aujourd'hui de semblables
précautions, dont l'utilité n'échappera à personne.

« sier délivrera audit vendeur, ou ayant pouvoir spécial de
« luy, les deux tiers de l'estimation, s'il déclare qu'il vend
« ladite chose à grâce et faculté de rachapt et pour quel
« temps... Autrement, la chose sera vendue purement et
« simplement au premier jour de vente qui se fera audit
« bureau immédiatement après ledit temps expiré, en sa
« présence ou absence, sans aucune autre signification
« que celle qui luy en a esté faite de bouche en lui bail-
« lant ladite somme lors de la vente à grâce, et le *surplus*
« (si aucun est) *sera rendu au précédent propriétaire de la*
« *chose,* ou autre ayant pouvoir de luy, s'ils le viennent
« requérir dans un an et demi pour tous délais ; lequel
« temps passé ils n'y seront plus reçus. Et sera pour cet
« effet le bureau ouvert depuis huit heures jusqu'à onze
« heures du matin et depuis deux heures jusqu'à cinq de
« relevée... La chose, comme il a esté dit, sera vendue à
« jours et heures solennelles, afin que chacun en estant
« adverty s'y puisse trouver pour enchérir ou faire en-
« chérir les choses au plus haut prix que faire se pourra.
« Et pour ce qu'il se trouve desià un grand nombre de
« choses à vendre audit bureau, tous ceux qui s'y vou-
« dront trouver pour la condition du public et des par-
« culiers meilleure, sont advertis que l'ouverture des-
« dites ventes, troques et achapts, se fera samedy prochain
« seizième de ce présent mois de may, depuis deux heures
« jusqu'à cinq heures après-midy, en la cour et grande
« salle du bureau, où sera affichée la liste de l'argente-
« rie, perles, pierreries, tableaux, figures, médailles et
« autres pièces de cabinet, et généralement de tous les
« meubles qui seront lors exposés en vente. Lequel jour
« de samedy ayant depuis esté trouvé incommode, à
« cause que la pluspart de ceux qui s'y devoient trouver

« pour enchérir et faire valoir les choses exposées en
« vente au profict des parties estoient ce jour-là occu-
« pés ailleurs, ladite vente publique a esté remise aux
« jeudis de chaque semaine à la mesme heure. »

En résumé, les opérations qui se faisaient, nous ne dirons pas dans le mont-de-piété, mais bien dans le Bureau
d'adresse fondé par Renaudot, étaient les suivantes :

Pour trois sous, on pouvait venir chercher le renseigne-
ment désiré, ou faire inscrire ce qu'on souhaitait vendre
ou louer, le bureau se chargeant par ses affiches et
« billets » de donner la publicité nécessaire à toutes les
offres et demandes.

Un degré de plus, et l'on avait les ventes et troques
entre particuliers. Le vendeur apportait ses meubles au
bureau, et celui-ci, moyennant six deniers pour livre du
prix de vente, se chargeait de favoriser celle-ci en con-
servant l'objet et en le mettant en vente « au plus offrant et dernier enchérisseur à heures convenues »; il est
probable en outre que, pour ces genres d'affaires, les
transactions étaient continuelles et pouvaient s'effectuer
de gré à gré. Si le vendeur ne trouvait pas preneur, ou
s'il désirait seulement emprunter sur son meuble, le
bureau prenait celui-ci avec faculté de rachat pour le
vendeur, et, après une série de formalités bien comprises
et instituées pour assurer la sécurité des transactions,
faisait estimer la chose apportée, et prêtait sur celle-ci,
qu'il gardait comme gage, les deux tiers de l'estimation,
y compris le dépérissement qu'elle pouvait subir pendant
le temps du prêt[1]. Lorsque l'emprunteur revenait chercher son nantissement, il donnait, outre la somme reçue,
les six deniers pour livre réglementaires.

---

[1] La durée du prêt se traitait probablement de gré à gré.

Si au bout du délai convenu, l'emprunteur n'était pas venu réclamer l'objet engagé, celui-ci était mis aux enchères les jeudis qui suivaient l'expiration du délai accordé, et si le prix de vente dépassait le prêt, on tenait le surplus à la disposition du propriétaire. Mais comme, ainsi que cela se comprend, on ne pouvait tenir ce surplus indéfiniment à la disposition de celui-ci, au bout d'un an et demi, le *boni* revenait au mont-de-piété, qui certainement s'en servait comme amortissement du capital qu'il avait dû emprunter pour son établissement, puisque, dans l'idée de son fondateur, le prêt devait être gratuit, tout au moins pour les malheureux.

On ne saurait, croyons-nous, trop considérer le talent d'administrateur de Renaudot. Médecin très-recherché, journaliste [1], directeur du Bureau d'adresse et du Mont-de-piété y annexé, il vaquait à tout, et tout prospérait sous sa direction, malgré les calomnies auxquelles il était incessamment en butte :

« Au reste, dit-il, les louanges que grands et petits
« commencent à donner à cet établissement, vont servir
« de response péremptoire aux médisances de ceux qui
« pensent ne pouvoir autrement qu'en le blasmant per-
« pétuer leurs crimes qu'il découvre et empesche ; et si
« quelques autres esprits y apportent une aversion dés-
« intéressée, ils sont suppliez de suspendre leur juge-
« ment, tant qu'ils ayent reconnu par la pratique si je
« seray moins envieux de mon honneur en ce fait qu'en
« tous les autres, puisque j'ay à en respondre, comme
« de tout le reste, à un Roy si juste et à un conseil si
« clairvoyant. »

---

[1] La *Gazette* date de 1631.

Renaudot connaissait les obstacles et savait les surmonter, fort surtout qu'il était de l'appui continuel que lui prêtait Richelieu. A défaut de celui-ci, il aurait trouvé le courage nécessaire dans l'immense désir qu'il avait de soulager les misérables, désir qui lui avait fait fonder son Bureau d'adresse, en dédaignant le mépris qui s'attachait à cette époque à tout art manuel, de la part surtout de ceux qui savaient si bien mendier des pensions.

« A toute heure, écrivait-il, les pauvres y trouveront « gratuitement avis des commodités et occasions qu'il y « aura de gagner leur vie, la plus charitable aumosne « qu'on leur puisse despartir.

« Et, comme les jugements sont divers, d'autres ab-« baisseront si fort cet employ au-dessous de ma charge « qu'ils tascheront à me rendre par là méprisable. Pau-« vres gens qui ne considèrent pas que ce n'est point « tant le sujet comme la façon de le traitter et les per-« sonnes qui s'en meslent d'où les occupations s'appel-« lent basses et relevées. Agis estoit toujours Agis « mesme au bas bout, Caton toujours luy, dans sa charge « de nettoyer les rües... Ouy, le grand cardinal ayant « donné souvent ses suffrages à ce mien projet, il n'a « rien désormais en soy que de grand et de magni-« fique. »

CHAPITRE III

LA GAZETTE. — Les *Nouvelles à la main* ou *Gazetins*. — Renaudot fonde la *Gazette* en 1631, soutenu par le P. Joseph et Richelieu. — Collaboration effective de Louis XIII et du cardinal. — La *Gazette*, journal officieux; ses priviléges; démêlés avec les imprimeurs, les libraires et les colporteurs. — Les *Requestes de l'Hostel*, juge unique et souverain des causes de Renaudot, 4 août 1634. — Les *Conférences publiques du Bureau d'adresse*. — Leur organisation; leur succès. — Renaudot trouve dans les con 'renciers un personnel professoral suffisant pour la Faculté libre qu'il médite de fonder.

Le journal, si répandu de nos jours et qui occupe une si grande place dans notre vie, n'existait pas au commencement du dix-septième siècle, ou tout au moins, s'il existait, ce n'était qu'à l'état rudimentaire. Nous n'avons pas l'intention de rechercher et de réunir ici tous ses vestiges précurseurs; on trouvera ces détails traités dans l'ouvrage de M. Hatin[1]. Nous voulons seulement étudier et rapporter l'enchaînement de circonstances qui amena Renaudot à créer le premier de nos journaux, ce qui est de la plus haute importance; car si le médecin de Loudun n'est pas complétement oublié aujourd'hui, c'est grâce à son titre universellement reconnu de père du journalisme.

---

[1] HATIN *Histoire de la presse.*

Pas plus, du reste, que pour le Bureau d'adresse et le
Mont-de-piété, il ne fut un inventeur, au vrai sens du
mot ; mais il sut si bien rassembler les éléments épars et
en faire une unité, qu'au point de vue particulier du journalisme, il mérite véritablement le nom de vulgari-
sateur ou de créateur : « Le journal, dit Hatin, naquit
« presque simultanément et sous l'influence des mêmes
« causes, en France, en Angleterre et en Hollande, au com-
« mencement du dix-septième siècle. Si l'on s'attache à la
« question de priorité, les dates semblent être en faveur
« de la Hollande et de l'Angleterre ; mais, en réalité, c'est
« à la France qu'appartient l'honneur d'avoir donné
« naissance au premier journal [1]. »

A cette époque, en effet, il semblait que le besoin de
nouvelles fût universel, et beaucoup d'écrits, la plupart
fort licencieux, circulaient sous le manteau, relatant le
plus souvent les faits scandaleux de la cour ou de la place
publique. Quand Renaudot vint pour la première fois à
Paris, il fut surpris du grand nombre de petites feuilles
volantes, imprimées en cachette, qui se vendaient sous
le nom de *Nouvelles à la main,* et qu'on lisait avec avidité.
« Ce commerce avait pris même une telle extension qu'il y
« avait une classe d'individus appelée *nouvellistes,* sorte de
« bohèmes littéraires, inventant le plus souvent des nou-
« velles à plaisir, qu'ils s'en allaient débitant çà et là, et
« qu'ils offraient imprimées au public sous le nom de
« *Nouvelles à la main...*

« Dans l'origine, les nouvellistes se bornaient à se
« communiquer les nouvelles qu'ils avaient recueillies
« chacun de son côté, ou tirées de leur imagination, et en

---

[1] HATIN, *Histoire de la presse en France,* 1859, t. I, p. 20.

« se séparant ils les répandaient de vive voix par la ville.
« Mais bientôt on en était venu dans la plupart des cer-
« cles à en tenir registre : on en discutait la valeur, et si
« elles le méritaient, on leur donnait place dans une sorte
« de Journal dont les copies manuscrites étaient répan-
« dues à profusion dans Paris. Telle est l'origine de ces
« fameuses *Nouvelles à la main* dont on a tant parlé. Le
« commerce s'en était même à la fin régularisé autant que
« le permettait leur nature clandestine; chaque cercle
« avait son bureau de rédaction et de copie, ses corres-
« pondants en province, et les gazettes manuscrites ou *ga-
« zetins* comptaient un grand nombre d'abonnés, auxquels
« on les adressait moyennant une somme qui variait sui-
« vant qu'elles se composaient de plus ou moins de pages.
« De là au journal il n'y avait qu'un pas. » Comment Renaudot le franchit-il, c'est ce qu'il importe de savoir, et,
étant donné que c'est le point particulier de son œuvre,
sinon le seul, qui ait été bien étudié, il est nécessaire de
connaître l'opinion des auteurs qui ont écrit sur ce sujet.
La plupart de ceux-ci, avec Hatin, pensent que Renaudot,
bien informé par le Bureau d'adresse, centre de renseignements, eut l'idée d'amuser ses malades en leur racontant
les nombreuses anecdotes qu'il avait recueillies, et que,
voyant le succès qu'il en tirait, il eut la pensée d'écrire
ces « Nouvelles » et d'en faire des copies qu'il distribuait
dans ses visites. « Mais ces Nouvelles à la main eurent tant
« de vogue, que Renaudot se trouva bientôt dans l'im-
« possibilité de suffire aux demandes qui lui en étaient
« faites. Il songea à les faire imprimer pour les vendre
« aux gens qui se portaient bien, et il fut ainsi conduit à
« l'idée du journal. Voilà, dit Hatin, sur l'origine de la
« Gazette, la tradition unanime; nous ignorons, du reste,

« les circonstances de cet enfantement, qui, selon toutes
« les probabilités, dut être fort laborieux [1]. »

Eh bien, nous croyons que là n'est pas la vérité ; évidemment Renaudot était un médecin, un causeur agréable,
fort recherché non-seulement pour l'excellence de ses
remèdes, mais aussi par son esprit : « Jusques aux pau-
« vres malades, dit-il [2], reconnoissent la différence
« qu'il y a entre l'ennuyeuse pesanteur de celuy qui ne
« les tire jamais du triste penser de leur maladie, et la
« gayeté d'un esprit universel qui sçait divertir le leur,
« quand il en est temps, par la plaisante variété de son
« discours, lequel souvent ne sert pas moins de médecine
« à l'asme que les remèdes matériels au corps, et qui, pour
« leur grande commodité, n'est guère moins nécessaire.
« Mais c'est ainsi que jadis pour la mesme variété d'es-
« tude, Celse, Fracastor, Cardan, Scaliger et tant d'au-
« tres grands médecins, ont reçeu mesme blasme : qu'aussi
« je puisse leur ressembler en la louange qu'ils ont faci-
« lement remportée. »

De là à distribuer à ses malades ou aux personnes bien
portantes des nouvelles imprimées, il y a loin. D'autres
mobiles le firent agir. Renaudot avait voyagé, et ses
voyages lui avaient inspiré l'idée première des bureaux
d'adresse et des monts-de-piété qui déjà fonctionnaient
en Italie. Il en fut de même pour les gazettes. « Leur
« publication, dit-il [3], est en effet nouvelle, mais en
« France seulement, et cette nouveauté ne leur peut ac-
« quérir que de la grâce. » Lorsque Richelieu fut définitivement en possession du pouvoir, Renaudot, qui le con-

---

[1] HATIN, *loc. cit.*, t. I, p. 49.
[2] *Inventaire du Bureau d'adresse.*
[3] Préface de la *Gazette* de 1631.

naissait de longue date, vint le retrouver à Paris. Voyant
l'avidité avec laquelle on s'arrachait les Nouvelles à la main
ou « *gazetins* », il eut tout de suite la pensée de mettre
à exécution ce qu'il avait vu faire en pays étranger,
pensant pouvoir, à beaucoup de points de vue, en tirer
un profit immédiat. L'ouverture qu'il en fit au ministre,
sans l'appui duquel il n'entreprenait rien, dut être bien
accueillie.

La guerre qu'on faisait à Richelieu s'accusait par une
quantité de pamphlets hostiles qui irritaient fort l'impé-
rieux cardinal, et auxquels il lui était difficile de répondre :
qu'on se rappelle la *Cordonnière de Loudun,* qui, dit-on,
fut fatale au malheureux Grandier. Le ministre comprit donc vite la puissance du moyen que lui offrait Renaudot, et dès ce moment, comme nous le verrons, sa
collaboration fut acquise aux gazettes, quand elle ne fut
pas imposée. Le fait suivant le prouve surabondamment :
Richelieu, qui, au début de sa vie politique, avait semblé
faire cause avec l'Espagne, s'éloignait alors de plus en plus
de celle-ci et pactisait avec les protestants d'Allemagne :
parallèlement Renaudot dans ses gazettes va tout de
suite devenir l'ennemi juré des Espagnols et les attaquer
avec véhémence. Richelieu était donc entièrement acquis à la création de la *Gazette;* quant au Père Joseph,
leur établissement rentrait tout à fait dans sa politique.

Leclerc du Tremblay n'était pas un bavard, bien au
contraire; il avait compris que pour gouverner plus
sûrement, il valait mieux élever sur le pavois un homme
intelligent et dévoué, qu'il pourrait remplacer ou relever si les circonstances amenaient sa chute, sans que son
pouvoir occulte en fût un instant diminué, que de dé-
tenir lui-même ouvertement le pouvoir. La preuve qu'il

joua ce rôle avec Richelieu est contenue dans la lettre
suivante, que ce dernier lui écrivait confidentiellement
en 1624, alors qu'il venait d'être nommé ministre d'État
par son intermédiaire :

« *Au Père Joseph, capucin* [1].

« Comme vous estes le principal agent dont Dieu s'est
« servi pour me conduire dans tous les honneurs où je me
« vois élevé, je me sens obligé de vous en mander les
« premières nouvelles et de vous apprendre qu'il a plu
« au Roy me donner la charge de son premier ministre,
« à la prière de la Royne, mais en mesme temps je vous
« prie d'avancer votre voïage et de venir au plus tost
« partager avec moy le maniement des affaires. Il y en a
« de pressantes que je ne veux confier à personne ni ré-
« soudre sans vous. Venez donc promptement recevoir
« les témoignages de toute l'estime qu'a pour vous

                              « Le cardinal DE RICHELIEU.

Le Père Joseph avait donc certainement été consulté [2],
et il avait dû lui sembler agréable de pouvoir faire, par
l'intermédiaire de Richelieu, dans un journal unique et
privilégié, répandre partout, sans paraître lui-même,
la direction qu'il comptait donner à la politique. Enfin,
Richelieu était flatté dans son amour-propre d'écrivain :

---

[1] *Le Père Joseph*, par l'abbé RICHARD.

[2] On s'étonnera peut-être de ne jamais entendre parler du P. Joseph par Renaudot, mais le public ne se laissait pas tromper par
ce silence, et dans plusieurs pamphlets il nous montre L. du Tremblay, Richelieu et Renaudot conspirant dans le cabinet du cardinal et confectionnant ensemble la *Gazette*. Le P. Joseph semble
avoir toujours un rôle prépondérant dans ces discussions. Voy.
1° *Satyre d'Estat : Harangue faite par le maître du B. d'A. à Son Éminence
le card. de Richelieu, et le remerciement dudit cardinal*. In-4°, 1635.
2° *Catholicon françois, ou Plaintes de deux chasteaux, rapportées par Renaudot, maistre du B. d'A.* In-4°, 1636.

on sait qu'il se piquait de littérature, et qu'il faisait de
fort mauvaises tragédies en compagnie de Corneille, qui
n'en pouvait mais ; il trouvait là une excellente occasion
d'écouler utilement sa prose, et entraînait même le Roi à
collaborer à la nouvelle création de Renaudot.

Nul mieux que celui-ci, du reste, n'était à même de
mener à bonne fin semblable entreprise. Il pouvait lui-
même imprimer sa *Gazette* dans son Bureau d'adresse
d'où sortaient journellement ses billets d'annonce : de
plus, le nombre considérable de nouvelles qu'il recevait
dans ce dernier devait donner un attrait tout particulier à son journal. Richelieu savait en outre qu'il pouvait compter sur la probité et le dévouement de cet
homme intègre, et il n'ignorait pas que sa plume était
assez acérée pour répondre victorieusement aux attaques
qu'allait soulever l'apparition de la nouvelle feuille. La
Gazette, dès son début, eut donc un rôle politique :
« C'est, au reste, le journal des Roys et des puissances
de la terre », écrivait Renaudot dans sa préface de 1631.

Accusera-t-on celui-ci d'avoir vendu sa plume à Richelieu et de s'être mis aux gages du cardinal ? On ne réédi-
tera rien de nouveau, car à cette époque déjà on le
savait son protégé, et l'on ne manquait pas de le proclamer son homme lige. Cependant il est facile de le laver
d'une semblable accusation. En suivant la politique de
Richelieu, Renaudot faisait acte de patriote ; à une
époque où les princes du sang, comme Condé, n'hésitaient pas, pour servir leurs intérêts, à offrir leur épée
aux ennemis de la France, il faisait bien de suivre la politique d'un homme qui, à son lit de mort, disait au prêtre
qui l'engageait à pardonner à ses ennemis : « Je n'en ai
jamais eu d'autres que ceux de l'État. » De plus, il était

attaché à Richelieu par les liens de la plus étroite reconnaissance : c'était lui qui le défendait contre les attaques de ses ennemis, et le pauvre gazetier vit bien, à la
mort du cardinal, qu'il n'avait pas moins fallu que la
toute-puissance de celui-ci pour empêcher sa ruine.

D'autre part, toujours philanthrope, il considérait ses
Gazettes comme le côté moral de son œuvre : « Surtout,
« dit-il, seront-elles maintenues pour l'utilité qu'en re-
« çoivent le public et les particuliers : le public, pour ce
« qu'elles empeschent plusieurs faux bruits qui servent
« souvent d'allumettes aux mouvements et séditions
« intestines : voire, si l'on en croyt César en ses Com-
« mentaires, dès le temps de nos ayeulx leur faisaient
« entreprendre précipitamment des guerres dont ils se
« repentaient à loisir....., les particuliers, chacun d'eux
« ajustant volontiers ses affaires au modèle du temps.
« Aussi le marchand ne va plus troquer en une ville
« assiégée ou ruinée, ni le soldat chercher employ dans
« le pays où il n'y a point de guerre : sans parler du
« soulagement qu'elles apportent à ceux qui écrivent à
« leurs amis, auxquels ils étaient auparavant obligés,
« pour contenter leur curiosité, de décrire laborieuse-
« ment des nouvelles le plus souvent inventées à plaisir
« et fondées sur l'incertitude d'un simple ouï-dire.
« Encore que le seul contentement que leur variété
« produit ainsi fréquemment et qui sert d'un agréable
« divertissement ès compagnies qu'elle empesche des
« médisances et autres vices que l'oisiveté produit, dut
« suffire pour les rendre recommandables. Du moins,
« sont-elles en ce point exemptes de blasme, qu'elles ne
« sont pas aucunement nuisibles à la foule du peuple,
« non plus que le reste de mes innocentes inventions :

« étant permis à chacun de s'en passer si bon lui
« semble. »

Mais avant d'aller plus loin, précisons la date de l'apparition du premier numéro du premier de nos journaux. Le 30 mai 1631 était octroyé, « par Sa Majesté à
« Théophraste Renaudot, l'un de ses conseillers et mé-
« decins ordinaires, maistre et intendant des Bureaux
« d'adresse de ce Royaume, et à ses enfants, successeurs
« ou ayants droit de lui, le privilège de faire, imprimer,
« faire imprimer et vendre, par qui et où bon leur sem-
« blera, les nouvelles, gazettes et récit de tout ce qui
« s'est passé et passe tant dedans que dehors le royaume,
« conférences, prix courant des marchandises et autres
« impressions desdits bureaux, à perpétuité, et tant
« que lesdites gazettes, nouvelles et autres impressions
« auront cours en cedit royaume ; et ce exclusivement
« à tous autres ».

Le même jour, 30 mai 1631, paraissait la première
Gazette [1], qu'il appelait de ce nom « pour être plus
connu du public avec lequel il fallait parler ».

« C'est par induction, dit Hatin, que nous donnons
« cette date que nous n'avons trouvée nulle part, mais
« pourtant nous la croyons exacte. Les premières
« *Gazettes*, en effet, ne portent ni date ni numéro d'or-
« dre, mais seulement une signature alphabétique. Ce
« n'est qu'au sixième numéro marqué de la signature F
« que l'on rencontre à la fin une date : *4 juillet* 1631.
« Or, comme la *Gazette* paraissait tous les huit jours,
« nous trouvons en remontant, pour la date du premier
« numéro, le 30 mai. » Nous n'aurions qu'une objection

---

[1] Il est fort probable que les gazetins, alors fort répandus,
lui avaient suggéré ce titre.

à faire à cette manière de voir, c'est la coïncidence de
la date du privilége accordé et de l'apparition du premier numéro, le privilége ayant dû, ainsi qu'il semble
rationnel, précéder l'apparition du journal : mais ce
sont là des détails de peu d'importance.

Il ne faudrait pas s'attendre à trouver dans ce premier journal une rédaction analogue à celle adoptée
dans les feuilles d'aujourd'hui. Ainsi, le premier-Paris,
l'article de fond traitant des affaires de politique cou-
rante, est inconnu de Renaudot, qui, tous les mois, et à
partir seulement de 1632, prend la plume pour faits personnels et pour défendre surtout sa nouvelle création
contre les malintentionnés et les contrefacteurs. Dans les
quatre pages in-4° intitulées *Gazettes,* et dont le sixième
numéro se termine par la mention suivante : « *Du Bureau
d'adresse, au Grand Coq, sortant au Marché-Neuf, près le
Palais, à Paris, le 4 juillet* 1631; *avec privilége* », Renaudot
se contente de donner les nouvelles qu'il a reçues tant
de France que des pays étrangers, en commençant toutefois par ces derniers. « L'ordre des temps et la suite
« des dates m'obligent, dit-il [1], à commancer mes rela-
« tions par les lieux les plus esloignés pour finir par la
« France, par où peuvent néantmoins commancer ceux
« qui voudront suivre celuy de la dignité : tandis que
« mes correspondances se vont formant jusques aux
« païs les plus éloignés pour vous en rendre le meilleur
« conte qu'il me sera possible [2]. »

---

[1] Préface des Gazettes de 1631.

[2] Le 28 novembre 1631, la *Gazette* doubla son format, qui fut alors
porté à huit pages in-4° : les quatre premières portant le titre de
Gazettes, les quatre suivantes intitulées : *Nouvelles ordinaires de divers
endroits,* sans compter la création des *Suppléments* et des *Extraordinaires,*
qui ne vint que plus tard et dont nous reparlerons. Le recueil des

A son privilége était adjoint une pension de huit cents
livres « qui en espargnoient, dit-il, dix fois davantage à
« Sa Majesté en la déchargeant des frais des courriers
« exprès qu'elle estoit obligée de dépescher pour infor-
« mer ses provinces, outre la commodité que tirent
« tous ses sujets de l'anéantissement des mauvais bruits
« préjudiciables à son service ». Mais si Renaudot était
en correspondance constante avec tous les pays, il trouvait en outre à la cour communication officielle de la
plupart de ses informations, « fournies par l'ordre des
« ministres qui savent distinguer les choses qui doivent
« y estre tues de celles qu'il faut donner au public ».

Le mot d'ordre venait donc de haut lieu, et la protection dont Richelieu couvrait le gazetier devait donner
à celui-ci le courage de supporter toutes les tracasseries auxquelles il allait être en butte. A peine six mois
s'étaient-ils écoulés, depuis l'apparition du premier numéro de son journal, qu'il avait à répondre à tous les
envieux ou malententionnés qui s'efforçaient de faire
avorter sa nouvelle création :

« La difficulté que je dis rencontrer en la composition
« de mes *Gazettes*, n'est pas ici mise en avant pour en
« faire plus estimer mon ouvrage : ceux qui me connais-
« sent, peuvent dire aux autres si je ne trouve pas de
« l'emploi honorable aussi bien ailleurs qu'en ces feuil-
« les; c'est pour excuser mon style s'il ne respond pas
« toujours à la dignité de son sujet, le sujet à votre hu-
« meur et tous deux à votre mérite. Les capitaines y
« voudroient rencontrer tous les jours des batailles et
« des sièges levés ou des villes prises; les plaideurs des

Gazettes que Renaudot publiait tous les ans, possède seulement
en 1631 une *Table alphabétique* des principales matières y contenues.

« arrests en pareils cas ; les personnes dévotieuses y
« cherchent les noms des prédicateurs, des confesseurs
« de remarque. Ceux qui n'entendent rien aux mystères
« de la cour les y voudroient trouver en grosses lettres.
« Tel, s'il a porté un paquet en cour ou mené une com-
« pagnie d'un village à l'autre sans pertes d'hommes ou
« payé le quart de quelque médiocre office, se fâche si
« le Roi ne voit son nom dans la *Gazette*. D'autres y
« voudroient avoir ces noms de *Monseigneur* ou de *Mon-*
« *sieur* répétés à chaque personne dont je parle, à faute
« de remarquer que ces titres ne sont ici pas apposés
« comme trop vulgaires, joint que ces compliments
« étant omis en tous ne peuvent donner jalousie à
« aucuns. Il s'en trouve qui ne prisent qu'un langage
« fleuri : d'autres qui veulent que mes relations semblent
« à un squelette décharné, de sorte que la relation en
« soit toute nue, ce qui m'a fait essayer de contenter les
« uns et les autres. » — Et il ajoute : « Se peut-il donc
« faire (mon lecteur) que vous ne me plaigniez pas en
« toutes ces rencontres et que vous n'excusiez pas ma
« plume, si elle ne peut plaire à tout le monde, en quel-
« que posture qu'elle se mette, non plus que ce paysan et
« son fils, quoiqu'ils se missent premièrement seuls et
« puis ensemble, tantost à pied et tantost sur leur asne ?
« Et, si la crainte de déplaire à leur siècle a empesché
« plusieurs bons auteurs de toucher à l'histoire de leur
« aage, quelle doit estre la difficulté d'escrire celle de la
« semaine, voire du jour mesme où elle est publiée : joi-
« gnez y la brièveté du temps que l'impatience de vostre
« humeur me donne : et je suis bien trompé si les plus
« riches censeurs ne trouvent digne de quelque excuse
« un ouvrage qui se doit faire en quatre heures de jour

« que la venüe des courriers me laisse toutes les semai-
« nes pour assembler, ajuster et imprimer ces lignes. »

Du reste, Renaudot n'est pas ennemi de la critique,
qu'il cherche à satisfaire lorsqu'elle est de bonne foi :
« Mais non, je me trompe, estimant par mes remon-
« trances tenir la bride à votre censure, je ne le puis ; et
« si je le pouvois (mon lecteur), je ne le dois pas faire,
« cette liberté de reprendre n'étant pas le moindre plai-
« sir de ce genre de lecture, et votre plaisir et divertis-
« sement, comme l'on dit, étant l'une des causes pour
« lesquelles cette nouveauté a esté inventée. Jouissez
« donc à votre aise de cette liberté française, et que
« chacun dise hardiment qu'il eut osté ceci ou changé
« cela, qu'il auroit bien mieux fait : je le confesse.

« En une seule chose ne céderai-je à personne : en la
« recherche de la vérité, de laquelle néantmoins je ne
« me fais pas garant, étant malaisé qu'entre cinq cents
« nouvelles écrites à la haste, d'un climat à l'autre, il
« n'en échappe quelqu'une à nos correspondants qui
« mérite d'être corrigée par son père le Temps : mais
« encore, se trouvera-t-il peut-estre des personnes cu-
« rieuses de savoir qu'en ce temps là tel bruit étoit tenu
« pour véritable. Ceux qui se scandalisent possible de
« deux ou trois faux bruits, seront par là invités à dé-
« biter au public par ma plume (que je leur offre à cette
« fin), les nouvelles qu'ils croient plus vraies, et comme
« telles plus dignes de lui estre communiquées. »

Renaudot acceptait donc franchement la lutte : « Que
« ceux qui s'occupent, disait-il, à syndiquer mes écrits
« ou mes œuvres viennent m'aider, et nous verrons à
« faire mieux ensemble. »

Devant une hostilité aussi accentuée, on comprend

qu'il dût faire de ses premières Gazettes des productions pour ainsi dire impersonnelles, relatant seulement la succession des événements, sans les faire suivre d'appréciations qui certainement auraient été attaquées. Mais, dès la seconde année (1632), voyant le succès toujours croissant accueillir son journal, il s'enhardit à donner mensuellement la « *Relation des nouvelles du monde reçues tout le mois de.....* », dans laquelle, outre quelques réflexions personnelles sur la politique, il répond aux attaques de ses ennemis.

Si, par aventure, le malheureux gazetier donnait de bonne foi une nouvelle controuvée, qui peut-être lui avait été envoyée dans un but facile à comprendre, immédiatement il était assailli par des récriminations acerbes qui ne laissaient pas de lui causer de graves ennuis, mais auxquelles il répondait de la façon suivante, avec sa finesse d'esprit et son urbanité habituelles, envisageant ainsi le rôle du journaliste sous son véritable jour :

« Guères de gens possible ne remarquent la diffé-
« rence qui est entre l'histoire et la *Gazette*. Ce qui
« m'oblige de vous dire que l'histoire est le récit des
« choses advenües : la *Gazette* seulement le bruit qui
« en court. La première est tenüe de dire toujours la
« vérité. La seconde fait assez si elle empesche de men-
« tir. Et elle ne ment pas, mesme quand elle rapporte
« quelque nouvelle fausse qui lui a été donnée pour véri-
« table. Il n'y a donc que le seul mensonge qu'elle con-
« trouveroit à dessein qui la puisse rendre digne de
« blasme. »

En outre, dans ces Relations mensuelles, il répondait aux attaques qui lui venaient non-seulement de France, mais encore de l'étranger.

La Belgique était devenue le centre de toutes les intrigues fomentées par les princes; de plus, elle était favorable aux Espagnols, dont Richelieu allait se déclarer l'ennemi. La *Gazette* soutenant la politique de ce dernier, il devait se trouver dans les Pays-Bas des écrivains pour l'attaquer. L'un d'eux, dans sa *Gazetta Antuerpiensis*, ayant déclaré que les faits publiés par Renaudot étaient controuvés, s'attira la réplique suivante :

« Pour faire voir la difficulté qu'il y auroit à répliquer
« à tous, je ne vous produirai que l'équipée d'un écri-
« vain d'Anvers qui se prend à moi, de ce que ceux qui
« écrivent de tous les endroits du monde, ne s'accor-
« dent pas. Il y auroit bien plus d'apparence d'impos-
« ture en ceux qui feroient quadrer tant de motions,
« d'intérests et d'opinions ensemble. Voire, quand tout
« le reste du continent seroit d'accord, il y auroit assez
« de ce docteur d'Anvers pour escrire au contraire
« comme il fait [1]. »

Du reste, Renaudot est satisfait : Gaston d'Orléans, qui, avec l'argent des Espagnols, venait d'envahir la France, est battu par le maréchal de Schomberg près de Castelnaudary (1er septembre 1632). Dans sa *Gazette*, devenue journal d'État, il publie en petit texte additionnel, le 2 décembre 1632, « les articles de réconciliation de Monsieur avec le Roy »; de Monsieur, Gaston d'Orléans, traître à sa patrie, qui laissa tomber la tête de Chalais, son compagnon de révolte, sans lui accorder d'autre oraison funèbre que ces paroles, en apprenant son supplice : « Pauvre ami doit maintenant faire bien laide grimace. »

---

[1] *Relation des nouvelles de tout le mois d'avril* 1632. Renaudot lui répondit aussi par sa *Gazetta Parisiensis*, que nous ne connaissons que de nom.

Cependant d'autres embarras n'allaient pas tarder à survenir à Renaudot, embarras plus graves, qui intéressaient directement la vie de son journal, et pour lesquels il fut obligé de s'adresser aux tribunaux. On se souvient que lui seul avait en France le droit d'éditer les Gazettes : ce privilége fondamental allait bientôt être violé :

« Vous serez avertis, dit-il dans la *Gazette* du 4 juin
« 1632, que quelque imprimeur, par une signalée impos-
« ture qu'il a faite au public, a ramassé plusieurs vieilles
« Gazettes et Nouvelles, y adjoutant des impertinences
« de son creu, qu'il a distribuées sous les mesmes mar-
« ques, souz-scriptions du Bureau d'adresse, qu'il a fal-
« sifiées, outre ce que dessus vous recognoistrez à leur
» datte du 29 de may 1632, les nostres de la semaine
« estant datées du 28 desdits mois et an, dont je vous
« ai voulu donner avis à ce que vous y prenniez garde à
« l'avenir, jusqu'à ce qu'on ait plus amplement remédié
« à ce désordre par le procès qu'on fait au faussaire. »

C'était là le commencement d'une querelle entre Renaudot, les libraires et les imprimeurs, qui ne devait pas toujours tourner à l'avantage du gazetier, malgré la protection dont le couvraient Louis XIII et Richelieu : le premier, parce qu'il publiait l'*Officiel* de l'époque auquel il ne dédaignait pas de collaborer, du reste ; le second, parce que la *Gazette* favorisait sa politique.

Nous trouvons dans les « Lettres en forme de Charte » publiées dans la *Gazette* de 1635, toutes les phases de ce procès que nous allons résumer.

Afin de montrer, quoique le public ne s'y trompât nullement, que ce n'était pas spécialement pour Renaudot qu'il avait créé le privilége accordé à la *Gazette,*

Louis XIII rappelle, dans cette Charte, une déclaration
datée du camp de la Rochelle, le 27 décembre 1627, laquelle cite d'anciennes ordonnances et en particulier
celle de Charles IX donnée à Moulins pour l'impression
des livres, portant défense d'imprimer ou faire imprimer
aucun livre sans la permission du Roi, scellée du grand
sceau :

« Ensuite de laquelle déclaration, ajoute Renaudot
« commentant cette Charte, qui montre que l'intention
« du Roi a toujours été, mesme avant l'introduction des
« Gazettes, de restreindre la liberté d'imprimer dont on
« abusoit, le lieutenant au bailliage du Palais s'étant
« ingéré de permettre à aucuns l'impression de quelques
« Nouvelles, Sa Majesté lui écrivit « qu'ayant permy dès
« le 30 may 1631, à Renaudot, de faire imprimer, ven-
« dre ou distribuer dans ses Bureaux d'adresse, ou en tel
« autre lieu et par telle autre personne qu'il voudra, les
« Gazettes, Relations et Nouvelles ordinaires tant de ce
« Royaume que des pays estranges, particulièrement à
« toutes autres personnes ; et que celui-ci s'en étant
« acquitté à son contentement, il entendoit que les
« autres personnes, qui s'ingéroient d'en faire de diffé-
« rentes et d'imiter et contrefaire les siennes, fussent
« sévèrement punies, et que Renaudot jouit en paix de
« son privilège. »

On pourrait croire qu'après cette injonction, tout
litige dût cesser : mais il faut se reporter à la justice
embrouillée de l'époque, à la rivalité qui existait entre
les divers tribunaux, à la compétence que s'attribuait
le Châtelet, dont les appels allaient en Parlement,
contre les arrêts du Conseil, lorsque celui-ci ne jugeait
pas souverainement. De plus, les imprimeurs royaux,

s'autorisant de ce que Renaudot publiait dans sa *Gazette* les ordonnances royales, et considérant la publication de ces dernières comme une atteinte portée à leurs priviléges, pensaient qu'il leur était bien permis de payer celui-ci de retour, et voyant dans l'empressement que le public mettait à acheter ses productions, un moyen de faire fortune, copiaient ses Gazettes, les rééditaient sous une forme un peu différente et les vendaient à bas prix, s'évitant ainsi tous les frais de recherches qu'elles lui avaient coûté.

Aussi, le 18 novembre 1631, intervint un arrêt du conseil du Roi disant que « quiconque porterait préjudice « à Renaudot, serait puni de six mille livres d'amende ».

Non-seulement les libraires royaux, et en particulier Jean Martin, Louis Vendôme, Charles de Calonne, ne s'inquiétèrent pas du présent arrêt, mais encore, ayant rallié à leur cause toute la corporation des libraires et imprimeurs, syndics et adjoints, « ils firent saisir sur « Michel Blageat », probablement un des ouvriers imprimeurs de Renaudot, les caractères et exemplaires de ses Gazettes[1]. De plus, de Calonne faisait opposition à l'établissement des Bureaux d'adresse, et Vendôme continuait à contrefaire la *Gazette*. Comme il y avait eu violation de domicile, le procès ressortissait au Châtelet, où le lieutenant civil eût infailliblement condamné Renaudot, puisqu'il avait déjà, on se le rappelle, pris un arrêté contre l'établissement des Bureaux d'adresse[2]. Aussi celui-ci obtint-il du Roi, le 4 août 1634, un arrêt par lequel il était « défendu au lieutenant civil de prendre

---

[1] Nous savons que Renaudot imprimait lui-même ses Gazettes au Bureau d'adresse, rue de la Calandre

[2] V. p. 42.

« aucune connaissance desdites Gazettes et autres cir-
« constances et dépendances desdits Bureaux que nous
« avons réservée à nous et à notre conseil et icelle inter-
« dite à tous autres juges ».

Soulignons cette dernière phase du procès, car désormais toute la tactique des ennemis de Renaudot consis-
tera à chercher un biais pour amener celui-ci devant le
Châtelet. Pour démontrer combien ce tribunal lui était
hostile, il suffira de dire que, cinquante colporteurs
ayant intenté un procès à Renaudot qui faisait colporter
et vendre par la ville les numéros de sa *Gazette* par ses
employés, le lieutenant civil le condamna pour avoir
violé les priviléges de la corporation des colporteurs.

Aussi, pour couper court à tous ces procès, outre cette
réserve de tout litige au Conseil *jugeant souverainement,*
Louis XIII voulut-il en 1635 par une *Charte,* ci-dessus
mentionnée, c'est-à-dire par la plus haute expression de
sa volonté royale, confirmer *à perpétuité* les priviléges
qu'il avait accordés au maître du Bureau d'adresse.

Malgré toutes ces tribulations, le succès de la *Gazette*
s'affirmait de plus en plus. Déjà, en février 1632, Renaudot prophétisait vrai en disant son œuvre impérissable :
« Cependant que le temps, et si je ne me trompe, la
« comparaison des autres escrits de cette nature, me
« vont servir d'apologie. » Un an plus tard (janvier
1633), il constate que désormais la *Gazette* est à l'abri de
tout danger :

« Les suffrages de la voix publique m'espargnent dé-
« sormais, dit-il, la peine de répondre aux objections
« auxquelles l'introduction que j'ay faite en France des
« Gazettes donnoit lieu lorsqu'elle estoit encore nou-
« velle. Car maintenant la chose en est venüe à ce

« point, qu'au lieu de satisfaire à ceux à qui l'expérience
« n'en auroit peu faire avoüer l'utilité, on ne les mena-
« ceroit rien moins que des Petites-Maisons. »

A la persécution à l'intérieur du royaume s'était
ajoutée la persécution à l'extérieur : dans certains pays
étrangers, probablement ennemis de la France, l'entrée
des Gazettes avait été interdite. Renaudot, qui connaissait la puissance du journal et surtout celle qu'il
acquiert lorsqu'il est proscrit, s'écriait :

« Seulement feray-je en ce lieu deux prières, l'une
« aux princes et aux Estats estranges de ne perdre point
« inutilement le temps à vouloir fermer le passage à mes
« Nouvelles, veu que c'est une marchandise dont le
« commerce ne s'est jamais pu deffendre et *qui tient*
« *cela de la nature des torrents qu'il se grossit par la résis-*
« *tance.* Mon autre prière s'adresse aux particuliers à ce
« qu'ils cessent de m'envoyer des mémoires partiaux et
« passionnez, veu que nos Gazettes (comme ils peuvent
« voir) sont espurées de toute autre passion que celle
« de la vérité. Mais que tous ceux qui en sont amoureux
« comme moy, en quelque climat du monde qu'ils
« soient, sans autre semonce que celle-cy, m'adressent
« hardiment leurs Nouvelles, je leur tesmoigneray
« quelle estime j'en fais par l'adresse réciproque des
« miennes. »

La *Gazette* étant désormais solidement assise, il supprime ses comptes rendus mensuels où il donnait son avis
personnel et défendait son œuvre : « quelques-uns trou-
« vant trop libre la naïveté des jugements qu'il croyoit
« estre obligé de faire dans ses relations des mois sous le
« titre : l'*Estat général des affaires.* » Désormais, il donnera simplement le récit des événements importants.

Ceux-ci devinrent si nombreux, qu'à sa publication ordinaire il ajoutait, le 1ᵉʳ mars 1634, sous le titre de : « *Relation extraordinaire des Nouvelles de tout le monde,* « *reçues depuis le commancement de l'an 1634 jusqu'à pré-* « *sent* », une sorte de *Supplément* qu'il renouvellera chaque fois que le besoin s'en fera sentir.

Dès lors la *Gazette,* ou plutôt l'imprimerie du Bureau d'adresse d'où elle sortait, prit une importance considé- rable : tous les ans, Renaudot réunissait en un volume toutes ces productions, à l'exception des « billets pour les ventes », et offrait au Roi qui le protégeait le « *Re-* « *cueil de toutes les Nouvelles ordinaires, extraordinaires,* « *Gazettes ou autres Relations, contenant le récit de toutes* « *choses remarquables avenües tant en ce Royaume qu'en pays* « *estranges dont les Nouvelles nous sont venues toute l'année,* « *avec les édits, ordonnances, déclarations et réglements sur* « *le fait des armées, justice et police de ce Royaume, publiés* « *toute cette année dernière, et autres pièces servant à notre* « *histoire* [1] ».

De plus, de cette imprimerie sortaient des produc- tions scientifiques dont nous aurons bientôt à nous oc- cuper.

Avant de pénétrer dans la rédaction intime de la *Gazette,* disons d'abord comme elle fonctionnait. Une estampe allégorique, conservée à la Bibliothèque natio- nale, va nous donner à ce sujet tous les renseignements nécessaires.

Sur un trône dont les marches sont parsemées de feuillets est assise une jeune femme à la figure avenante, à l'air souriant, flanquée de chaque côté d'un person-

---

[1] La plupart de ces volumes gr. in-4º n'ont pas moins de 1600 p.

nage symbolique. Celui de gauche, qui n'est autre qu'une femme nue, représente la Vérité en costume traditionnel. Celui de droite tient à la main un masque qu'il vient d'enlever, et représente certainement le Mensonge démasqué par la *Gazette.* De la main gauche, la *Gazette,* dont la robe est semée d'oreilles, reçoit les nouvelles que lui apportent les diverses nations représentées par un Italien, un Espagnol, un Indien, etc. De la main droite, elle commande d'écrire sous sa dictée à un personnage qui n'est autre que Renaudot, assis devant un bureau orné de la figure de la Fortune montée sur sa roue. Auprès du *greffier* de la *Gazette* se tient un colporteur, tourné de côté et semblant parler à la cantonade. Il a en bandoulière et rempli d'exemplaires son petit panier qu'il peut, en temps de pluie, cacher sous son vaste manteau ou dissimuler de la même façon aux regards lorsqu'il contient des écrits prohibés ou des contrefaçons.

Autour du greffier, et cherchant à le séduire en lui offrant de l'or, afin de recueillir des louanges dans le journal, se pressent les *Cadets de la faveur :* mais, loin de les écouter, Renaudot détourne la tête avec mépris.

Chacun de ces personnages allégoriques est censé prononcer un quatrain. Les *Cadets de la faveur* s'écrient :

> « Plus que de triompher nous brûlons de paraître,
> « Ennemis des combats et serfs d'un faux honneur,
> « Vous aurez de notre or en nous faisant faveur :
> « Dites que nos grands coups font les Mars disparaître. »

Ce à quoi le greffier répond :

> « Je suis universel, peintre, poëte, orateur,
> « J'écris ce que l'on fait ou qu'en veillant l'on songe,
> « Les faux avis souvent me font nommer menteur,
> « Malgré moy secrétaire, et non serf du mensonge. »

La *Gazette* imprimée au Bureau d'adresse était donc
livrée au public, et à raison d'*un sou parisis* le numéro,
par des crieurs publics ; il est très-probable que le système des abonnements n'existait pas à cette époque, tout
au moins tel qu'il est pratiqué aujourd'hui, et que les
personnes désireuses de lire la *Gazette* toutes les semaines s'entendaient directement avec ces colporteurs.

Quels étaient, d'une façon précise, les collaborateurs
de Renaudot ? Nous savons déjà qu'il était indissoluble-
ment lié à la politique de Richelieu, et que c'était dans le
cabinet de celui-ci, en compagnie du Père Joseph, qu'il
composait son journal.

Mais Richelieu faisait mieux que de donner des conseils, il donnait des articles écrits de sa main, et Louis XIII
lui-même comptait au nombre des collaborateurs de la
Gazette :

« Chacun scay, dit Renaudot, que le Roy défunct ne
« lisoit pas seulement mes Gazettes, mais qu'il m'en-
« voyait presque ordinairement des mémoires pour y
« employer. »

« Le Roy, dit le Père Griffet, un des historiens du
« règne de Louis XIII [1], ne dédaignait pas de composer
« lui-même des articles entiers qu'il envoyait ensuite à
« Renaudot, qui les faisait imprimer avec ceux qui
« étaient de lui. On en voit la preuve dans deux volu-
« mes des manuscrits de Béthune qui sont à la Biblio-
« thèque du Roy, et qui ne contiennent que les minutes
« de ces différents articles écrits de la propre main de
« Louis XIII, avec une quantité de ratures et de correc-
« tions faites au crayon et à la plume qui sont toutes de

---

[1] Cité par Hatin *in Bibliographie de la presse.*

« la même main. Il y a une note dans le premier de ces
« deux volumes qui porte que ce manuscrit était entre
« les mains d'un des valets de chambre de Louis XIII,
« nommé Louis, qui avait ordre de le porter partout où
« il allait avec le Roy[1]. »

La collaboration de Louis XIII et de Richelieu[2] était
donc effective : à côté de ceux-ci, Renaudot trouvait
dans ses deux fils Isaac et Eusèbe, alors étudiants en
médecine, des aides intelligents. Enfin, il réunissait chez
lui des hommes éclairés qui, s'ils n'étaient pas toujours ses
collaborateurs, devaient être quelquefois ses conseillers.
Du reste, la nature de son journal, presque exclusivement composé de nouvelles ou de récits, ne nécessitait
pas une nombreuse rédaction.

S'il exista jamais un homme d'une puissance de travail
considérable, d'une activité dévorante, ce fut assurément Renaudot. Directeur[3] des Bureaux d'adresse et de
rencontre, des Monts-de-piété, à la tête d'un journal
unique en France, obligé en outre de répondre à toutes
les attaques auxquelles il était en butte, il considérait
toutes ces occupations comme peu de chose, à côté du
désir immense qu'il avait de faire avancer la médecine
alors immobilisée, et d'employer cet avancement à soulager les malheureux.

Aussi fondait-il dans ce but ses *Conférences publiques*,
sorte d'Académie au petit pied, qui allaient bientôt acquérir une immense renommée, et auxquelles, comme

---

[1] Il nous a été impossible de retrouver ces volumes.
[2] Nous rapporterons plus tard des articles émanés du cardinal.
[3] Nous disons directeur, car il avait sous ses ordres des *entrepre-
neurs*, et parmi eux un certain *Pierre Bonvallet*, auquel, dès 1633, il
avait cédé les *Adresses*, tout en s'en réservant la direction. (Collection des actes notariés de M⁰ X....)

nous allons le voir, il conviait tous les hommes désireux
de s'instruire.

Renaudot avait su grouper autour de lui une foule
d'hommes instruits, tant médecins que littérateurs, —
et le médecin éclairé de cette époque devait être un en-
cyclopédiste, — qu'il pouvait employer à discuter publiquement et à résoudre les questions les plus contro-
versés alors dans toutes les branches de la science. Il est
probable, du reste, que, bien avant l'annonce de ces
réunions, le maître du Bureau d'adresse, se souvenant
des petits cercles littéraires de sa province, avait dû s'entretenir à jour fixe avec ses amis, et que s'il rendit ces
entretiens publics, il y fut poussé par un désir de vulgari-
sation scientifique bien rare à une époque où tout ce
qui ressemblait à un laboratoire prenait la forme d'un
sanctuaire dont la porte était fort difficile à franchir, à
moins d'initiation soupçonneuse.

Ce fut vers la fin de 1631 ou le commencement de
1632 que prirent naissance au Bureau d'adresse ces
assises scientifiques, dans lesquelles la diversité des
sujets traités n'a d'égale que la diversité des opinions
éclairées librement émises.

Pendant deux ans on n'y admit que les intimes; mais
devant le succès qui avait accueilli cette nouvelle fondation, et cédant à de nombreuses sollicitations, Renaudot
dut la rendre publique, et, le premier lundi du mois de
novembre 1633, il fit officiellement l'ouverture des
Conférences du Bureau d'adresse, bien que celles-ci fonc-
tionnassent auparavant, comme nous l'avons dit, et ainsi
que le prouve l'extrait suivant des *Relations des Nouvelles du monde reçues tout le mois de décembre* 1633 :

« Pour ce que, dans l'une des conférences tenuës à ce

« Bureau le 24 *d'octobre dernier* et avant que nous sceus-
« sions ce qui en avoit esté décidé par le Saint Siège, il
« fut disputé du mouvement de la terre, j'ay creu estre
« obligé de vous mettre la sentence rendue le 22 juin
« dernier contre Galilée, fauteur de cette opinion, mais
« qui n'a esté publiée que vers la fin de cette année [1]. »

A dater de leur ouverture officielle, les Conférences
se tinrent l'après-midi de tous les lundis, dans la grande
salle du Bureau d'adresse. Tout esprit pédantesque en
était banni, et Renaudot, ennemi de tout pédagogisme
doctrinal, traçait en ces termes, dans la Préface du premier volume de ces Conférences[2], la ligne de conduite que
devaient observer les assistants :

---

[1] Nous en trouvons une nouvelle preuve dans le tome II du
Recueil général des Conférences. A propos de l'ouverture de celles-ci,
le premier lundi du présent mois de novembre 1634, Renaudot
nous dit :

« En quoy je vous confesseray que j'ay esté encore cette fois
« abusé suivant le jugement que font les estrangers et plusieurs
« de nos François mesmes, de l'humeur de nostre nation, qu'ils
« appellent changeante et volage : n'ayant pas creu d'abord que
« cette institution, *après avoir duré plus d'un an sans rien publier* de ce
« qu'on y traitait et imprimé l'année suivante ce qui s'y est passé
« de plus remarquable, deust atteindre cette *troisième année* et
« survivre à la grâce de sa nouveauté. Mais Dieu veuille que je sois
« tousjours trompé de la sorte. »

[2] A partir de 1633, Renaudot, cédant aux demandes qu'il recevait
de toutes parts, publia les comptes rendus de ces séances hebdo-
madaires. Cette publication, qui ne comprend pas moins de cinq
gros volumes in-12, eut un succès tel, que, de son vivant, il put en
voir s'épuiser deux éditions, chose rare à une époque où les livres
coûtaient fort cher et où les savants étaient peu nombreux.

Le tome Ier du *Recueil général des questions traitées ès conférences du
Bureau d'adresse, par les plus beaux esprits de ce temps;* 1650, 838 p., contient 50 conférences de 1633-1634. 2° édit.

Le IIe va de la 51° Conf., datée du lundy 6 novembre 1634, jusqu'à
la 100° Conf., datée du lundy 4 février 1636 ; 1650, 868 p.

Le IIIe va de la 101° Conf., datée du lundy 11 février 1636, jusqu'à
la 185° Conf du lundy 17 janvier 1639 ; 1650, 904 p.

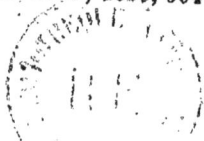

7

« On me dira que la chaire, les consultations et le
« barreau sont les vrayes Académies où se mettent au
« jour les préceptes enseignez à l'ombre. Mais, outre
« que tels essais ont plus de difficulté que les nostres,
« les fautes y sont plus périlleuses, et ils ne tiennent
« ordinairement de rien moins que de la conférence, qui
« est un aimable concert et rapport de plusieurs amis,
« par la diversité desquels l'auditeur forme le sien.

« Elle est de la nature des choses qu'il ne faut que
« nommer pour en concevoir l'utilité. Le jeune s'y fa-
« çonne, le vieil y rafraischit sa mémoire, le docte s'y
« fait admirer, les autres y apprennent, et tous y ren-
« contrent un divertissement honneste. L'innocence de
« cet exercice est surtout remarquable : car la médisance
« n'en est pas seulement bannie, mais de peur d'irriter
« les esprits aisez à eschauffer sur le fait de la religion,
« on renvoye en Sorbonne tout ce qui la concerne. Les
« mystères des affaires d'Estat tenans aussi de la nature
« des choses divines, desquelles ceux-là parlent le mieux
« qui parlent le moins, nous en faisons le renvoy au
« Conseil d'où elles procèdent. Tout le reste se présente
« icy à vous pour servir d'une spacieuse carrière à vos
« esprits. »

N'est-ce pas parler d'or, et Renaudot n'était-il pas
dans le vrai en voulant bannir de réunions exclusivement consacrées à la science, les questions de religion et
de politique, toujours si irritantes ?

Ces conférences étaient établies sur des bases essen-

Le IVe va de la 186e Conf., datée du 21 janvier 1639, jusqu'au lundy
10 juin 1641; 1650, 920 p.

Le Ve et dernier va de la 296e, datée du lundy 24 juin 1641, à la
315e, datée du lundy 1er septembre 1642 ; 1658, 478 p. (Cette édition
est d'Eusèbe Renaudot : elle fut *au moins* la deuxième.)

tiellement démocratiques : chacun était libre de proposer des questions, dont deux choisies par l'assemblée
étaient discutées à huitaine. De plus, à l'inverse de ce qui
se passait dans les autres sociétés savantes d'alors on ne
disputait qu'en français :

« L'une des loix de cette Conférence, sinon absolue,
« de laquelle on s'écarte le moins qu'il se peut, est qu'on
« n'y parle que françois, afin de cultiver tant plus nostre
« langue, à l'imitation des anciens Grecs et Romains, et
« qu'on n'y allègue des autoritez que fort rarement,
« non pour s'attribuer ce qui a esté dit par d'autres,
« encore que cet espèce de larcin ne trouble pas gran-
« dement, à mon avis, la société des hommes et qu'il se
« rencontre des conceptions comme d'autres choses
« semblables : mais, outre le désir de brieveté, sur ce
« fondement que si l'auteur a parlé avec raison, elle
« doit suffire sans son authorité : sinon, hors la loy di-
« vine et celle du Prince, une authorité ne doit point
« faire de force sur des âmes libres [1]. »

Nous sommes loin du *magister dixit*, qui régnait
alors dans toute sa splendeur; Renaudot, qui voulait la
discussion libre et qui, nous le verrons, pratiquait la
méthode expérimentale alors que « l'Eschole » en était
encore au syllogisme, ajoutait, poursuivant son rôle de
hardi novateur :

« Possible quelques-uns eussent désiré qu'on n'eust
« point laissé avancer d'opinion contraire à celle de
« l'Eschole. Mais cela semble répugner à la liberté de
« nostre raisonnement qui perdroit son nom s'il demeu-
« roit entièrement captivé sous la férule d'une autho-

---

[1] Tome I du *Recueil*, p. 4-5.

« rité magistrale à laquelle l'humeur de nostre nation
« s'accomode encore moins qu'aucune autre. Et l'expé-
« rience journalière nous fait voir qu'il n'y a rien de
« plus ennemy de la science que d'empêcher la recherche
« de la vérité qui paroist principalement en l'opposition
« des contraires. »

Cette dernière phrase à l'emporte-pièce contenait
toute une déclaration de guerre, et le gant ne tardera
pas à être vigoureusement relevé. Puis, faisant allusion
aux discussions orageuses qui avaient lieu à l'École de
médecine qu'il visait déjà sans la nommer, il ajoutait :

. « Bref, les colléges souffriront à peine de voir avan-
« cer une proposition qui leur semble erronée sans se
« lever à l'instant pour lui en opposer une autre et trou-
« veront que le plus certain moyen de descouvrir cette
« vérité est le syllogisme. Mais la Conférence ne pouvoit
« compatir avec la façon d'argumenter qui se pratique
« aux Escholes et ces disputes et contradictions n'offus-
« quans pas seulement toute la grâce et le plaisir de
« l'entretien, mais finissans mesme d'ordinaire en riotes
« et injures pédantesques : l'un des plus grands soins
« qu'on ait apporté à les empescher a esté de persuader
« à un chacun qu'il n'estoit nullement intéressé à sous-
« tenir ce qu'il avoit mis en avant, et que l'avis une fois
« proposé estoit un fruit exposé à la compagnie, de la
« propriété duquel aucun ne se devoit plus piquer [1]. »

La nature des sujets traités, qui souvent étaient pleins
d'actualité, variait à l'infini : philosophie, mathémati-
ques, médecine, physique, chimie, science politique,
fournissaient autant de thèmes particuliers à la discussion,

---

[1] *Avis au lecteur*, in t. I du *Recueil général des questions*, etc.

Au début, on avait décidé de n'agiter que certaines questions, mais ce projet fut bien vite abandonné :

« Je n'aurois aussi que faire de vous rendre raison de
« la bigareure des questions qui y ont esté agitées, pour
« ce qu'ils s'en imputeroient eux-mêmes la cause, se sou-
« venans qu'au préjudice de la méthode que nous nous
« estions proposée dès le commencement, et par la-
« quelle à ce sujet l'ouverture des conférences avoit esté
« faite, l'Assemblée trouva bon de commettre à la vo-
« lonté d'un chacun le choix des propositions qu'on y
« devoit traiter ; qui pourront sembler moins à propos
« à ceux qui les considéreront sur le papier et dénuées
« de leurs circonstances, quelles n'estoient aux occu-
« rences qui ont le plus souvent donné occasion de les
« proposer. Comme on se mocque plus volontiers d'une
« troupe de païsans qu'on void danser de loing, sans en-
« tendre le son de la cornemuse ou l'accent de leurs
« chansons, ny sçavoir qu'il est feste au village. Joint
« qu'il n'y a point de meilleur moyen de nous faire
« agréer quelque proposition que nous en faire les au-
« theurs. Si bien qu'ayant à contenter des esprits si
« différens, je n'ay rien trouvé de plus expédient que
« de leur laisser choisir à eux-mesmes le sujet duquel on
« devoit traiter [1]. »

Et à ce propos, Renaudot qui savait demander un bon conseil et surtout l'écouter, consultait ses amis, dans la 43ᵉ conférence, sur la nécessité d'établir un mont-de-pieté et surtout sur les moyens à employer pour fonder celui-ci de la façon la plus efficace pour le soulagement des malheureux.

[1] *Avis au lecteur*, in t. I du *Recueil général des questions*, etc.

Après l'ouverture de la conférence, qui, nous le sa-
vous, se tenait de deux heures à quatre heures, l'a-
près-midi du lundi de chaque semaine, dans la grande
salle du Bureau d'adresse, les deux questions proposées
à la fin de la précédente séance étaient discutées, et
quelquefois il n'y avait pas moins de six ou sept orateurs
qui parlaient sur chacune d'elles. La plus grande liberté
présidant à la discussion, chacun d'eux pouvait émettre
un avis opposé, mais, le Bureau d'adresse publiant le
compte rendu de ces discussions, il était difficile de
conclure sans froisser les susceptibilités des parties ad-
verses : aussi, l'opinion de chacun était-elle seulement
et intégralement reproduite :

‹ On a requis, dit Renaudot[1], que de tant d'avis diffé-
« rens on en recueillit quelqu'un que le lecteur pust
« suivre, ne semblant à propos de le laisser toujours
« dans l'incertitude. Mais, cette affaire ayant esté plu-
« sieurs fois mise véritablement sur le bureau, on a
« trouvé plus d'inconvéniens à faire une conclusion sur
« chaque point, que de la laisser recueillir au lecteur :
« le moindre desquels n'a pas esté la jalousie que cha-
« cun concevroit aisément de voir l'opinion d'autrui
« préférée à la sienne. Au lieu qu'en vous estalland les
« avis d'un chacun et vous en laissant le choix, la Confé-
« rence fait voir combien elle défère au jugement de son
« lecteur, puisqu'elle a meilleure opinion de luy que
« d'elle-mesme. Joignez à cela que celui qui vous eût
« donné quelque conclusion se fust nécessairement fait
« la butte d'une infinité d'esprits que la démangeaison
« d'escrire et de se faire paroistre dans leurs estudes,

---

[1] *Avis au lecteur*, in t. I du *Recueil général des questions*, etc.

« n'ayans osé parler en public, eust porté à la contre-
« dire. Ce qu'ils ne peuvent faire à présent, non plus que
« d'actionner quelqu'un pour un fait dont il n'est pas
« garent, un greffier de ce que les avocats n'auroient
« pas plaidé d'assez bonnes raisons. J'ayme donc mieux
« prier un chacun qu'il réserve cette ardeur de paroistre
« à vous venir estaler ses nouvelles conceptions, tant
« sur les points proposez que sur ceux qui se propose-
« ront à l'avenir, pleinement persuadé qu'il y sera receu
« avec la mesme facilité et bon accueil que cet ouvrage
« attend de vous... »

Et de fait, tout le monde était admis à venir discuter
et éclairer les discussions des conférences du Bureau
d'adresse ; cependant, il est facile de comprendre, pour
plusieurs raisons, que tous indistinctement ne pouvaient
y être reçus :

« Quelques-uns y ont aussi trouvé à dire qu'on n'y
« admettoit point toutes sortes de personnes comme il
« sembloit se devoir faire en un lieu dont l'accez est libre
« à tout le monde. Mais ceux qui considèreront que les
« Académies ne sont pas pour le vulgaire ne trouveront
« pas estrange qu'on y ait apporté quelque distinction.
« Et, si toutes les personnes de la qualité requise n'y ont
« pu trouver place, les plus diligens peuvent tesmoigner
« aux autres qu'il a fallu imputer au lieu, lequel, tout
« spacieux qu'il est, ne pouvoit suffire à tous les surve-
« nans. Tant y a que n'y ayant trouvé et n'en espérant
« autre intérest que celuy de profiter au public, l'in-
« commodité de ceux qui ont esté souvent contraints de
« s'en retourner ne me peut estre imputée [1]. »

[1] Avis au lecteur, in t. I du Recueil général des questions, etc.

Malgré ces restrictions, qui ne laissaient l'entrée libre qu'aux seules personnes capables de venir apporter leur contingent éclairé à la discussion, le nombre des assistants fut bientôt tellement considérable, qu'en 1636, malgré la grandeur du local, on dut s'inscrire à l'avance et prendre son numéro d'ordre pour éviter un entassement préjudiciable à la santé :

« Tous les curieux de cet honneste divertissement, re« connu l'un des plus innocents et utiles de ce siècle, « sont avertis que pour plusieurs considérations dont le « soupçon des maladies contagieuses n'est pas la der« nière, le nombre de ceux qui seront désormais admis « à s'y trouver sera limité, et que, pour cet effet, ceux « qui seront de la condition propre à en faire partie, « sont priez de venir tels autres jours que bon leur sem« blera avant celuy de lundy, pour déclarer leur dessein « et *prendre au Bureau les mereaux* qui leur seront gra« tuitement délivrés pour ce sujet : et tous les autres « qui ne se voudront assujettir à cet ordre, requis de « s'en abstenir[1]. »

Les conférences, nous apprend encore Renaudot, cessaient pendant l'époque ordinaire des vacances, du mois d'août au mois de novembre. En 1636, pour une cause ou pour une autre, ces *vacations* durèrent cinq mois. Mais les conférenciers travaillaient encore pendant ce temps de repos et travaillaient surtout à résoudre une série de *questions pratiques* proposées avant la séparation. Pour ce fait, « la Compagnie nommait des commissions « composées d'hommes compétents dans l'espèce ». A la réouverture, qui se faisait, ainsi que nous l'avons dit, le

---

[1] *Gazette* du 3 novembre 1636.

plus souvent le premier lundi de novembre, ces commissions venaient apporter le fruit de leurs recherches :

« Voicy enfin, dit Renaudot [1], cette carrière derechef
« ouverte aux beaux esprits : plusieurs desquels ont
« porté son interruption avec tant d'impatience, qu'en-
« core que cet intervalle n'eust rien que de conforme à
« toutes les actions du corps et de l'esprit, et à la plus-
« part de celles de l'art et de la nature, qui prennent
« quelque relasche pour réparer leurs forces dissipées
« par la continuation du mouvement..... Nos vacations
« se sont passées en la proposition et examen de divers
« secrets et curiositez de quelques arts et sciences dont
« je vous toucherai sommairement aucunes en l'ordre
« auquel elles ont esté proposées. La plus part desquelles
« ont esté trouvées véritables, au rapport des personnes
« commises par la Compagnie à leur examen et expé-
« rience...

« La IIᵉ : le moyen de faire le vernis de la Chine noir
« et jaune doré...

« La XIIIᵉ : le moyen de donner quelque avis en six
« heures à cent lieuës d'ici, sans y employer les cloches
« ni le canon, ou tel autre moyen...

« La XXVᵉ : enseigner une langue matrice de laquelle
« toutes les autres langues sont dialectes et se peuvent
« apprendre par icelle : que le proposant soutient si
« facile qu'il en montrera toute la grammaire en six
« heures : mais il faut six mois pour apprendre la signi-
« fication de tous ces mots. »

Et beaucoup d'autres encore, plus ou moins intéres-

---

[1] « L'ouverture des conférences du *Bureau d'Adresse* pour le premier lundy du présent mois de novembre 1634 », in t. II du *Recueil
général*, etc.

santes pour nous, mais qui, à cette époque, pouvaient
présenter un véritable intérêt et faire progresser la
science et l'industrie en dotant cette dernière d'inventions nouvelles.

Quels étaient les hommes marquants qui venaient
ainsi discuter et s'instruire au Bureau d'adresse, et cela
avec tant de zèle, que le public les appelait les *ardens
de l'Académie gazétique?* La tradition ne nous a pas
conservé leurs noms : quant à Renaudot, il s'était interdit de les publier :

« Si les milliers de personnes d'honeur qui ont fait
« partie des Conférences dont vous voyez les pensées
« dans ce livre, en estoient les seules juges, il ne seroit
« point nécessaire de représenter icy les raisons qui
« m'empeschent de vous produire leurs noms : ils se-
« roient aussi eux-mêmes témoins que c'est la principale
« des conditions qu'ils ont requise de moy: plusieurs
« pour laisser libre à un chacun le jugement de leurs
« opinions, que la connoissance des personnes préoccuppe
« volontiers : d'artres pour essayer à couvert quelque
« sentiment le public auroit d'eux ; semblables à ces
« chevaliers errans qui combatoient jadis sous des armes
« empruntées, laissant à deviner leur nom à ceux qui
« trouveroient en eux de quoy leur faire désirer : mais
« tous, par une modestie autant louable à leur égard
« qu'injurieuse au public[1]. »

Nous saurons bientôt que beaucoup de ces personnes
d'honneur étaient des médecins étrangers à la Faculté de
Paris que Renaudot groupait autour de lui et dont il
distinguait les meilleurs, songeant, dès cette époque, à

---

[1] *Avis au lecteur,* in t. I du *Recueil général des questions,* etc.

créer un corps enseignant qui pût, possédant les faveurs
de l'autorité royale, lutter de pair avec la Faculté de
médecine qui venait (1638) de lui faire la plus grave des
injures en exigeant de ses deux fils, comme condition
sine qua non d'admission aux grades, de renoncer par-
devant notaire à toutes les œuvres paternelles.

C'est que Renaudot, au milieu de tous ses travaux,
était resté médecin et médecin très estimé. Par sa Gazette, il tenait à la cour et possédait la haute protection
de Richelieu; par ses Bureaux d'adresse et ses Monts-de-
piété, il entretenait la charité publique; par ses Conférences, il réunissait ce que le Paris d'alors possédait d'illustre en dehors des Écoles. Journaliste, conférencier et
par-dessus tout philanthrope, il était resté médecin, bien
que, dès 1630, ses ennemis eussent essayé de lui dénier
cette qualité; mais il avait victorieusement répondu :

« Je me persuade qu'un nombre de petits avortons
« d'esprit à peine capables d'une seule chose, jugeant
« des autres par eux-mêmes, blasmeront la diversité de
« mes emplois, voyant que mes veilles et l'habitude que
« j'ay prise dès mon enfance à l'assiduité du travail me
« donnent assez de temps pour exercer ma profession
« de médecin avec honneur et au contentement, comme
« je crois, de ceux qui m'employent... La médecine est
« le centre de mon repos, c'est la masse de mon édi-
« fice [1]. »

Homme en vue, il menait une vie patriarcale, chérissant ses enfants, en particulier ses deux fils Isaac et
Eusèbe, pour lesquels il avait dû faire des concessions
que son cœur de père avait seules pu lui dicter. Le di-

---

[1] *Inventaire du Bureau d'Adresse*, loc. cit., p. 48.

manche, il se retirait aux environs de Paris, « dans une
« petite maison que les libéralités du cardinal de Riche-
« lieu lui avaient permis d'acquérir dans le village de
« Vaugirard [1] », et, « sous l'orme », il devisait avec ses
amis. Le but constant vers lequel tendaient tous les efforts de cet homme de bien qui dédaignait de s'enrichir,
était le soulagement des malheureux ; et, pour rendre celui-ci plus effectif, il songeait dès cette époque à ajouter
à ses autres créations philanthropiques les *Consultations
charitables,* son plus grand titre de gloire, qui allaient
procurer aux misérables soins et médicaments gratuits
et par contre-coup contribuer à fonder en France l'enseignement de la clinique qui n'existait pas encore ou,
tout au moins, n'était nullement organisé. Il est vrai
que la mise en pratique de cette nouvelle institution, par
les haines jalouses qu'elle souleva, allait causer sa chute ;
mais celle-ci, nous le verrons, servait à consacrer cette
dernière partie de son œuvre qui devenait impérissable,
et de même que toutes les fondations de Renaudot, nous
arrivait intacte dans sa donnée première, preuve incontestable qu'il avait pensé juste.

[1] *Satyre d'Estat, loc. cit.,* p. 77.

CHAPITRE IV

Au milieu du dix-septième siècle, la Faculté de médecine de Paris, s'appuyant sur un passé glorieux, restait stationnaire et s'agitait dans de stériles discussions que Molière allait bientôt stigmatiser dans le *Malade imaginaire*. Fanatique des idées humorales, rompue pour les soutenir à toutes les finesses de la scolastique, elle abandonnait entièrement la méthode expérimentale représentée à son plus simple degré en médecine, par la clinique.

Les anciens avaient tout vu : mais, s'il est vrai qu'Hippocrate restait le maître incontesté, Galien, son disciple, était surtout le maître incontestable. Imbue du

« *Magister dixit* » et du syllogisme d'Aristote, elle était forcément amenée à nier le progrès : la science médicale tout entière était représentée par l'œuvre galénique. Aussi, opposait-on aux novateurs, au lieu de preuves expérimentales, un amas de syllogismes appuyés sur les textes anciens qui avaient force de loi.

Et pourtant la science marchait et marchait à grands pas : Harvey, en 1622, se rendait à jamais illustre en découvrant la circulation sanguine ; Aselli montrait les lymphatiques dont Pecquet, en 1649, rétablissait le véritable cours.

Que faire, que dire contre ces découvertes qui étaient autant de traits de génie? Les accepter : c'était déclarer que Galien avait pu se tromper : cela était-il admissible ? évidemment non. Et non seulement il ne fallait pas les accepter, mais encore il fallait les combattre.

C'est alors qu'apparaît Riolan, « anatomiste habile et « profond, travailleur infatigable, mais telle est la « puissance de l'éducation que, nourri des doctrines de « la Faculté de Paris, il s'était comme identifié avec « Galien : et, s'il admettait volontiers qu'on pût y ajouter « quelque chose, il lui paraissait insensé qu'on songeât à « le contredire sur les points essentiels [1] ». Admettre l'idée d'Harvey, c'était rompre en visière avec toutes les traditions du passé : « d'une part, l'origine des veines « n'était plus au foie, puisque la circulation était un « cercle complet où il n'y avait ni commencement ni « fin; d'autre part, le chyle n'allait plus au foie comme « par le passé ». C'est alors que cet anatomiste con-

---

[1] Voir l'excellent livre de M. Maurice RAYNAUD : *les Médecins au temps de Molière*, où tous ces détails sont traités de la façon la plus complète, et de main de maître.

vaincu, mais réfractaire aux idées nouvelles, entame contre Harvey, contre Bartholin, contre Pecquet, ces discussions qui l'ont si tristement rendu célèbre. C'est lui peut-être que Molière visait en mettant cette phrase dans la bouche de Diafoirus faisant l'éloge de son fils : « Sur toute chose ce qui me plaît en lui et en quoi il « suit mon exemple, c'est qu'il s'attache aveuglément « aux opinions de nos anciens, et que jamais il n'a voulu « comprendre ni écouter les raisons et les expériences « des prétendues découvertes de notre siècle touchant « la circulation du sang et autres opinions de même « farine. »

A ses côtés se trouvait Guy Patin, homme éminent, mais esprit madré qui, peut-être encore plus épris des doctrines galéniques que Riolan, son protecteur, savait ne pas se compromettre en s'abstenant de prendre une part directe à la discussion. Ah! si les anciens avaient connu la circulation, certainement Guy Patin l'aurait admise, et cela est si vrai, que son fils Charles, exilé à l'étranger et imbu des doctrines paternelles, écrivait en 1685, plus de soixante ans après la découverte d'Harvey, et résolu coûte que coûte à ne pas laisser aux modernes l'honneur de cette découverte : « Les anciens, « qui connaissaient si bien les fièvres qui prennent nais- « sance dans l'ébullition et la fermentation du sang, « avaient déjà indiqué la circulation : les artères por- « taient le sang à travers l'organisme et les veines le « ramenaient au cœur. Bien plus, ils connaissaient les « lymphatiques. Certainement, nous l'avouons, Realdus « Columbus, Daniel Sennert et surtout Guillaume Har- « vey ont tellement bien montré la circulation, que, s'ils « n'en sont pas les inventeurs, ils méritent qu'on les

« appelle *restitutores*. Aussi, étudions donc les anciens,
« nous y trouverons la clef de toute science médi-
« cale [1]. »

Mais à cette époque (1630-40), de semblables idées,
même ainsi mitigées, n'avaient pas cours à la Faculté.
Traiter quelqu'un de « *circulator* », était faire une injure
scientifique de la plus haute inconvenance; les « *Pecque-
tiani* » étaient conspués, et l'élève qui, dans une des
nombreuses thèses qu'il avait à subir, eût émis de telles
opinions, aurait été immédiatement frappé d'un vote de
désapprobation. On aimait bien mieux dans celles-ci, à
l'exemple de Patin qui prenait pour sujet de sa thèse
doctorale : « *An homo totus sit morbus* », donner carrière
à toutes les subtilités de la controverse philosophique
appliquée à la médecine, que de soutenir les idées nouvelles ou même chercher par des faits à en démontrer
la fausseté. Le syllogisme suffisait à tout, et les malheureux candidats aux grades de l'École devaient faire
preuve d'une vive imagination, qu'on leur comptait
comme science, lorsqu'ils avaient à traiter ou à argumenter les sujets suivants qui furent du reste proposés
à Isaac et Eusèbe Renaudot :

An ad formandum heroem natura educatione præstantior?

La nature peut-elle plus que l'éducation pour former
un héros?

*Licet ne citrà sanitatis dispendium bis in die piscibus
sanitari?*

Peut-on, sans dommage pour la santé, manger deux
fois du poisson le même jour?

---

[1] *Circulationem sanguinis à veteribus cognitam fuisse; oratio Caroli
Patini* Padoue, 1685.

An insanenti amore virgini venæ sectio [1] ?

Doit-on saigner une jeune fille folle d'amour ?

On conviendra que ces sujets étaient au moins futiles :
mais que dire de ceux-ci :

Utrum Tobiæ ex piscis felle curatio naturalis ! (1668.)

La guérison de Tobie par le foie du poisson est-elle
naturelle ?

*An qui mel et butyrum comedit, sciat reprobare malum et
eligere bonum [2] ?* (1670.)

Celui qui mange du miel et du beurre sait-il réprouver
le mal et choisir le bien ?

*Ex quâ parte manaverit aqua quæ profluxit è mortui
Christi latere perforato lanceæ acuto mucrone ?* (1692.)

De quelle partie du corps venait l'eau qui s'écoula du
côté du Christ mort, percé par la pointe aiguë d'une
lance ?

« On se croirait, dit Maurice Raynaud, à Byzance, la
« veille de la prise de la ville par les Turcs. »

Au milieu de semblables discussions, tout restait à
créer au point de vue si important de l'enseignement
clinique. L'article 39 des statuts enjoignait bien aux
nouveaux licenciés de suivre le médecin de l'École qui
visitait les malades de l'Hôtel-Dieu : mais, tel que le service médical était alors organisé, avec un et plus tard
deux médecins pour douze à treize cents malades, il était
presque impossible aux licenciés d'acquérir de solides
notions cliniques ou de perfectionner celles qu'ils
avaient pu recevoir. Du reste, n'oublions pas que ceux-
ci avaient déjà subi l'examen de *pratique* (*de praxi*), qui

[1] Thèses pour le baccalauréat d'Isaac et d'Eusèbe Renaudot,
1639.

[2] ISAÏE, chap. VII, v. 15.

leur donnait le droit d'exercer la médecine, et avouons que l'article 39 venait un peu tard.

Certainement, les malades ne manquaient pas, mais les professeurs faisaient défaut, le médecin de l'Hôtel-Dieu, qui du reste n'était pas nommé au point de vue de l'enseignement, ne s'inquiétant nullement de celui-ci. Les chirurgiens faisaient presque toute la besogne, mais un futur docteur eût cru s'abaisser en suivant les leçons d'Ambroise Paré, tellement la chirurgie, art manuel, était peu considéré par ces mauvais sophistes. Ce qui pouvait arriver de meilleur à un étudiant en médecine d'alors, était de gagner les bonnes grâces d'un docteur en renom, de l'accompagner dans sa clientèle privée et de voir ainsi des malades soigneusement observés : mais on comprend que cette exception ne pouvait être élevée à la hauteur d'un enseignement régulier.

Et pourtant, il s'était trouvé des hommes autorisés pour oser dire à cette toute-puissante Faculté combien, en procédant ainsi, elle s'éloignait de la route scientifique :

« En la médecine celle partie, qui est de beaucoup de « plus grande commodité, a esté délaissée, touchant « l'exercice et l'effect de l'œuvre du médecin, qui est « que le docteur régent, en une saison de l'année, me-« noit ses escholiers philosopher sur les herbes, plantes « et toutes espèces de simples par les prez, jardins et « boys; en une autre qu'il les exerçast à la section des « corps; en *l'autre, qui est la principale,* qu'il leur com-« muniquast en la cure des maladies les consultations, « les médicaments et tout l'ordre qu'il y tiendroit; car « ce seroit l'exercice qui feroit les bons médecins, ainsi

« qu'on en use en l'Université de Monspelier et en tou-
« tes les escholes qui sont par l'Italie. Aussi est-ce le
« moyen de venir à la pratique de médecine, *et la dis-*
« *pute seule des actes scolastiques peut faire des escholiers*
« *disputeurs et non pas de bons panseurs de maladies.* Par
« ainsi les médecins, qui parviennent au grade de doc-
« teur, ne sçachans autre chose que ce qu'ils ont appris
« par leurs actes, ils apprennent l'usage de leur art au
« péril des hommes, et comme quelqu'un a dict : « *De*
« *nouveau médecin, cimetière boussu* [1]. »

La thérapeutique devait forcément se ressentir des
idées humorales que professait l'École : chasser l'humeur peccante était le but que se proposait tout bon
médecin aux prises avec une maladie. Pour ce faire, on
saignait à outrance et toujours, même les enfants, et
cela avec une telle conviction, que les docteurs orthodoxes n'hésitaient pas, lorsqu'ils devenaient eux-mêmes
malades, à se mettre au régime des saignées coup
sur coup. Les purgatifs faisaient le reste, le son, la
casse, le séné, étaient les médicaments les plus estimés,
et il ne pouvait venir à l'idée d'un bon médecin que
l'administration d'un poison fût salutaire dans certains
cas. Aussi, les remèdes chimiques étaient-ils proscrits
avec ardeur, et l'opium et son dérivé le laudanum, ce
médicament dont on ne saurait se passer aujourd'hui,
demeuraient-ils chargés de crimes innombrables. Le
quinquina, que les jésuites venaient de découvrir au
Pérou (1638), n'était pas plus en faveur, ce qui n'empêchait pas du reste le peuple, qui savait en apprécier

---

[1] Pierre RAMUS, *Advertissements sur la réformation de l'Université de Paris,* 1562; in *Archives curieuses de la France,* t. V, 1re série.

les bons effets, de chanter aux oreilles des universitaires
qui n'en pouvaient mais :

> En dépit de la Faculté,
> Notre duc[1] est ressuscité,
> Par la vertu du quinquina,
> Alleluia !

Quant au mercure, si on consentait à en user, c'est
qu'étant plus lourd que le sang, il chassait « les humeurs
âcres de la verolle » qui s'écoulaient au dehors par le
flux salivaire qu'on s'efforçait de provoquer ! Cette
théorie ne fit, du reste, qu'acquérir une nouvelle consis-
tance lorsqu'enfin la circulation se fut imposée à tous.
Nous citons le passage suivant pour faire voir que ces
idées étaient tellement enracinées, qu'un siècle plus
tard Astruc[2] s'en faisait encore le promoteur :

« Les gouttes mercurielles, agitées par la contraction
« et la dilatation du cœur et des artères, sont tellement
« mêlées et confondues avec le sang, qu'elles se distri-
« buent uniformément avec lui jusque dans les plus petits
« rameaux artériels et, dans toutes les parties où ces
« rameaux vont se répandre, elles sont poussées dans
« l'aorte avec la même vitesse que lui ; mais, comme elles
« sont quatorze fois plus pesantes que les gouttes de
« sang de même volume, la quantité de leur mouve-
« ment est aussi quatorze fois plus grande.

« Les gouttes de mercure et de sang de même volume
« et de même surface perdent, à mesure qu'elles circu-
« lent, une partie du mouvement qu'elles ont reçu

---

[1] Le duc DE CHAULNES, in *Recueils de chansons manuscrites conservées à
la Bibl. Mazarine.*

[2] ASTRUC, *De Morbis venereis*, 1736, cité par Hallopeau in *Thèse
d'agrégation de médecine*, 1878 : *du Mercure, action physiologique et thérapeutique.*

« d'abord, et comme leur superficie est égale par la
« supposition, elles en perdent également. Mais, les
« quantités de mouvements étant inégales des deux
« côtés, si l'on ôte de part et d'autre les quantités égales
« qu'il s'en perd, il arrivera que la raison de la quantité
« de mouvement qui restera dans les gouttes mercu-
« rielles, par rapport à celle qui doit rester dans les
« gouttes de sang, augmentera successivement à cha-
« que instant.

« Ainsi la vitesse des gouttes mercurielles, qui d'abord
« était la même que celle des gouttes du sang, doit aug-
« menter de même à chaque instant. Ainsi, le choc des
« gouttes de mercure, qui, dans le premier instant et
« dans le tronc de l'aorte, n'était que quatorze fois plus
« grand que celui des gouttes de sang d'un pareil
« volume, se trouvera plus de cent fois plus grand dans
« les derniers rameaux des artères capillaires par la
« raison que la vitesse des gouttes mercurielles, qui a
« moins diminué proportionnellement à chaque instant
« que celle des gouttes égales du sang, se trouvera là
« beaucoup plus grande que la vitesse de ces gouttes.
« D'où il résultera :

« Que les gouttes mercurielles pénétreront aussi dans
« les vaisseaux obstrués où le sang ne saurait péné-
« trer ;

« Que les obstacles qui s'opposaient au cours du sang,
« étant par ce moyen forcés et dissipés, tous les vais-
« seaux du corps, même les plus petits, laisseront un
« passage libre ;

« Que le sang, la lymphe, les humeurs recrémenti-
« tielles et excrémentitielles, si elles sont trop épaisses
« et trop visqueuses, seront brisées et atténuées par la

« pesanteur des gouttes de mercure et par la vitesse
« avec laquelle elles se meuvent, principalement dans
« les vaisseaux capillaires ; et qu'ainsi toutes les liqueurs
« recouvreront peu à peu leur fluidité naturelle ;

  « Qu'ainsi le virus vénérien quel qu'il soit, en quelque
« quantité qu'on le suppose dans le corps et en quelque
« endroit qu'il se trouve niché, étant atténué, divisé et
« brisé par l'action réitérée des gouttes mercurielles,
« sera déraciné, détruit et chassé au dehors par tous les
« conduits excrétoires. »

On ne saurait véritablement être plus logique.

Du reste, pour bien montrer l'esprit qui présidait à
ces discussions scolastiques, citons encore l'extrait suivant d'une sorte de *Guide de l'Étudiant,* fort en faveur
en 1628 et qui procède par demandes et réponses :
inutile de dire que ce livre est totalement écrit en latin,
seule langue admise à l'École, et qu'on cite à chaque
instant des passages grecs tout entiers :

  « LE DOYEN. — Puisque nous allons discuter médecine,
« il faut, ainsi que l'enseigne Cicéron, commencer par
« une définition : dites-moi donc, je vous en prie, jeune
« candidat, ce qu'est la médecine.

  « LE CANDIDAT. — Docte doyen, la médecine est,
« d'après Galien, d'après Hippocrate, d'après Héro-
« phile....., etc.

  « LE DOYEN. — Aucune de ces définitions ne me semble
« entièrement juste : car la médecine n'est ni un art ni
« une science. Je démontre ainsi qu'elle n'est pas un art :

  « L'art est un système de préceptes homogènes dis-
« posés méthodiquement pour arriver à un but donné ;

  « Or les préceptes de médecine ne sont pas homogènes ;

  « Donc la médecine n'est pas un art.

« LE CANDIDAT. — Je nie la mineure, maître très-
« érudit [1], etc. »

Et la discussion se poursuit dans le même sens : des
mots toujours, des faits si rarement, qu'ils sont noyés
dans les torrents d'éloquence que devaient dépenser les
candidats aux grades, éloquence empruntée tour à tour
avec la même désinvolture aux médecins grecs et latins
ou aux Pères de l'Église. Écraser son adversaire sous un
texte choisi à propos, tel était le *summum* de l'ambition
scolastique.

Il est de toute évidence qu'il ne devait rien sortir de
ces discussions puériles : mais, si la Faculté ne produi-
sait rien, il eût été tout au moins raisonnable qu'elle
n'empêchât pas les autres de produire. Tout le dix-septième siècle est plein de ses longues discussions, de ses
procès interminables avec les chirurgiens qui, depuis
Ambroise Paré, forcément expérimentateurs puisqu'ils
procédaient le scalpel à la main, avançaient à grands pas
dans la carrière scientifique.

Aux chirurgiens la Faculté oppose les barbiers, ne
craignant pas de faire alliance avec le charlatanisme
contre la science : à un moment donné, les barbiers semblent, fiers de leurs nouveaux alliés, vouloir lever la
tête : la Faculté, aux barbiers oppose les étuvistes,
comme elle a opposé les barbiers aux chirurgiens, sans
réussir davantage à gagner la considération de ceux
qu'elle croit ses obligés.

Les apothicaires se déclarent-ils partisans des remèdes
chimiques désapprouvés par l'École : celle-ci se hâte de
leur intenter un procès.

---

[1] N. ABRAHAMI *Scholæ medicæ ad candidatorum examen pro laureâ
impetrandâ subeundum.* Paris, 1628.

En 1638, Guy de la Brosse veut fonder un jardin médicinal : la Faculté s'y oppose de toutes ses forces, et
Guy Patin se charge bientôt de poursuivre de sa haine
féroce le malheureux botaniste jusque par delà le tombeau.

Nous avons vu avec quel dédain elle traitait « les circulateurs » : aussi, s'acharnait-elle tout particulièrement
contre les médecins des Facultés provinciales et surtout
contre ceux de la Faculté de Montpellier qui, laissant
leur pays, venaient exercer la médecine à Paris et,
libres d'admettre l'opinion qui leur semblait la plus
sensée, croyaient à la chimie alors naissante et se décla-
raient partisans de la circulation. Appuyée sur ses statuts, elle faisait une guerre acharnée à tous ces « chy-
mistes », à tous ces « empiriques » partisans des idées
nouvelles qu'elle réprouvait.

L'article 74 de ces statuts était ainsi conçu : « Nul ne
« pourra exercer la médecine à Paris s'il n'est reçu
« licencié ou docteur dans cette ville ou s'il n'y a été
« admis à la manière accoutumée, ou s'il ne fait partie
« du corps des médecins royaux, comme médecin du
« Roy très-chrestien ou de sa famille. »

Il est vrai que le docteur d'une Faculté provinciale
pouvait se faire agréger, ainsi que nous l'apprend l'article 50 : « Nul n'enseignera la médecine à Paris s'il n'est
« docteur ou licencié de la Faculté de médecine de Paris
« ou s'il n'y a été *agrégé* selon la coutume. »

Mais il est également vrai que cette agrégation était
extrêmement difficile à obtenir, et que, pour remplir
les conditions requises, il fallait être en conformité
d'idées complète avec l'École.

D'après l'article 74 des statuts, les médecins royaux,

de quelque Faculté qu'ils fussent, jouissaient du libre exercice de leur art dans la capitale : aussi, le premier soin de Renaudot, docteur de la Faculté de Montpellier, avait-il été de se faire nommer, dès 1612, médecin du Roi, servi en cela par le premier médecin de Sa Majesté, Hérouard, qui lui-même était docteur de la même université.

Paris et Montpellier possédaient chacun une Faculté de médecine également antique, également renommée. Ces deux Facultés, à cette époque, étaient rivales, et disons plus, ouvertement ennemies.

Gardien fidèle de la tradition arabiste, Montpellier suivait les incessants progrès de la chimie qui se dégageait alors des ténèbres, cependant si fécondes, de l'alchimie. Il prescrivait, il patronait les remèdes chimiques que Paris, gardien fidèle de la tradition galénique, proscrivait à outrance. Il acceptait l'antimoine, l'opium, le laudanum, le quinquina : Paris traitait ses médecins d'empoisonneurs. Quant aux théories nouvelles, il laissait complètement libre ses adeptes. Enfin Montpellier admettait à ses cours les protestants : l'orthodoxe Faculté de Paris eût cru déroger en faisant participer à sa science un élève « de la religion prétendue réformée ».

Jusqu'alors les haines s'étaient accumulées : on s'observait avant l'attaque : un éclat était imminent : ce fut Renaudot qui en fournit le prétexte. Déjà l'établissement du Bureau d'adresse avait rencontré de nombreuses difficultés : les monts-de-piété, la Gazette avaient mis de plus en plus en relief le médecin de Montpellier. Mais lorsqu'il fonda ses Conférences, lorsqu'on le vit s'entourer de médecins des Facultés provinciales, lorsque la Faculté de médecine de Paris vit ses élèves eux-mêmes

aller suivre les discussions sérieuses du Bureau d'adresse ;
lorsqu'enfin Renaudot eut obtenu, comme nous le verrons bientôt, le droit d'établir un laboratoire pour la
préparation des remèdes chimiques, la Faculté de Paris
comprit qu'elle avait là un ennemi redoutable, et, résolue
à tout faire plutôt que de transiger avec ses principes,
elle songea dès lors à préparer la chute du novateur.

Au point où nous sommes arrivés de ce récit, les événements vont se précipiter avec la plus grande rapidité,
se presser, s'enchaîner les uns les autres d'une façon
presque inextricable. D'une part, nous allons voir Renaudot soutenu par l'amitié d'un grand ministre maître
absolu dans le conseil du Roi : d'autre part l'École de
Paris, ce petit état que Richelieu n'aimait guère, car
il savait qu'il lui était hostile, protégée dans la circonstance par le Parlement, tribunal jaloux de ses prérogatives, petite république héréditaire par *la Pau-
lette* et qui soutiendra la Faculté de médecine contre
le pouvoir, parce que, se sentant lui-même menacé par
ce même pouvoir, il éprouve le besoin de se faire des
alliés contre l'ennemi commun.

Renaudot était alors tout-puissant, dans la plénitude
de son intelligence et armé de pied en cap pour la
lutte.

Au physique, c'est un homme robuste, de constitution
sèche, de taille moyenne, sévèrement vêtu d'un pour-
point noir boutonné jusqu'au cou. La face est maigre,
osseuse, disgracieuse dans ses détails, ravagée par la
petite vérole ; le nez est court et épaté, perpétuel sujet
de sarcasmes. Mais le front est vaste, dénudé, les yeux
sont largement fendus, l'ensemble de la physionomie
respire la bonté compatissante commandée par une

intelligence tenace, par un esprit indomptable que les revers pourront affliger cruellement, mais qu'ils n'abattront jamais [1].

Par son Bureau d'adresse il avait acquis une grande popularité parmi les malheureux, par sa Gazette, s'il s'était fait des ennemis, il avait également conquis les sympathies de hauts personnages qui ne dédaignaient pas d'être agréables à un honnète homme qui avait si bien l'oreille du terrible cardinal. En 1638 il avait perdu son protecteur, le P. Joseph; mais Richelieu savait trop bien suivre les conseils du capucin pour cesser de protéger le maître du Bureau d'adresse dont il allait prendre un des fils pour médecin particulier. Il ne devait pas tarder à germer dans l'esprit éminemment pratique de ce dernier une idée que le cardinal dût accueillir avec faveur : fonder une Faculté de médecine libre vis-à-vis de la Faculté de Paris dont le prestige diminuait de jour en jour. Renaudot était resté médecin, et médecin très-estimé : sa notoriété médicale était considérable : en outre, sa place de médecin du Roi lui donnait un relief particulier, bien que cette fonction fût plus nominale qu'effective. Voyant accourir autour de lui les médecins des universités provinciales et en particulier ceux de l'Université de Montpellier, il comprit vite que, parmi ceux-ci et parmi les savants qui fréquentaient ses Conférences, il trouverait avec facilité un corps enseignant. Quant à la capacité des professeurs, le succès avec lequel avaient été accueillies les Conférences prouvait suffisam-

[1] Le *Recueil des Gazettes de l'année* 1631 appartenant à la Bibliothèque nationale est orné du portrait de Renaudot, au bas duquel on lit l'inscription suivante : *Theophrastus Renaudot, juliodunensis medicus et historiographus regius, ætatis anno 58, salutis* 1644.

ment que les élèves ne manqueraient pas à la nouvelle
École. En outre, il savait pouvoir compter aveuglément
sur ses adhérents qui, persécutés par la Faculté, n'avaient
qu'à gagner en s'attachant à lui. Il pensa tout de suite
à les utiliser.

La rénovation médicale qu'il allait tenter s'appuyait
sur deux points principaux : l'étude de la chimie appliquée à la médecine, l'étude de la clinique opposée à la
scolastique. Il ne songeait rien moins, comme on le
voit, qu'à l'introduction dans la science médicale de la
méthode expérimentale. Pour remplir la première partie
de son programme, il voulut adjoindre à la discussion
théorique des conférences, l'expérimentation du laboratoire. Partisan de la polypharmacie, il voulut établir des
« fourneaux » où les apothicaires pussent venir préparer
eux-mêmes les « drogues qu'ils n'étaient pas habitués à
manipuler ». En conviant ces derniers à se rendre au
Bureau d'adresse, il se faisait de nouveaux alliés, car il
les traitait d'égal à égal alors que l'École ne perdait
aucune occasion de témoigner le mépris qu'elle avait
pour eux : quant aux chirurgiens, ils allaient, par sa
seconde institution, devenir ses amis dévoués. L'entente
était déjà complète, car lui-même, nous l'avons vu,
n'avait pas craint d'aller, au début de sa carrière, étudier sous les ordres d'un chirurgien en renom. Mais il
n'était pas facile d'établir au dix-septième siècle un
laboratoire où devaient se manipuler des substances
toxiques. Avant l'autorisation royale il fallait l'autorisation de la cour des Monnaies, qui avait sous sa surveillance tout ce qui touchait à la distillerie dans le
commerce, l'industrie et l'art. Or, celle-ci accordait très-
difficilement les autorisations de ce genre, et il était bon

d'avoir des amis dans la place. Une excellente occasion ne tarda pas à se présenter : Jean le Noble, conseiller à ladite cour, vint à mourir ; Renaudot acheta la charge vacante avec l'agrément du Roi donné par Lettres du 1er mai 1638 [1]. La position était désormais conquise : et le 2 septembre 1640, Louis XIII, par Lettres patentes, lui accordait l'autorisation de se livrer à toutes les pratiques qu'il jugerait nécessaires pour le bien et soulagement des « pauvres et particulièrement des malades [2] ».

Les considérants renfermés dans ces Lettres méritent de nous arrêter un instant :

Lettres patentes du Roy en faveur des pauvres et particulièrement des malades.

« Louis, par la grâce de Dieu, Roy de France et de « Navarre, à tous ceux qui ces présentes lettres verront, « salut :

« Notre très-cher et bien aimé Théophraste Renaudot, « docteur en médecine, l'un de nos conseillers et méde- « cins ordinaires, maître et intendant général des Bu- « reaux d'adresse de France, s'étant de longue main em- « ployé à la recherche de plusieurs inventions et moyens « pour l'emploi des pauvres valides et traitement des inva- « lides et généralement à tout ce qui est utile et conve- « nable au réglement desdits pauvres : pour lequel nous « l'aurions mandé exprès dès le mois d'octobre de l'an « 1612, et à iceluy permis et accordé par notre brevet

---

[1] *Arch. nat.*, Z, 3218, fol. 119 ; et JAL, *Dictionnaire critique de Biographie et d'Histoire.*

[2] Les *Consultations charitables pour les malades,* dédiées à Mgr de Noyers, secrétaire d'État, 1640.

« dudit jour de mettre en pratique et établir toutes ses-
« dites inventions; avec défense à tous autres qu'à ceux
« qui auront pouvoir exprès de lui de les imiter, altérer
« ou contrefaire : mesme iceluy pourveu de la charge
« de Commissaire général des pauvres de notre royaume,
« par arrest de notre conseil d'État du 3 février 1618 :
« ledit Renaudot n'aurait pas seulement vaqué à la per-
« quisition des secrets et choses les plus cachées en l'art
« de médecine dont il fait profession depuis trente-cinq
« ans : mais encore, depuis l'établissement desdits Bu-
« reaux d'adresse reçu en iceux toutes les personnes
« curieuses qui y font expérience de plusieurs inven-
« tions utiles au public et particulièrement auxdits pau-
« vres : lesquels y reçoivent gratuitement conseil et
« assistance en leurs maladies et incommodités, par la
« charité des médecins, chirurgiens et apothicaires qui
« s'y assemblent à cette fin. Et d'autant qu'une partie
« des expériences qui s'y font sont des remèdes tirés des
« plantes, animaux et minéraux, pour la préparation
« desquels il est obligé de tenir toutes sortes de four-
« neaux, alambics, matrats, récipients et autres vaisseaux
« de chymie et spargyrie pour extraire par les opéra-
« tions dudit art toutes sortes d'eaux, huiles, sels, magis
« térées, extraits, quintessences, chaux, teintures, régu-
« les, précipités et généralement tous les autres effets
« dudit art de chymie, lesquels se trouvent fort utiles à
« la guérison des maladies lorsqu'ils sont méthodicque-
« ment administrés selon les préceptes de la médecine :
« désirant favoriser cette louable institution et donner
« sujet à ceux qui auront quelque invention utile au
« public de ne l'en vouloir pas frustrer, mais plus tost
« lui en faire voir l'expérience : Nous avons par ces pré-

« sentes signées de notre main permis et accordé, per-
« mettons et accordons à tous ceux qui auront quelque
« invention ou moyen servant au bien et soulagement
« desdits pauvres tant valides que malades et invalides,
« mesmement quelque remède tiré des végétaux, ani-
« maux et minéraux par le régime du feu ou autrement,
« le pouvoir faire en la maison dudit Renaudot et en sa
« présence et non ailleurs. *Et pour cet effet, avons permis*
« *audit Renaudot de tenir chez lui lesdits fourneaux et y*
« *faire toutes sortes d'opérations chymiques servant à la*
« *médecine seulement.*

« Si donnons en mandement à nos amés et féaux, les
« gens tenans notre cour des Monnoies que ces présentes
« ils fassent enregistrer et du contenu en icelles jouir
« ledit Renaudot, nonobstant toutes oppositions, appel-
« lations et empeschements quelconques. Et voulons
« qu'au Vidimus d'icelles, dûment collationnées par l'un
« de nos amés et féaux conseillers et secrétaires, foi
« soit ajouttée comme au présent original. Car tel est
« notre plaisir. En témoin de quoy nous avons fait
« mettre notre scel à cesdites patentes.

« Donné à Chantilli, le deuxième jour de septembre,
« l'an de grâce 1640 et de notre règne le 31ᵉ.

« LOUIS.

« Registré en ladite cour des Monnoies : ouy sur ce le
« procureur général du Roy le 25 septembre 1640.

« DE LAISTRE. »

Ces Lettres patentes régularisaient la situation de
Renaudot et semblaient le mettre à l'abri de toute opposition : il n'en fut cependant rien.

Jusque-là la Faculté de médecine s'était inquiétée, il est vrai, de ce rival dangereux dont la puissance croissait tous les jours et qui faisait de la médecine pratique pendant qu'elle syllogisait, mais elle n'avait pas encore osé agir contre lui. Elle s'était contentée de fulminer de temps en temps contre les docteurs étrangers, « ces exotiques, ces empiriques, ces circulateurs »; mais, lorsqu'elle eut compris que sanctionner par le silence l'*établissement des fourneaux* pour la préparation des remèdes chimiques, c'était sanctionner la médecine nouvelle, elle décréta qu'il fallait intenter un procès à l'imposteur.

Renaudot était officier de la maison du Roi par son titre de conseiller et médecin ordinaire, partant il était justiciable des Requêtes de l'hôtel, dont les appels allaient devant le Conseil royal jugeant souverainement. Du reste, nous n'avons pas oublié que, « par plusieurs « lettres patentes, et arrests du conseil, la connoissance « des procez et différens du suppliant avaient été attri- « buez *souverainement* aux sieurs maistres des requestes « ordinaires de l'hostel de S. M., et qu'icelle étoit inter- « dite à tous autres juges, notamment au prévost de « Paris ou son lieutenant civil ».

Néanmoins, le 23 octobre 1640, la Faculté, s'appuyant sur ce que les lettres obtenues par Renaudot n'avaient pas été vérifiées « en la cour du Parlement », l'assigna devant le lieutenant civil « pour se voir faire dé- « fense d'exercer la profession de médecine et de donner « ou faire donner chez luy aucun avis aux malades ni de « tenir aucuns fourneaux ». En même temps qu'elle portait la cause devant le lieutenant civil, juge en matière d'ordre public, elle présentait une requête à la cour des Monnaies, juge spécial dans la circonstance.

Renaudot ne perdit pas de temps, et, le 30 du même mois, il demandait à son tour qu'il plût à S. M. le maintenir en la jouissance « des concessions et priviléges à « luy octroyez par Sadite M., et ce faisant ordonner « qu'itératives défences seront faites à toutes personnes, « mesme audit doyen et docteurs de l'Eschole de méde- « cine de Paris et autres, de troubler et empescher ledit « suppliant : et pour faire droit sur le trouble par eux à « luy donné, renvoyer les parties aux Requestes ordi- « naires de l'hostel de S. M., auxquelles elle a attribué « entière juridiction et connoissance souveraine desdits « bureaux et dépendances d'iceux, et icelle interdire à « tous autres juges, mesme audit lieutenant, civil auquel « défences seront réitérées d'en connoistre ».

Le Roi avait à peine reçu la supplique du gazetier, que le jour même de sa réception (30 octobre), en son conseil privé tenu à Paris, il ordonna que la requête de Renaudot serait signifié au doyen et docteurs de la Faculté de médecine, « et cependant surseoiront toutes poursuites « par devant le prévost de Paris et ailleurs jusques à ce « que autrement par S. M. en ait esté ordonné ».

Déjà, le 26 octobre, la cour des Monnaies avait rendu un jugement favorable à Renaudot ; mais, le 6 novembre, le jour même de la signification de la requête à Guillaume du Val, doyen de la Faculté de médecine, et à Simon Bazin, doyen sortant, et jointes à la requête les considérations du conseil privé, le prevôt de Paris rendait une sentence par laquelle « les défenseurs estoient déchargez « de l'assignation à eux donnée en la cour des Monnoies « et défences estoient faites audit Renaudot de faire « assemblée en sa maison touchant l'art de médecine et « de la pratiquer en la ville de Paris ».

Devant cette nouvelle complication, Louis XIII chargea le sieur d'Aubray de lui faire un rapport sur ce procès qui menaçait de s'éterniser. Le 11 juin 1641, sur le rapport de celui-ci, « le Roy retenoit la cause, jugeant sou- « verainement, arrestoit toutes les poursuites » et consacrait de nouveau, et l'*établissement des fourneaux*, et les *Consultations charitables* dont nous allons bientôt parler.

Mais revenons un peu en arrière : Renaudot, nous le savons, depuis son arrivée à Paris, bien que très-occupé, n'avait pas négligé la médecine. Pendant les premières années qui suivirent son installation, les docteurs de la Faculté, bien qu'ils ne fussent pas partisans des remèdes chimiques qu'il employait, avaient consenti à aller en consultation avec lui : du reste, sa clientèle était des meilleures, en dehors, bien entendu, des pauvres auxquels il donnait gratuitement ses soins. Ces relations ne tardèrent pas à devenir moins suivies. A mesure que Renaudot créait et que les remèdes chimiques devenaient tout à fait à la mode, la Faculté, qui voyait s'accroître les partisans des remèdes nouveaux, qui s'apercevait que ses élèves fréquentaient les conférences du Bureau d'adresse, lieu de réunion des plus beaux esprits du temps, la Faculté, disons-nous, comprenait de mieux en mieux que Renaudot à son tour devenait peu à peu chef d'école.

« Sur ces entrefaites, un événement imprévu vint « envenimer la querelle commençante. Une commis- « sion spéciale travaillait depuis 1623 à la rédaction « d'un *antidotaire* ou codex pharmaceutique destiné à « donner la liste des médicaments autorisés et reconnus « par la Faculté. L'ouvrage avançait, mais de cette « marche lente et posée qui est celle de tous les livres « faits en commun par une compagnie savante, comme

« le fameux *Dictionnaire de l'Académie française.* Tout le
« monde savait qu'il était encore loin d'être terminé, lors-
« que, en 1638, le doyen Hardouin de Saint-Jacques le
« fit subitement publier. On ne fut pas médiocrement
« surpris d'y trouver le vin *émétique* ou vin antimonial,
« — condamné par un décret solennel de 1565 comme
« substance délétère, — inscrit en toutes lettres. Com-
« ment l'ennemi avait-il pénétré dans la place? Y avait-il
« eu trahison? Un vote avait-il été surpris? On ne l'a
« jamais bien su. Plusieurs pensèrent que ce doyen peu
« scrupuleux n'avait pas craint de fausser les regis-
« tres de la Faculté pour l'année 1637. Quoi qu'il en soit,
« il n'en fallait pas davantage pour mettre en jeu toutes
« les colères [1]. »

Pensant que le coup venait peut-être de Renaudot, la
Faculté résolut de riposter : mais, n'osant pas encore
s'attaquer directement au père, elle retourna sa colère
contre les enfants. Ses deux fils, Isaac et Eusèbe, étaient
depuis 1636 inscrits comme étudiants sur les registres
de l'École. Lorsqu'en 1638 ils présentèrent leur supplique pour obtenir le premier grade, le baccalauréat,
elle les força à passer sous ses Fourches Caudines en
leur faisant signer la déclaration suivante :

« Par devant les notaires gardenottes du Roy notre
« Sire, au Chastelet de Paris, furent présents : MM⁰ˢ Isaac
« et Eusèbe Renaudot frères, maistres ès arts en l'Uni-
« versité de Paris, estudians en médecine, demeurant
« rue de la Calandre, au Grand Coq, paroisse St Ger-
« main-le-Vieil. Lesquels ont promis à Messieurs de la
« Faculté de médecine de cette ville de Paris qui l'ont

<hr>

[1] M. RAYNAUD, *les Médecins au temps de Molière,* loc. cit., p. 186.

« ainsi requis d'eux : Qu'aux cas qu'ils ayent l'honneur
« d'estre reçus en la qualité de bacheliers de ladite Fa-
« culté et autres degrés d'icelle, comme ils l'espèrent et
« les en supplient, ils n'exerceront point aucune des
« fonctions du Bureau d'adresse, ains s'adonneront
« entièrement à l'exercice de la médecine. A quoy ils se
« sont obligés sous l'hypothèque de tous et chascuns
« leurs biens. Ce fut fait et passé après midy, en l'estude
« de Parque, l'un des notaires soussignés, le xxie jour de
« mars mil six cent trente-huit, et ont signé la présente :
« Isaac Renaudot, Eusèbe Renaudot, de Troyes, Parque[1]. »

Le cœur de Renaudot dut saigner en voyant ses fils,
certainement avec son approbation, signer eux-mêmes
le désaveu de tout ce qu'avait fait leur père, et lui, le médecin pratique, dut singulièrement hausser les épaules en
considérant les sujets proposés à ses enfants aux thèses
quodlibétaires[2].

Mais enfin ils étaient bacheliers le 17 mars 1638, et
deux ans plus tard pouvaient être licenciés, puis docteurs. Ces deux années ne devaient pas se passer sans

---

[1] Cet acte est extrait des *Commentaires manuscrits de la Faculté de médecine de Paris*, t. XIII, f. 46; registres précieux sur lesquels chaque doyen inscrivait en latin et de sa main les actes de son décanat. C'est dans ces manuscrits que nous avons puisé la plupart des détails *presque entièrement inédits* qui vont suivre.

[2] *Loc. cit.*, p. 113. On s'étonnera peut-être de voir ses deux fils étudiants à l'École. Mais, si l'on considère qu'à l'époque où ils avaient commencé la médecine, *les hostilités n'étaient pas commencées*, et qu'en outre, en leur faisant acquérir un titre légal qui leur per-mettait d'exercer à Paris, Renaudot les mettait à l'abri de toute revendication, car tous ne pouvaient être médecins du Roi, on comprendra très-bien qu'une fois l'inscription faite, et surtout après deux années d'études, il devait les engager lui-même à faire des concessions, dût-il pour cela sacrifier son amour-propre. Et même la condition de médecin du Roi ne garantissait-elle que très-imparfaitement : Renaudot en allait faire l'expérience.

incidents : nous connaissons déjà l'opposition faite par l'École à l'établissement des Fourneaux, et la condamnation de Renaudot le 6 novembre 1640 par le Châtelet, qui n'interdisait à celui-ci rien moins que l'exercice de la médecine dans la ville de Paris.

Le premier soin du nouveau doyen, Guillaume du Val, entré en fonction le 3 novembre 1640 [1], avait été de se faire adjoindre, devant la puissance de l'ennemi à combattre, dix coadjuteurs ou conseillers du doyen, pris parmi les docteurs de l'École. Ce furent :

« MM^es Simon le Tellier, René Chartier, Gabriel Har-
« douin de Saint-Jacques, Jean Merlet, Claude Gervais,
« Jean Bourgeois, tous du grand ordre.

« MM^es Jacques Cornuty, Hugo Chasles et enfin Guy
« Patin, docteurs du petit ordre [2]. »

Retenons le nom de ce dernier, que du reste nous connaissons déjà : car c'est lui qui désormais va prendre la plume contre Renaudot et devenir son adversaire le plus acharné et le plus redoutable. Aux moments d'accalmie, il sera toujours là pour souffler la discorde.

Ces conseillers, nous apprennent les *Commentaires* [3], étaient institués « à propos d'une foule de soi-disants mé-
« decins exerçant à faux titre la médecine à Paris, fau-
« teurs d'erreurs insolentes, empiriques, circulateurs,
« argyteurs, troublant le bon ordre parmi les dignes
« docteurs de la Faculté de médecine de Paris, et sur-
« tout l'un d'eux, Théophraste Renaudot, préfet de la

[1] Les doyens étaient nommés pour deux ans et rééligibles. Le décanat commençait toujours dans les premiers jours de novembre. Guillaume du Val remplaçait Simon Bazin, doyen sortant.

[2] Les docteurs, après dix ans à dater de leur réception au grade doctoral, devenaient docteurs *du grand ordre*.

[3] *Com. manuscr.*, t. XIII, f. 107.

Gazette, homme d'une audace extraordinaire qui rece-
« vait chez lui, dans le local de sa Gazette, des médecins
« étrangers, vagabonds, exotiques, et sous prétexte de
« charité illégitime (illégitime parce qu'elle est sans juri-
« diction, bien plus elle va contre les lois et juridictions
« de l'Académie de Paris ainsi que le démontrent les sta-
« tuts), avait institué des consultations avec ces médecins ».

Il était difficile de trouver mieux que « l'illégitimité de
la charité », et on ne nous reprochera pas d'exagérer en
disant qu'on défendait désormais à Renaudot de faire le
bien en donnant des consultations gratuites.

Cette nouvelle création qui déjà soulevait tant de colères, n'était du reste qu'un perfectionnement de plus, et
le plus grand, apporté au plan dont il poursuivait la réalisation et qui consistait, tout en servant les malheureux,
à opposer à l'ancienne Faculté vivant entièrement sur un
passé glorieux mais insuffisant, niant toutes les récentes
découvertes, une École nouvelle désireuse au contraire
de marcher à la tête du progrès.

L'enseignement théorique devait y être assuré par les
nombreux savants qui se rendaient chaque semaine aux
conférences du Bureau d'adresse et qui, par une légère
transformation, pouvaient former un excellent corps
professoral : de plus, l'établissement des Fourneaux
fournissait à ces derniers, ce qui n'existait pas à l'École,
qui ne songeait du reste nullement à en établir, des la-
boratoires dûment autorisés.

Mais, pour enseigner la médecine à l'inverse de la Faculté contre laquelle on allait lutter, il fallait des malades :
Renaudot établit chez lui une clinique privée en créant
les « Consultations charitables ».

Depuis longtemps déjà, depuis 1630, lors de la fonda-

tion du Bureau d'adresse, les malheureux qui venaient
chercher quelque emploi en ce lieu y trouvaient en même
temps un remède gratuit à leurs maladies : des médecins
amis de Renaudot, et Renaudot lui-même, se tenaient à
la disposition des consultants. Mais, pour pouvoir réglementer ces consultations, il fallait les faire sanctionner
par l'autorité, d'autant plus qu'il était certain que, si
elles n'étaient pas approuvées, la Faculté de Paris ne
manquerait pas de demander leur interdiction.

Aussi, lorsque son laboratoire, établi en principe pour
la préparation des remèdes gratuits, eut été consacré par
lettres patentes du 2 septembre 1640, Renaudot, certain
désormais de pouvoir préparer lui-même ses médicaments, que l'École interdisait aux pharmaciens de déli-
vrer, institua-t-il officiellement ses Consultations charitables. Le 7 novembre 1640 il les plaçait sous la
protection de Mgr de Noyers, secrétaire d'État[1], auquel
il dédiait son libelle intitulé : « *Les Consultations charitables pour les pauvres malades.* » Après une dédicace
flatteuse dans laquelle M. de Noyers était représenté
comme la charité même, Renaudot s'exprimait ainsi :

« Comme il n'y a point de *conclusion plus universelle-*
« *ment approuvée* de tous les peuples et religions du
« monde que celle-ci, qu'il faut soulager les pauvres,
« ainsi, faut-il renoncer à l'humanité, pour en réprouver
« le dessein ; et pour ce que de toutes les professions des-
« tinées au bien et soulagement des hommes, il n'y en a
« point de plus nécessaire que la médecine, comme
« ayant été créée de Dieu pour rémédier à leur plus
« pressante nécessité qui est la maladie. C'est pourquoi,

[1] *Les Consultations charitables*, in 4°, 1640. 7 novembre.

« tandis que je minute en mon esprit les moyens de ré-
« duire en pratique les règlements approuvés pour
« soulager toutes sortes de pauvres, je tends l'une de
« mes mains aux malades et invite de l'autre tous ceux
« qui me peuvent aider en ce charitable projet. Le succès
« duquel a déjà tellement répondu à ce que je m'en étois
« promis, qu'il y a grande apparence que Dieu autorise
« de ses saintes bénédictions une si louable entreprise.
« Car, encore que les pauvres malades, ayant toujours
« reçu de moi l'assistance gratuite qu'ils m'ont demandée :
« si est-ce qu'ayant vaqué plus assidûment depuis quatre
« mois à consulter pour leurs maladies, je puis assurer
« qu'il ne s'est renvoyé depuis ce temps-là aucun, non-
« seulement sans l'ordonnance des médecins fameux qui
« ont voulu exercer chez moi cette charité ; mais encore
« sans qu'on leur ait fourni de quoi payer les remèdes
« ordonnés, quand ils l'ont désiré ou qu'il est venu à
« notre connaissance qu'ils en ont eu besoin. Nonob-
« stant laquelle charité il se trouve de l'argent de reste
« de la largesse des malades qui ont voulu contribuer
« quelque chose pour les pauvres.

　« Ceux qui viennent chercher assistance céans étant de
« trois sortes : les uns riches et accommodés, lesquels après
« avoir reçu le conseil qui leur est donné par écrit par
« tant de gens d'honneur, qu'ils voient présents ou
« qu'étant absents ils ont envoyé consulter sur un mé-
« moire contenant le récit de leur mal et des remèdes
« qui leur ont été administrés, sans dire leur nom, qui
« ne sert de rien à la guérison des maladies : ces pre-
« miers exercent fort volontiers la libéralité de quelque
« chose qu'ils destinent à faire médicamenter les pauvres,
« qui n'est pas la moitié de ce que leur coûteroit ailleurs

« une consultation. Les autres sont si peu accommodés
« qu'ils n'ont pas moyen de faire aucune chose : toute-
« fois leur pauvreté ne va pas jusques à avoir besoin
« d'aumône et n'est pas telle qu'ils ne puissent avoir de
« quoi payer à leur apotiquaire et chirurgien les remèdes
« qu'on leur aura ordonnés; et ceux-là s'en retournent
« avec leur ordonnance, sans faire aucune charité ni en
« recevoir d'autre que celle du conseil qu'on leur a
« donné, même offrent souvent de donner aux autres
« pauvres quelque témoignage de leur reconnaissance,
« laquelle on refuse, lorsque leur incommodité est
« connue, encore qu'il s'en trouve de cette seconde
« sorte qui donnent malgré nous quelque petite aumône :
« sur l'opinion que leur charité redoublera la bénédic-
« tion de Dieu sur les remèdes qu'on leur a ordonnés.
« Les troisièmes sont de pauvres mendiants ou qui sont
« retenus de mendier par la seule honte, lesquels avec
« l'ordonnance reçoivent, ou leur chirurgien ou apoti-
« quaire pour eux, la somme à laquelle on a composé
« pour leurs remèdes, les faisant ressouvenir qu'ils tra-
« vaillent pour des pauvres; sur lesquels se doivent sim-
« plement indemniser de leur déboursé. En quoi j'ai
« véritablement à me louer du zèle et affection que les
« maîtres chirurgiens et apotiquaires de cette ville ont
« jusqu'ici témoigné en toutes les occasions qui se sont
« présentées de servir les pauvres; n'y en ayant aucun
« qui ne se soit volontairement offert à contribuer gra-
« tuitement sa peine et son industrie à ce bon œuvre.
« Voilà ce qui se passe en nos consultations, desquelles
« je laisserai raconter le succès à ceux qui en sentent tous
« les jours le soulagement, me contentant d'inciter tous
« ceux auquel Dieu a fait la grâce de pouvoir aider de

« leurs conseils, secours et assistance, les pauvres ma-
« lades, de se trouver céans les mardis de chacune se-
« maine à deux heures après midy ; à laquelle heure
« recommencent les consultations pour ceux qui en ont
« besoin selon l'ordre de leur arrivée; qui s'y trouvent
« quelquefois en telle affluence que les médecins consul-
« tants sont contraints de se partager en deux ou trois
« bandes, afin de leur donner plus prompt secours sans
« faire attendre leurs ordonnances qui se font seulement
« en latin et se mettent par le malade ou par celui qui est
« là de sa part, entre les mains de son chirurgien ou
« apotiquaire pour l'exécuter. »

Ainsi, vers le commencement de juillet 1640, les *Consultations charitables* se trouvèrent définitivement orga-
nisées, et, le 2 septembre, elles étaient autorisées en
même temps que l'établissement des fourneaux et par les
mêmes lettres patentes[1]. Disons tout de suite que, si elles
existent aujourd'hui dans les hôpitaux sous le titre de
Consultations externes ou *gratuites,* c'est à Renaudot que
les malheureux en sont redevables, la Faculté, comme
nous allons le voir, se les étant bientôt assimilées, après
les avoir combattues.

Résumons leur mode de fonctionnement : le mardi
de chaque semaine et plus tard tous les jours, dans la
grande salle du Bureau d'adresse, rue de la Calandre,
siégeaient une quinzaine de médecins amis de Renaudot,
« divisés en plusieurs tables ». Les malades se présentaient devant eux : si le cas était simple, un médecin suffisait ; si le cas était difficile, les docteurs se réunissaient,
donnaient leur avis réciproque, et, après avoir discuté,

---

[1] V. p. 126.

remettaient au patient une consultation écrite. Les apothicaires présents exécutaient l'ordonnance et délivraient les médicaments; les chirurgiens pratiquaient la partie manuelle de l'ordonnance.

Les malades qui venaient consulter n'étaient pas tous dans la même situation de fortune : les uns étaient riches : à cet effet, dans la salle du Bureau, était placée une *boëte* où ceux qui le désiraient pouvaient déposer leur obole qui servait à payer les médicaments des nécessiteux. Donnait qui voulait : quant à ceux qui non-seulement n'étaient pas assez riches pour faire l'aumône, mais encore ne pouvaient même pas payer leurs médicaments, ils recevaient ceux-ci gratis et certainement avec eux quelques secours pécuniaires lorsque les libéralités des riches le permettaient.

Tout se passait dans le meilleur ordre : comme aujourd'hui, chaque consultant recevait à son entrée un numéro d'ordre, et chacun, riche ou pauvre, n'était consulté que lorsque son tour était arrivé.

Les apothicaires avaient accueilli avec enthousiasme les propositions de Renaudot et s'étaient empressés de se rendre à son appel. En lutte continuelle avec la Faculté qui voulait les tenir en tutelle absolue et ne leur laisser préparer que les remèdes « orthodoxes », ils pouvaient désormais, munis de l'autorisation royale, se livrer chez Renaudot à la préparation de tous les remèdes chimiques. De plus, ils en voulaient mortellement à l'École d'avoir inspiré et réédité un grand nombre de fois le livre de Guybert : *le Médecin charitable* [1], sorte de recueil de re-

---

[1] Guy Patin, pour faire pièce aux apothicaires, avait sans signer, suivant sa tactique habituelle, ajouté au *Médecin charitable* un *Petit Traité de la conservation de la santé :* « Je m'étonne bien, écrit-il à Spon

cettes usuelles pour la préparation des médicaments qui
avait eu un énorme succès et leur avait causé beaucoup
de tort. C'est certainement ce livre que visait Renaudot,
lorsqu'il écrivait : « On a reconnu par une infinité d'ex-
« périences qu'il se commet journellement de grandes
« fautes dans le choix, préparation et administration des
« médicaments et opérations, pour faciles qu'elles pa-
« raissent pour ceux qui n'y ont pas été instruits de longue
« main : fautes souvent irréparables et non moins péril-
« leuses aux malades que préjudiciables à l'honneur des
« médecins qui se trouvent par cet abus ordinairement
« frustrés de leurs bonnes intentions et de l'effet de
« leurs remèdes. De quoi ceux qui consultent ici ont estimé
« être obligés à l'acquit de leur honneur et conscience
« de donner avis au public ; qui n'ayant été alléché à souf-
« frir cet abus par autre intérest que par celuy de l'é-
« pargne, il cesse à l'endroit des pauvres par les fruits
« que notre charité leur fait ressentir : et quant aux
« riches, il y a grand sujet de s'ébahir comment ils ne
« se laissent pas faire des habits ou des souliers par celuy
« qui n'est pas tailleur. Et cependant ils se font préparer

• (10 novembre 1644), qui vous a dit que j'étais l'auteur du *Petit*
• *Traité de la conservation de la santé* qui est derrière le *Médecin chari-*
« *table*, cela ne mérite pas votre vu. Je l'ai fait autrefois à la prière
« du bon médecin charitable même, M. Guybert, qui m'avait donné le
« bonnet, et me pria de le faire le plus populaire que je pourrais,
« afin de le pouvoir joindre à son livre ; il ne mérite pas que vous
« y mettiez votre temps. Le passage du vin contre la peste est tiré
« de Riolan, *in Methodo generali, ubi de peste;* mais il n'est pas dans
« Plutarque ainsi ; c'est une faute de M. Amyot qui l'a traduit,
« mais elle n'est pas toute seule, il y en a plus de six mille autres.
« Si je puis jamais prendre quelque loisir, je tâcherai de raccommo-
« der ce traité et de le rendre un peu meilleur qu'il n'est ; et, en
« attendant, je vous prie de me faire la charité de ne dire à per-
« sonne que je l'ai fait, car j'en ai honte moi-même. » (*Lettres de*
Guy Patin, édit. Réveillé-Parise, t. I, p. 342.)

« des remèdes où il va de leur vie par des femmelettes ou
« des domestiques ignorants [1]. »

Quant aux chirurgiens, nous savons qu'ils étaient également en lutte avec la Faculté qui, pour leur faire pièce,
venait d'adopter les barbiers. Aussi se rendirent-ils avec
empressement à l'invitation du maître du Bureau d'adresse
qui, du reste, était un des leurs, puisqu'il était venu autrefois à Paris étudier la chirurgie.

Il n'en fallait pas davantage pour exciter de nouveau
la Faculté contre Renaudot. A peine les Consultations
eurent-elles été établies qu'elle fit tout son possible pour
les faire disparaître :

« Et pour ce que cette charité, ajoute Renaudot, ayant
« été sue, a eu cela de commun avec la bonne semence et
« parole de celui qui nous a tant recommandé cette ex-
« cellente vertu, qu'une partie est tombée dans les che-
« mins et entre les épines et les rochers; quelques-uns
« ayant été si peu charitables qu'ils l'ont voulu fouler
« aux pieds et étouffer dès la naissance et rendre infruc-
« tueuse par les mauvaises interprétations qu'ils y ont
« données, j'ai cru être obligé de détromper les esprits
« à qui ces mauvais interprètes des bonnes actions d'au-
« trui tâchent d'imposer, lesquels je ne nommerai point
« sur l'heure, sur l'espérance que j'ai de leur amende-
« ment, voulant encore ajouter cette nouvelle charité à
« la première : qu'il soit libre mesme à nos médisants et
« à nos envieux de s'en repentir sans honte et de venir
« participer à ce bon œuvre, avec protestation qu'il n'y
« seront pas seulement les bienvenus, mais aussi que,
« s'ils ont quelque conseil à nous donner pour rendre cette

[1] Les Cons. charitables, 1640.

« action meilleure et plus utile au public, ils en remporte-
« ront l'honneur et la gloire, que nos consultants ne cher-
« chent point en cette occurrence, mais seulement le sou-
« lagement des malades et particulièrement celui des pau-
« vres, conjointement avec l'honneur de leur profession
« et de toutes les parties de la médecine qu'ils taschent
« de relever du mépris et de l'opprobre où la haine et la
« malveillance de quelques-uns l'ont voulu mettre, pour
« venger leurs passions au préjudice des membres de
« leur corps, l'harmonie duquel ne pouvant être bien
« gardée tandis que la teste fera l'office des bras, c'est-
« à-dire tandis que le médecin fera le chirurgien ou l'a-
« pothicaire, on en voudra faire servir ceux qui ne sont
« ni l'un ni l'autre et le plus souvent n'y entendent rien,
« non plus que dans l'entreprise que feroient les autres
« membres sur leur chef. C'est très-mal à propos cepen-
« dant que notre charité se voue à restaurer la pratique
« de cet art excellent, qu'on la calomnie de vouloir en-
« treprendre sur la pharmacie ou la chirurgie, vu que le
« contraire appert par notre procédé qui répond entiè-
« rement à ce qui vous en vient d'être exposé. Avec aussi
« peu de raison tasche-t-on de nous aliéner les volontés
« des apothicaires et chirurgiens, sous prétexte que dans
« les lettres patentes que vous venez de voir (obtenues
« afin que l'on ne pût rien désirer à l'accomplissement de
« ce beau dessein), par lesquels le Roy permet à tous ceux
« qui auront quelque invention ou moyen servant au
« bien et soulagement des pauvres tant valides que ma-
« lades de le pouvoir faire, lorsqu'il est parlé des opé-
« rations de chymie, S. M. ne m'accorde le pouvoir de les
« faire que dans ma maison et en ma présence et non
« ailleurs : termes qui n'excluent pas les autres qui ont

« ou auront le pouvoir d'en user à leur commodité. Je
« conseillerais donc volontiers à ceux qui nous attaquent
« avec de si faibles armes de changer leur haine en
« émulation, taschant de mieux faire, comme aussi je prie
« ceux dont la charité combat avec moi courageusement
« les maladies des pauvres de se proposer toujours cette
« belle divise :

« Tunc aliis erimus superiores, cùm meliores [1]. »

Ce langage respire l'honnêteté, et, Renaudot conviant
les docteurs de l'École à venir à ses consultations gratuites l'honorer de leurs conseils, fournissait à ceux-ci
l'occasion de montrer qu'ils savaient oublier tout ressen-
timent lorsqu'il s'agissait de pratiquer la charité.

Les Consultations charitables eurent un immense re-
tentissement : on s'y rendit de toutes parts. L'après-midi
du mardi devint insuffisante, et les médecins consultants
durent se tenir en permanence dans la grande salle du
Bureau d'adresse : bientôt enfin ces médecins allèrent
en ville consulter gratuitement les malheureux.

Nous savons déjà que les mendiants ne venaient pas
seuls demander des consultations, et qu'il se rendait également au Bureau d'adresse des personnes relativement
riches dont les aumônes servaient à fournir des médicaments aux nécessiteux. Parmi celles-ci il s'en trouvait
que leur situation, que leur position vis-à-vis de l'École
de médecine et de l'Université empêchaient d'appeler
Renaudot en consultation. Lorsque sa nouvelle institution commença à fonctionner régulièrement et eut reçu
une consécration officielle, ces personnes, ou d'autres

[1] Les *Cons. ch.*, 1640.

qui étaient absentes de Paris, « envoyèrent consulter sur
« un mémoire contenant le récit de leur mal et des re-
« mèdes qui leur avaient été administrés, sans dire leur
« nom qui ne sert de rien à la guérison des maladies ».

Avec son sens pratique habituel, Renaudot comprit
vite qu'il pouvait y avoir pour lui, dans ces consultations à distance, un nouveau moyen de dissémination
des doctrines dont il s'était fait le propagateur : et bientôt, paraissait un petit livre, d'ailleurs fort modeste,
intitulé « *la Présence des absens, ou facile moyen de rendre*
« *présent au médecin l'estat d'un malade absent; dressé par*
« *les docteurs en médecine consultant charitablement à Paris*
« *pour les pauvres malades*[1]. »

Ce fut une véritable révélation pour nous lorsque nous
prîmes connaissance de ce petit livre, dont il n'existe à
notre connaissance qu'un unique exemplaire que personne n'a encore songé à analyser. C'est pour l'époque
un traité presque complet de diagnostic : on y sent à
chaque instant les efforts d'une profonde science clinique désireuse de se débarrasser par l'observation du
faux rationalisme de la médecine d'Aristote. Bien que
« dressé par les docteurs en médecine consultans cha-
« ritablement à Paris pour les pauvres malades », il
est écrit tout entier de la main de Renaudot, qui nous
apprend « que devant l'approbation qu'ont reçeu de
« la part de Dieu et des hommes ces consultations, ce
« grand bien ne peut rester plus longtemps enfermé

---

[1] A Paris, au *Bureau d'adresse*, rue de la Calandre, au *Grand Coq*,
1642, avec privilège. In-8° de 60 p. La bibliothèque de la Faculté
de médecine possède seule un exemplaire de ce livre que nous
n'avons trouvé nulle part ailleurs et dont personne n'avait jusqu'à
présent signalé l'existence.

« dans l'enceinte de Paris. Pour ce faire, cette chari-
« table compagnie a estimé ne se devoir pas conten-
« ter de donner toutes les semaines une après-disnée
« entière, qui est celle des mardis, aux consultations qui
« se font dans la grande salle du Bureau d'adresse, des-
« tinée à cet effet, pour recevoir tous les malades qui s'y
« présentent. Elle n'estime pas encore avoir assez fait de
« députer, comme il se pratique, des médecins de son
« corps pour aller visiter, traiter et faire médicamenter
« ceux qui ne se peuvent transporter à ce bureau, ni mesme
« d'avoir tellement multipliéces consultations pour la com-
« modité des malades qui arrivent les autres jours de la
« semaine, que l'on trouve tous les jours, depuis dix heures
« du matin jusqu'à midy au moins, trois consultants dans
« le mesme lieu : lesquels y vaquent diligemment à trait-
« ter riches et pauvres. Elle a d'abondant jugé à propos
« pour rendre un si grand bien d'autant plus communi-
« cable, c'est-à-dire d'autant plus grand, de dresser un
« formulaire pour l'usage des malades absens, tellement
« familier que, non-seulement l'apothiquaire et le chi-
« rurgien des champs et celuy qui aura la moindre con-
« naissance des maladies et de leurs accidens, mais jus-
« ques aux simples femmelettes et enfans, moyennant
« qu'ils sachent lire, les pourront suffisamment instruire
« de l'estat du malade, de sa maladie et de tous les symp-
« tômes et circonstances nécessaires pour tirer les indi-
« cations requises à les bien et méthodicquement traiter,
« voire aussi bien que si le malade était présent.. »

« Utilitez de ce livre :

« Ceux qui voudront ou ne pourront faire venir les
« médecins chez eux, soit pour en estre trop éloignez ou

« n'avoir pas le moyen de payer le voïage de ceux aux-
« quels ils se confient et qui ne se pourront ou voudront
« transporter chez eux, trouveront icy de quoy suppléer
« à ce défaut ; n'y ayant aucune des remarques et de-
« mandes que les médecins sont accoustumés de faire à
« leurs malades, et d'où ils prennent leurs indications,
« qui n'y soit employée.

« Par ce moyen plusieurs pauvres malades ne seront
« plus destituez de conseil, comme ils sont dans la cam-
« pagne et dans les lieux écartez des grandes villes : ce
« qui tourne au grand préjudice de plusieurs, pour ce
« qu'ils sont contraints de commettre le traitement de
« leurs maladies à des apothicaires, chirurgiens et bar-
« biers demeurans aux villages, qui ne sont toujours pas
« suffisamment instruits pour bien décrire une maladie
« ou ses accidens, à faculté de quoy les malades meurent
« souvent de maladies au commencement légères et cu-
« rables si elles estoient bien traitées, voire qui pis est,
« sans avoir donné ordre à leur asme, ni à leurs affaires
« domestiques pour n'avoir pas préveu le péril où ils
« estoient. »

On pensera ce qu'on voudra de ces consultations par
correspondance au moyen des indications d'un formulaire ; elles avaient au moins le mérite d'être faites par
des hommes compétents, d'avoir été créées dans un
but humanitaire, et surtout, à l'inverse de nos jours,
d'être absolument gratuites. Du reste, ce livre s'adressait surtout aux chirurgiens et apothicaires qui exerçaient
dans les campagnes et qui, en se servant des préceptes y
contenus, pouvaient dresser un mémoire circonstancié
sur la maladie de leur client et envoyer ce mémoire au
Bureau d'adresse, d'où il leur était répondu. On com-

prend que cet intermédiaire pouvait être précieux à une
époque où les moyens de transport étaient difficiles et
dangereux pour les malades, et les médecins qui exerçaient à la campagne fort peu instruits.

Ce petit livre devenait du reste un vade-mecum, un
aide-mémoire. En se guidant sur lui, dit Renaudot, « ils
« n'oublieront aucune circonstance requise à l'entente
« et parfaite connoissance de leur malade ».

A la fin du volume se trouvaient de petits livrets représentant nos feuilles d'observations médicales actuelles
dont on pouvait se servir dans les circonstances suivantes :

« Les médecins qui traitent des malades de consé-
« quence et dont il importera de tesmoigner de temps
« en temps, voire plusieurs fois le jour de l'estat de leur
« maladie, y trouveront aussi un notable soulagement
« de leur mémoire et un grand abrégé. Car ayans autant
« de *livrets* comme ils voudront remarquer de temps di-
« vers, ils pourront arrester en chacun de ces livres l'es-
« tat présent de leur malade... »

Voyons maintenant comment Renaudot conseillait au
médecin de procéder pour arriver à fournir les meilleurs
renseignements sur l'état du malade absent.

Il établit d'abord quelques divisions :

« Et pour ce que dans l'examen des choses que le mé-
« decin doit savoir pour bien connoistre une maladie
« et lui ordonner des remèdes bien à propos, il y a quel-
« ques considérations communes à tous les deux sexes
« et d'autres particulières à chacun d'iceux, elles seront
« divisées en trois chapitres : le premier sera commun
« à tous les deux sexes, le second sera pour les masles,
« le troisième pour les femelles. »

Après avoir donné d'une façon très-claire et très-détaillée ces « considérations » *avec figures et schemas* à l'appui, il ajoute :

« L'usage sera tel qu'il faudra marquer ou souligner « d'un crayon ou léger trait de plume le mot, le nombre, « ou la partie de la figure qu'on voudra désigner...

« En voicy l'exemple :

« *La personne pour laquelle on demande avis tient sa* « *naissance d'un père de longue vie,* médiocre ou briève « ou bien qui vit encore; sain ou *qui a esté incommodé* « de douleur de teste, de paralysie, d'apoplexie, de haut « mal, du poulmon, d'hydropisie, de gravelle, de pierre, « de colique, de mal vénérien, de *gouttes,* d'hémorroïdes, « de lèpres, etc. *Qui l'a engendré en sa jeunesse,* etc. »

Que ce livre fût pratique, rien n'est plus certain; qu'il donnât à distance, pour ainsi dire, tous les résultats qu'on croyait pouvoir en attendre, c'est une question à laquelle répondront facilement les médecins sérieux qui savent combien il est parfois difficile d'arriver à un bon diagnostic en présence du malade lui-même, et à plus forte raison devant une narration ou une observation plus ou moins bien prise.

Du reste, la lecture de « *la Présence des absens* », dont nous ne pouvons multiplier les citations, nous montre que Renaudot ne s'illusionnait pas sur les difficultés d'un bon diagnostic. Elle nous fait voir combien, et avec quelle intelligence, il avait pratiqué les malades, et combien il avait le sens clinique; les antécédents personnels ou héréditaires sont fouillés à fond, les conditions d'habitat, de nourriture, le travail immodéré de corps et d'esprit, le début général des affections, sont analysés avec soin et, disons-le, traités de main de maître. Enfin, son livre est orné de figures sur lesquelles, au moyen de quelques combinaisons ingénieuses très-clairement indiquées, on devait arriver assez bien à représenter les maladies, tant médicales que chirurgicales, dont la figuration exacte pouvait être importante au point de vue du traitement.

Le tout est résumé dans une table alphabétique où, en regard de la maladie dont on cherche les symptômes, se trouve l'indication de la page où ceux-ci sont traités : « *âge, p. 23; anurie sans flux de sang, p. 30; pierre aux reins, à la vessie, p. 37,* etc. »

Cet opuscule classe Renaudot parmi les cliniciens de premier ordre : c'est en outre, nous le répétons, *la première ébauche d'un traité de diagnostic,* et à ce titre il méritait une mention particulière ; nous savons, du reste, que son auteur collationnait un grand nombre d'observations soigneusement prises que ses occupations multiples ne lui permirent jamais de condenser et de publier en un traité de pathologie qui, certainement, eût été des meilleurs. On y peut voir qu'il était surtout un expérimentateur, un clinicien, et non un métaphysicien humoral à l'instar des docteurs de l'École qui proposaient comme sujets de thèses, les questions « candides », pour ne pas dire plus, que nous avons rapportées.

Notons enfin que ce livre est écrit en français; Renaudot, comme Pierre Ramus, veut qu'on parle la langue nationale, et, s'il demande que les ordonnances médicales soient écrites en latin, c'est pour montrer à ceux qui l'accusent d'ignorance, qu'il sait se servir de cette langue lorsqu'il en est besoin.

La renommée de Renaudot devenait universelle, les malades venaient le consulter de tous les points du royaume, et le Bureau d'adresse était si fréquenté que les marchands ambulants venaient s'installer dans les rues avoisinantes et débiter leurs marchandises à cette clientèle d'un genre particulier.

Montrer aux élèves qui suivaient ces consultations charitables les cas intéressants qui pouvaient se présenter était bien, mais il eût été encore mieux et plus profitable de pouvoir garder à domicile ces mêmes malades, pour la plupart besoigneux, afin de les traiter et d'observer soigneusement le cours de leur maladie. Mais pour cela il fallait un hôpital. L'Hôtel-Dieu, il est vrai, regorgeait de malades et ne possédait qu'un médecin, mais il est probable que ce dernier n'eût jamais consenti à avoir Renaudot pour collègue. En outre, celui-ci ne pouvait songer à transformer sa maison en hospice, la place devant déjà lui manquer pour loger son bureau d'adresse, sa gazette et son mont-de-piété. Mais cette idée de fonder un hôpital cadrait trop bien avec ses idées humanitaires et avec les besoins de l'enseignement qu'il projetait, pour qu'il n'essayât pas de la mettre à exécution. Il sollicita donc du Roi l'obtention d'un vaste terrain pour y construire son « *Hostel des consultations* « *charitables* ».

L'emplacement sur lequel, au commencement de 1642, il avait jeté son dévolu et dont il demandait la concession était situé dans le quartier le plus populeux de Paris; il englobait « le rempart de la ville qui estoit entre « la porte Saint-Anthoine et les religieuses du Calvaire ». L'endroit était fort bien choisi : l'« Hostel des consultations charitables » répondait aux besoins d'une population compacte éloignée de tout hôpital. En outre, transporter là le siége du nouvel enseignement, c'était

s'éloigner de cette rue de la Bûcherie où se trouvait
la Faculté de médecine dont les docteurs n'avaient qu'à
franchir le Pont-au-Double pour se rendre rue de la Calandre et interrompre, ainsi qu'ils ne craignirent pas de
le faire, les consultations gratuites du médecin de Montpellier.

Celui-ci fondait sa demande sur ce que : « vingt mille
« personnes qui avaient ressenti au Bureau d'adresse le
« soulagement qu'elles estoient venues chercher, pour-
« roient tesmoigner que les deux avenües de son logis
« estoient tellement occupées par les pauvres malades
« qu'elles le rendoient de difficile accez à toute autre
« personne [1]. » Renaudot demandait une place pour les
malheureux, et il offrait d'y construire *à ses frais* un
bâtiment où se délivreraient gratuitement consultations
et remèdes. On renvoya sa demande « aux thrésoriers
« généraux de France qui prirent l'avis des maistres des
« œuvres publiques, et tant les uns que les autres, après
« plusieurs descentes sur les lieux et avoir ouy les voi-
« sins, certifièrent la commodité que le public en rece-
« vroit ».

Devant cet avis favorable, le Roi lui accorda, par lettres
patentes datées de 1643, la concession du terrain demandé pour établir l'hôtel des consultations charitables
et créer un jardin médicinal. « Ces lettres patentes furent
« adressées en bonne forme au Parlement et ailleurs pour
« y estre vérifiées et registrées. »

Au reçu de ces lettres, Renaudot put se croire un instant maitre du terrain où devait s'élever la nouvelle

---

[1] *Requeste à la Royne, en faveur des pauvres malades de son royaume,*
par *Th. Renaudot.* in-4°, s. d., 1644?

École dont il possédait désormais tous les éléments d'organisation : mais il avait compté sans « Messieurs de la
Ville de Paris » qui, jaloux de leurs prérogatives et
obéissant à des injonctions intéressées, s'opposèrent à la
vérification des lettres accordées par le Roi, prétendant
que celui-ci n'avait pas le droit de désaffecter une partie du rempart qu'ils considéraient comme bien com-
munal.

En même temps, le duc d'Uzès et son épouse, qui
avaient des propriétés limitrophes, formaient opposition. Mais n'anticipons pas sur les événements.

CHAPITRE V

Alors que Renaudot créait ses *Consultations charitables* et
obtenait un emplacement pour bâtir un hôpital siège de
la future École qu'il méditait d'établir, quelle était l'at-
titude de la Faculté de médecine? Nous avons déjà dit
qu'en 1638 elle avait exigé de ses fils, désireux d'être bacheliers, une renonciation complète aux œuvres de leur
père. En 1640, alors que le procès s'engageait définitivement sur la question des fourneaux, ils étaient licenciés,
mais n'étaient pas encore docteurs. C'est alors qu'elle
proposa de ne pas les admettre au grade doctoral, et,
parmi les conseillers que nomma le nouveau doyen,
Guillaume du Val, pour l'assister dans la lutte, il en fut

un qui soutint cette proposition d'exclusion et triompha :
ce conseiller n'était autre que Guy Patin, qui se posait
ainsi en adversaire déclaré de Renaudot. Nous connaissons celui-ci ; voyons quel était le champion de l'École,
que nous n'avons encore qu'imparfaitement présenté à
nos lecteurs.

Né en 1601, à Hodenc-en-Braye, près Beauvais, Guy
Patin, qui possédait peu de fortune, mais qui, en revanche,
avait beaucoup d'ambition, vint à Paris, après avoir fini
ses études, avec la ferme intention de réussir. Il fit comme
beaucoup ont fait et font encore aujourd'hui, il se mit
correcteur d'imprimerie pour vivre, consacrant à l'étude
le temps que lui laissait le travail qui lui assurait son
pain quotidien. Étudiant en médecine assidu, il se fit remarquer de Riolan qui, alors fort en vue, ne tarda pas à
se l'attacher. En 1627 il était reçu docteur en médecine de la Faculté de Paris. Sa thèse : « *An homo totus sit
morbus?* » que nous avons déjà signalée, écrite dans un
latin élevé, annonçait un homme amoureux de l'antiquité
qu'il connaissait parfaitement, partisan fanatique de Galien, ennemi de toutes les doctrines nouvelles et répu-
diateur de toutes les théories qu'il ne trouvait pas dans
ce maître vénéré. Dès lors, métaphysicien rompu à toutes
les subtilités de la scolastique, il s'adonna peu à la médecine pratique, et s'il consultait pour vivre, il se plaisait
surtout dans sa « librairie » où il perçait de sa plume
acérée et envenimée les ouvrages nouveaux qui ne par-
tageaient pas entièrement ses idées.

Doué d'un esprit vif, il fut bientôt recherché pour sa
causerie brillante et animée, mais toujours mordante, et
devint l'ami du président Lamoignon avec lequel il allait
converser sur les vieux auteurs, ses favoris. Gardien ja-

loux des prérogatives de l'École à laquelle il appartenait,
il ne pouvait souffrir les médecins étrangers, et du même
coup les repoussait en bloc avec les idées nouvelles dont
ils se faisaient les promoteurs et parmi lesquelles se trouvaient la circulation sanguine et lymphatique. Complétement imbu des idées humorales, sans cesse à la poursuite de l'humeur peccante, il ne pouvait comprendre
comment un poison peut devenir un médicament, et la
lancette d'une main, le séné de l'autre, fulminait contre
l'opium, l'antimoine et les remèdes chimiques.

On ne pourra jamais lui reprocher d'avoir aimé l'antiquité et de l'avoir, peut-être à tort, défendue envers et
contre tous; mais ce que la postérité ne lui pardonnera
pas, c'est d'avoir insulté, de mauvaise foi, les hommes
qui à son époque illustraient la science médicale. Il
traite van Helmont de « méchant pendard flamand[1] »,
parce qu'il est alchimiste, Pecquet de « médecin de la-
quais[2] », parce qu'il a trouvé le réservoir du chyle qui
porte son nom; enfin, il ne craint pas d'insinuer la plus
infâme des calomnies contre Ambroise Paré, ce grand
homme et cet homme de bien, mais qui, à ses yeux, étant
chirurgien, n'avait pas le droit d'être illustre : « L'auteur
« de son livre, dit-il, a été un savant médecin de Paris
« nommé maistre Jean Hautin (Altinus), qui mourut icy,
« l'un de nos anciens l'an 1615[3]. »

Tout irrite sa bile, sa femme est acariâtre, son beau-père
a quatre-vingts ans et ne veut pas mourir : « La vieillesse et
« l'avarice sont toujours de bonne intelligence : ces gens-
« là ressemblent à des cochons qui laissent tout en mou-

[1] *Lettres de Guy Patin*, édit. Réveillé-Parise, t. I, p. 355.
[2] *Id.*, t. III, p. 392.
[3] *Id.*, t. I, p. 449.

« rant et qui ne sont bons qu'après leur mort, car ils ne
« font aucun bien pendant leur vie [1]. » Il ne dédaigne pas,
du reste, la pièce d'or qu'il trouve sous sa serviette lorsqu'il va dîner en ville, et au moyen de laquelle on le
paie de l'esprit qu'il veut bien dépenser [2].

Lorsqu'il est à bout d'arguments sérieux, il ne craint
pas d'en emprunter de mauvais au catéchisme poissard.
Il ne tarit pas en plaisanteries de haut goût sur le nez
camus de Renaudot qui a eu la petite vérole, laquelle
pour la circonstance se transforme en « grosse », et dont
la figure devient un fromage servant de nid aux mites.
Théophraste sous sa plume devient *Cacophraste,* et, à bout
de bonnes raisons de ce genre, il s'écrie : « Si ce gaze-
« tier n'était soutenu de l'Éminence, nous lui ferions un
« procès criminel au bout duquel il y aurait un tombe-
« reau ou tout au moins une amende honorable [3]. »

En résumé, homme savant, mais esprit faux et vantard,
se drapant dans sa ressemblance avec Cicéron dont il est
fier; intéressé, mais capable de tout sacrifier pour l'École
dont il aspire à devenir le doyen, dût-il attacher lui-
même la corde au cou de ceux qu'il croit les ennemis de la
Faculté ; écrivain charmant, mais calomniateur, possédant
une éloquence satirique mise au service d'un esprit re-
tors de franc Picard : tel était l'homme que la Faculté
opposait à Renaudot.

Nous avons déjà vu que le procès avait été engagé à
l'occasion de l'établissement des Fourneaux, par le doyen

---

[1] *Lettres de G. Patin,* éd. Réveillé-Parise, t. I, p. 518.

[2] « Quelques grands lui offroient un louis d'or sous son assiette
« toutes les fois qu'il voudroit aller manger chez eux, tant ils
« prenoient plaisir à leur entretien. » *L'Esprit de Guy Patin,* Amsterdam, 1713. *Avis au Lecteur.*

[3] *Lettres de G. Patin,* éd. Réveillé-Parise, t. I, p. 77.

Simon Bazin, le 23 octobre 1640, et porté en même temps devant le prévôt de Paris et la cour des monnaies.

Le 26 octobre, la cour des monnaies avait jugé en faveur de Renaudot, de même que le 30, le Roi avait retenu la cause en son conseil et ordonné qu'on surseoirait à toutes poursuites. Le 6 novembre, cet arrêt était signifié au doyen de l'école de médecine, mais le même jour, le prévôt de Paris rendait un jugement par lequel il déchargeait les défendeurs de la question en litige devant la cour des monnaies, et défendait à Renaudot de « *faire aucune assemblée chez lui pour les pauvres et d'exer-* « *cer la médecine à Paris* [1] ».

Les choses en étaient donc à ce point, lorsque le 3 novembre, Guillaume du Val fut élu doyen ; nous avons vu que, fortement ému de la gravité de la situation, il avait institué pour le soutenir dans cette grave occurrence un conseil de dix membres, parmi lesquels se trouvait Guy Patin. La situation pouvait ainsi se résumer : d'une part la Faculté était victorieuse devant le prévôt de Paris dont les appels allaient au Parlement qui certainement lui donnerait gain de cause ; de l'autre, celle-ci voyait son procès perdu, puisque le Roi retenait la cause et ordonnait de surseoir à toute poursuite jusqu'à ce que son Conseil en eût autrement ordonné.

Le péril était grand : la Faculté ne recula pas et résolut de payer d'audace, sachant bien qu'il y allait de son existence.

En réponse aux « *Consultations charitables pour les pauvres malades* », elle chargea René Moreau d'écrire « *La Défense de la Faculté de médecine contre son calomnia-*

[1] V. p. 129.

teur[1] ». Dans ce libelle, le médecin de l'École malmenait
Renaudot de la belle manière : tout lui était reproché, son
bureau d'adresse, son mont-de-piété, sa gazette, son nez
camus, son changement de religion : il est fort probable
que c'eût été encore bien pire s'il fût resté huguenot. Et,
chose incroyable, ce livre fut dédié solennellement à
« l'*Éminentissime cardinal de Richelieu* », le protecteur
avoué du gazetier.

Celui-ci avait dédié les « *Consultations charitables* », qui
avaient soulevé tant de haines, à M. de Noyers, secrétaire
d'État : la Faculté, usant de la même tactique, résolut
d'intéresser ce dernier à sa cause.

Le 8 décembre 1640, le doyen Guillaume du Val, accompagné de Simon Bazin, doyen sortant, et du censeur René Chartier, se rendit chez M. de Noyers qui avait
voix délibérative au conseil du Roi, qui, comme on le sait,
était juge souverain de la cause pendante. Ce magistrat
dut se trouver fort embarrassé devant cette démarche
des docteurs de l'École; il s'en tira par un trait d'esprit.
Il promit au doyen : « de se faire l'avocat de l'École
« devant le cardinal, qui certainement, ajouta-t-il, était
« fort disposé à prendre en main les intérêts de celle-ci. »

La Faculté comptait certainement peu sur de tels protecteurs amis avoués de son adversaire; et si, en cas de
revirement imprévu, elle avait tout à gagner à de semblables demandes, cela ne l'empêchait pas de chercher
ailleurs un plus solide appui.

M. Bouvard, un des siens, était premier médecin du roi
Louis XIII; elle songea tout de suite à user de l'influence

---

[1] *La Défense de la Faculté de medecine contre son calomniateur*, par
René MOREAU. In-4°, Paris, 1641.

qu'il pouvait avoir sur son royal client. Mais, comme c'était un homme plein de morgue et de suffisance, elle députa le doyen lui-même accompagné de trois docteurs vers ce haut personnage, pour le prier de vouloir bien faire tous ses efforts pour tirer l'École de ce mauvais pas[1].

Devant cet honneur inusité, celui-ci promit de s'employer de son mieux en faveur de la Faculté.

En attendant le gain d'une cause qui semblait désespérée, elle résolut tout d'abord de se venger sur les fils du malheureux gazetier. Ceux-ci, déjà licenciés, aspiraient au bonnet doctoral. La Faculté décréta (décembre 1640) : « qu'en raison du grave préjudice causé par leur « père, ils ne seraient pas admis aux actes publics de « l'École ni au doctorat », et le 26 janvier 1641, elle ordonna que « cet arrêt leur serait signifié par huissier afin « qu'ils n'eussent pas à se présenter ».

On se rappelle qu'en 1638, elle avait déjà exigé par acte notarié leur renonciation à toutes les œuvres paternelles, s'engageant en revanche à leur laisser l'accès libre au grade de docteur.

Renaudot fut indigné en voyant la Faculté elle-même rompre le traité qu'elle avait dicté; il s'en fut trouver Richelieu, son protecteur, qui s'intéressait d'autant plus au litige qu'il avait pris Eusèbe pour son médecin ordinaire.

---

[1] « Le 21 mars 1641, j'ai distribué au doyen et à trois docteurs « nommés par la Faculté, savoir : M. J. Cousinot père, M. J. Merlet, « M. René Moreau, à la place de M. Le Vignon, la somme de 10 livres, « et au doyen le double (d'après le décret de la Faculté rendu aux « comices généraux du 27 février 1641). Ces docteurs devaient aller « saluer et prier par la bouche du doyen, le très-illustre Bouvard, « docteur de notre Faculté, dans la ville ou château de Saint-Germain-en-Laye, d'avoir soin de la Faculté dans la cause très-« juste contre Renaudot..... cy... 50 livres. » (*Comptes du doyen*, in *Comm. manuscr.*, t. XIII, p. 123.)

Le cardinal résolut d'arranger le différend. Il envoya son premier médecin, le Poitevin Cytois, offrir au doyen Guillaume du Val la composition du procès, en même temps qu'à son instigation Renaudot se rendait lui-même chez ce dernier, « le priait de lui permettre de rentrer en « grâce avec l'École, lui demandant de l'associer au con- « seil des autres docteurs pour le soulagement des pau- « vres malades ».

Guillaume du Val désirait avant tout la paix et la tranquillité; il se trouva fort embarrassé devant cette double démarche et n'osa pas prendre sur lui de trancher la question. Il assembla son conseil et lui demanda ce qu'il était bon de faire. Les membres qui le composaient ne furent nullement d'accord : les uns, se fondant sur l'intervention et le désir du redoutable cardinal, voulaient qu'on arrêtât toute poursuite ; les autres étaient partisans de résister à outrance. Au milieu d'une discussion des plus orageuses, Jean Merlet proposa de s'en rapporter aux Comices généraux qui devaient avoir lieu le 27 février 1641 ; son avis prévalut.

Nous avons rapporté la démarche qui avait été tentée près de Bouvard et l'espoir qu'on avait fondé sur elle ; aussi, les docteurs réunis, voyant là une dernière planche de salut, chargèrent-ils le doyen, Cousinot, Merlet et le Vignon de l'aller trouver de nouveau, et de lui demander si, de son côté, il avait réussi à faire embrasser au Roi le parti de la Faculté.

Les négociations que Bouvard avait entreprises n'avaient pas abouti, et le 21 mars, il engageait le doyen à temporiser, la cause étant toujours pendante devant le Conseil royal.

Richelieu avait pensé aplanir toutes les difficultés en

envoyant son médecin vers le doyen et en engageant Renaudot lui-même à s'entendre avec Guillaume du Val. Voyant les détours que prenait la Faculté pour éluder ses propositions, il résolut d'en finir. Le 14 mai 1641 il fit mander le doyen. Grand émoi à l'École. Guillaume du Val, dans une aussi grave circonstance, pria Simon Bazin, doyen sortant, et René Chartier, censeur, de l'accompagner chez l'Éminence[1].

Ils se rendirent tous les trois au palais du cardinal, bien que celui-ci n'eût appelé que le seul doyen. Ce fut Cytois qui les reçut. Il les salua fort poliment, mais il les avertit de même que Richelieu n'ayant désiré voir que le doyen, les deux docteurs qui l'accompagnaient n'avaient qu'à se retirer, et que, du reste, celui-ci ne tarderait pas à les rejoindre. Conduit par Cytois, du Val fut fort bien reçu par le cardinal qu'il salua très bas, et il se préparait à faire un beau discours qu'il avait préparé pour la circonstance, quand l'Éminence, l'interrompant, lui demanda brusquement pourquoi la Faculté, par décret, refusait d'admettre au doctorat Isaac et Eusèbe « *quamvis* « *capaces, eruditi et licentiati* », et auxquels on n'avait à reprocher aucun méfait. « J'ai pensé, dit Richelieu, que « cette mesure avait été prise en haine de leur père « que les docteurs de votre École considèrent comme « leur pire ennemi; mais il n'est pas juste que les fils « supportent les fautes de celui qui leur a donné le jour, « suivant cette maxime de la Sainte Écriture : « que les « fils ne supporteront pas le poids de l'iniquité pater- « nelle. » Aussi, vous voudrez bien les recevoir et les

---

[1] Nous suivons presque pas à pas les détails consignés en latin par Guill. du Val lui-même, dans les *Commentaires manuscr.*, t. XIII, f. 116 et suivants : détails entièrement inédits.

« conserver dans le sein de votre Faculté. Je me char-
« gerai, du reste, ajouta-t-il, de prier le chancelier
« Séguin de couper court à toutes poursuites contre
« Renaudot, et cela en raison du désir que j'ai de voir
« régner la concorde. Mais, n'ayez crainte, votre Faculté
« recevra tel accommodement que l'honneur de ses
« membres, que je tiens en estime plus que personne,
« en sortira sain et sauf. »

Guillaume du Val, avons-nous dit, était un homme
d'humeur pacifique et désireux de voir cesser cette querelle qui nuisait beaucoup à son École dans l'esprit public. Aussi répondit-il au nom de la Faculté : « qu'il remer-
« ciait beaucoup Son Éminence de ce qu'elle était aussi
« soucieuse de la dignité de l'École de médecine, et que,
« quant à lui, il était son très-humble serviteur. Du reste,
« si celle-ci avait interdit à Isaac et à Eusèbe les actes,
« les vespéries[1] et l'entrée des écoles par décret commi-
« natoire, ce n'était pas à cause des fautes de leur père,
« mais bien par suite des injures et des calomnies que ce
« dernier avait proférées contre elle; et qu'elle ne châtiait
« les enfants que pour amener le père à résipiscence. »
Et le brave doyen, qui lui aussi connaissait l'Écriture
Sainte, ajouta : « Dieu châtie bien les enfants jusqu'à la
« quatrième génération (*Exode*, xx) : cependant, il obéi-
« rait aux ordres de Son Éminence, et engagerait les
« docteurs de son École à suivre ses paroles comme des
« oracles. » Guillaume du Val était sincère en parlant
ainsi, nous avons pour témoin de sa sincérité Renaudot
lui-même, rendant de son côté compte de cette entrevue : « Son Éminence fit l'honneur au doyen et à moi

---

[1] On donnait le nom de vespérie à un acte prémonitoire de la
réception du bonnet de docteur.

« de nous dire qu'elle désiroit notre accommodement,
« qui n'est pas purement et simplement de protéger
« ceux de l'Eschole de Paris en l'action intentée contre
« ma charité envers les pauvres malades; ce qu'on ne
« doit aussi jamais attendre d'une aussi grande piété
« qui est la sienne. Et, n'était que je ne veux pas enga
« ger, comme ils le font trop légèrement, les oracles de
« sa bouche sacrée, je pourrois icy rapporter le blasme
« qu'elle donna à leur procédé. Aussi, ces paroles eurent
« tel effect que leur doyen, depuis ce temps-là, s'est
« toujours montré fort enclin à rechercher toutes les
« voyes d'un accommodement raisonnable. Mais, si
« le reste de leur corps y a contribué ce qu'il devoit,
« le succez l'a fait voir. Dont la vérité est reçue par
« M. Cytois [1]. »

Ce fut dans ces dispositions bienveillantes que Guillaume du Val, assisté de son conseil, porta l'affaire devant
les comices réunis le 17 mai, trois jours après l'entrevue.
Mais toutes ses tentatives de conciliation échouèrent, car
les docteurs présents décrétèrent :

« Qu'on poursuivrait le procès intenté à Renaudot, le
« calomniateur de la Faculté; qu'on adresserait des félici-
« tations à Mᵉ René Moreau et à Mᵉ Jean Riolan, méde-
« cin de la Reine mère, qui avaient écrit des libelles
« apologétiques pour l'École; que celle-ci ferait les frais
« de leur impression [2];

---

[1] *Response de Th. Renaudot au libelle fait contre les Consultations charitables pour les pauvres malades.* In-4º, Paris, 1641.

[2] « Payé à Mᵉ René Moreau, docteur médecin et professeur royal,
« pour le libelle apologétique écrit en françois avec élégance et
« érudition pour la Faculté de médecine de Paris contre son ca-
« lomniateur, Th. Renaudot, dont le titre françois est : *La Défense
« de la Faculté de médecine de Paris contre son calomniateur :* dédié à

« Qu'il était permis à tout docteur d'écrire contre
« Renaudot et de réfuter ses écrits. »

L'effervescence des esprits monta si haut, que Richelieu, à qui Moreau avait osé dédier son libelle, se crut
obligé d'intervenir et défendit qu'on n'écrivît plus rien
sur ce sujet.

Qu'avaient donc écrit Renaudot et ses adversaires
pour que Richelieu fût obligé de mettre le holà et de
s'interposer? Nous avons rapporté presque en entier les
quelques pages que le gazetier avait dédiées à M. de
Noyers, et dans lesquelles il mettait les Consultations
charitables sous la protection de ce dernier ; d'autre part,
dans son *Factum*[1] adressé au Roi, juge de la cause, il
avait montré combien l'établissement de ces consultations était utile pour soulager les nombreuses misères
que les dernières guerres avaient accumulées et que
l'organisation hospitalière d'alors était impuissante à
faire cesser. Ces deux opuscules, conçus en termes
modérés, avaient excité au plus haut degré la colère de
l'École, qui répondit par l'intermédiaire de Moreau.

« *La Défense de la Faculté contre son calomniateur* »,
dont nous avons déjà dit quelques mots[2], commençait
la série des libelles de la Faculté contre Renaudot : elle
était conçue en termes peu parlementaires et écrite avec
la plus entière mauvaise foi.

Les docteurs des Facultés étrangères n'ayant droit,

« monseigneur l'Éminentissime cardinal duc de Richelieu ; à Paris,
« par décret de la Faculté porté le 17 may dernier, la somme de
« 75 livres; cy.......... 75 livres. » (*Comptes du doyen*, in *Comm.
manuscr.*, t. XIII, f. 153.)

[1] *Factum du procez d'entre M. Th. Renaudot, docteur en médecine, etc.*,
demandeur en requeste présentée au Conseil privé du Roy le 30 octobre 1640.

[2] V. p. 158.

d'après les statuts, d'exercer la médecine à Paris qu'après
avoir été agrégés à l'École, à moins toutefois d'être médecins royaux, Moreau déniait à Renaudot toute qualité
de médecin royal, bien que celui-ci le fût réellement [1].
Au regard de ses inventions, il employait le procédé dont
se servait Guy Patin, son collègue, vis-à-vis d'Ambroise
Paré : « Il est très-certain, dit-il, que le feu sieur Le
« Rouge en est l'autheur, et qu'il en a fait imprimer des
« mémoires qu'il avait communiqués à M. de Sully, sur-
« intendant des finances, il y a trente-six ans : des
« papiers duquel Renaudot se saisit à sa mort, dès ce
« temps qu'il estudioit la médecine à Paris. » Quant à
ses conférences, « ce n'est, à proprement parler, qu'une
« panspermie d'ignorance et d'erreurs ».

Mais les *consultations charitables* sont surtout en butte
aux attaques de Moreau. Suivant lui, la Faculté de Paris
qui, du reste, ajoute-t-il sans vergogne, les pratiquait
depuis longtemps, avait seule le droit de consulter les
malheureux : Renaudot n'ayant pas « *qualité pour faire des
consultations illégitimes* ». Enfin, déguisant à peine les
craintes secrètes de l'École, il s'écrie : « Il veut eslever un
« nouveau bastiment, mais en ostant les lumières de la
« plus florissante Faculté de l'Europe, il veut faire des lar-
« gesses et des libéralités, mais c'est à nos dépens. » Ren-
dons justice à René Moreau et disons que, si son livre était
écrit de mauvaise foi et dans un style lourd et indigeste,
il ne renfermait pas encore les *injures ordurières* que con-
tiendront désormais tous les écrits émanés de la Faculté.

[1] « Théophraste Renaudot et Eusèbe Renaudot, qui avait la sur-
« vivance de la charge, médecins sans quartiers aux gages de 400 l.
« B. Nat., Man. Saint-Magloire, n° 74. Estat des officiers de la mai-
« son du Roy pour l'année 1650. » (JAL, *Dict.*)

Celle-ci crut que Renaudot ne se relèverait pas d'un
tel coup : mais, rompu comme il l'était, et depuis longtemps, à toutes les discussions, le gazetier maniait terri-
blement la plume. Il fit au libelle de Moreau une longue
« response [1] » dans laquelle il exposait au grand jour sa
vie tout entière, vie d'abnégation et de dévouement
consacrée au soulagement des misérables. A la Faculté,
qui lui reprochait de faire des consultations illégitimes,
il répliquait : « L'aumosne est un droit des gens, voire
« un droit divin, et il nous faudra prendre lettres d'at-
« taches ou visa des médecins de l'Eschole de Paris pour
« l'exercer. Il ne m'est pas difficile de répondre à cet
« insulteur que je n'ai jamais offensé que par mon soin
« des pauvres. Et moi aussi je dédierai mon livre à Son
« Éminence le cardinal de Richelieu, auquel il a osé dé-
« dier le sien : et s'il veut savoir l'accueil qui lui sera fait,
« qu'il se rappelle donc la façon dont il nous a traités,
« du Val et moi.

« Le public jugera de quel côté est la bonne foi : alors
« que j'offre aux médecins de l'École de composer le
« procès, ils me leurrent par des paroles fallacieuses, et
« pendant que Bouvard tergiverse, ils impriment des
« calomnies contre moi.

« Pourquoi ont-ils donc attendu si longtemps pour
« me diffamer, depuis tant d'années que je suis à Paris?
« C'est qu'ils sont jaloux de se voir délaissés par les
« malades : « Chacun sçait qu'il n'y a de différend entre
« nous que pour les consultations charitables pour les
« pauvres malades : tout le reste sont des accessoires. »
« Mais, « j'ay pouvoir de mettre en pratique et establir

---

[1] *Response de Th. Renaudot au libelle contre les Cons. char.*, Paris,
1641, in-4°.

« toutes les inventions et moyens par moy recouvrez
« pour le traitement des invalides et des malades », et
« rien ne me fera faillir dans la tâche que j'ai entre-
« prise. On publie partout que les docteurs de Paris
« m'ont devancé dans cette charité : il y a deux ans
« qu'ils consultent les malheureux, mais il y a plus de
« dix ans que de telles consultations se font chez moi,
« avec la seule différence que les leurs n'ont jamais eu
« de succès, tandis que les malades affluent à mon domi-
« cile « comme je leur ai fait voir par mes livres lors
« publiez, outre lesquels plus de dix mille personnes
« peuvent déposer qu'on n'a jamais renvoyé de chez
« moi aucun pauvre malade sans assistance gratuite et
« nommément que, dès l'an de grâce 1634 et 1635, il
« s'assembloit en ma maison grande quantité de méde-
« cins qui exerçoient la mesme charité qui s'y fait à pré-
« sent [1] ».

   « Quant à Michel Le Rouge, il y a longtemps que le père
« de Montaigne a été plus habile que lui [2], et si on voulait
« bien chercher, la politique d'Aristote contient en germe
« l'idée des Bureaux d'adresse. Mais, « pour estre l'autheur
« d'une institution, ce n'est pas assez d'y avoir resvé
« dans son estude, c'est de l'avoir exécutée comme j'ai
« fait, grâce à Dieu, cet établissement et plusieurs autres ».
« En m'accusant d'avoir pillé Michel Le Rouge, vous
« espériez peut-être me faire mettre en colère : « mais, il
« n'appartient de se fascher qu'à ceux qui manquent
« de bonnes raisons et à qui les offences appartien-

[1] Le décret instituant les consultations charitables à l'École est
du 26 mars 1639. On n'y délivra les médicaments qu'à partir du
décanat de G. du Val (1640-1642). (*Comm. manuscr.*, t. XIII.)
[2] V. p. 49.

« nent ». Était-ce du reste à Moreau de l'injurier, lui
« qui ferait bien mieux de s'occuper un peu plus des
« malades de l'Hôtel-Dieu, dont il est médecin, que de
« faire retomber sur ceux-ci le poids de sa colère? Il est
« un fait qu'il a jusqu'à présent tenu caché par respect
« pour la profession qui leur est commune, mais qu'il va
« maintenant divulguer puisqu'on l'y force : Il y a quinze
« ans, plusieurs malheureux, entrés à l'Hôtel-Dieu et
« atteints de fièvres continues, dirent au médecin trai-
« tant, qui n'était autre que Moreau, qu'ils avaient été
« soulagés par des remèdes que Renaudot leur avait
« administrés. Moreau les mit incontinent à la porte,
« malgré leur débilité, leur disant que, puisqu'ils étaient
« guéris, ils n'avaient qu'à s'en aller. Est-ce là de la
« charité légitime ou illégitime? De plus, Moreau ajoute
« que les docteurs de son École ont toujours refusé de
« consulter avec moi : je ne prendrai même pas la peine
« de lui donner un démenti, car je lui répondrai : « Je
« déclare que j'ai toujours cru faire autant d'honneur à
« ceux de son corps de consulter avec eux comme ils
« croyaient m'en faire, et que je ne ferais pas banque-
« route à ma charité envers les pauvres pour toutes les
« prérogatives imaginaires de leur Eschole. De sorte
« que, si nous estions aussi près de nous accorder sur
« notre procez comme sur ce point, nous n'aurions que
« faire de juges. »

« On reproche à mes enfants de s'être mêlés des
« affaires du Bureau d'adresse, contre les statuts de
« l'École qui répudient tout art manuel. « Est-ce qu'ils ne
« savent pas que j'y ai des commis et que mes enfants
« ne se sont pas plus meslés que moy à ces opérations,
« bien qu'elles ne soient toutes honnestes et justes,

« parce que là, comme dans notre corps, les parties
« nobles et les facultés premières sont séparées et dis-
« tinctes des autres qui les servent? » On m'accuse
« d'ignorer la médecine : demandez là-dessus l'avis des
« Loudunais qui me sollicitent tous les jours de reve-
« nir parmi eux : demandez-le aux malheureux qui
« encombrent mes consultations : mais, lorsque je soigne
« les misérables, on m'accuse de ne pas remplir ma
« charge de commissaire général des pauvres, et, lorsque
« je cherche les moyens d'améliorer leur sort, on me
« reproche de ne pas exercer la médecine. Que ré-
« pondre à tant de mauvaise foi ; et où sont donc
« les véritables calomniateurs? »

En terminant cette vigoureuse réponse, Renaudot
vante les remèdes chimiques, fait l'éloge de la Faculté
de Montpellier, et, prophète sans le savoir, ajoute :

« Mon introduction des Gazettes en France, contre
« lesquelles l'ignorance et l'orgueil, vos qualités insépa-
« rables, vous font user de plus de mespris, est une des
« inventions de laquelle j'aurais plus sujet de me glori-
« fier, si j'estois capable de quelque vanité outre ce qu'il
« en faut pour une juste défense. »

« Si l'Eschole ne paye son défenseur qu'à raison du
« service qu'il lui a rendu aujourd'hui, il n'a pas gagné
« les trente sols [1] qu'elle lui conte quand il a ordonné à
« ces pauvres qui vont le consulter, la saignée, le son et
« le sené, son grand secret ordinaire, qui le font appel-
« ler le docteur des trois S. »

Que répondre à cette argumentation serrée, nourrie

[1] Chaque docteur assistant aux consultations gratuites instituées
par l'École à l'instar de celles fondées par Renaudot, touchait,
comme nous le verrons, une gratification de 30 sols par séance.

de faits précis et authentiques, sinon des injures? Ce fut
Guy Patin qui se chargea de ce triste rôle. Il répondit
par un petit libelle non signé, mais qui ne trompa personne sur la personnalité de son auteur [1]. Voici ce qu'il
disait, entre autres aménités, de Renaudot et de ses collaborateurs : « Nous voyons ces charlatans, soubz prétexte
« de la médecine, impunément voller la bourse et bien
« souvent tuer les pauvres malades par leurs remèdes ; ce
« qui est pis, c'est que la plupart de ces gens là meinent
« une vie debordée, fréquentent les bordels pour faire
« gagner du mal aux uns et aux autres et s'acquérir de la
« pratique, et aux femmes et aux filles leur donner des
« poudres et breuvages abortifs pour vuider leurs ven-
« tres. Nous nous en sommes plains aux magistrats, mais
« nos remonstrances n'ont point été reçues. Il y a là
« un repaire de brigands où le beau nez de Renaudot a
« son aise... »

Et, passant de l'injure à la menace, il ajoute : « De
« sorte que, Renaudot, d'une salle de frippiers et d'usu-
« riers voulant faire une synagogue de médecine dans
« l'Université, chacun des médecins de Paris a droit de
« prendre la verge en main pour chasser ces médecins
« compagnons de frippiers et usuriers qui profanent et
« prostituent la beauté et charité de la médecine. Et, si
« nous voulions user de notre authorité, nous envoye-
« rions nos escholiers casser tous les vaisseaux de ces
« alchimistes qui enseignent publiquement les remèdes
« dangereux, comme fit Hésiode en la boutique d'un

[1] *Advertissement à Th. Renaudot, contenant les Mémoires pour justifier les
anciens droits et priviléges de la Faculté de médecine de Paris.* In-4°, Paris, 1641,
s. l. n. d. Officiellement, à l'École, on crut le libelle écrit par Riolan ; mais si celui-ci en fut considéré comme le père, tout le monde
sut bientôt qu'il avait été écrit par Guy Patin.

« potier qui profanoit les beaux vers qu'il avoit com-
« posés sur l'origine du monde. »

La réponse à l'ignoble pamphlet de Guy Patin ne
se fit pas attendre : on travailla nuit et jour au Bureau
d'adresse pour imprimer la réfutation de toutes ces
calomnies, et, en quatre jours, un nouveau libelle était
livré à la publicité. La Faculté n'avait fait distribuer son
factum qu'à ses amis, elle craignait une réponse, mais
un exemplaire en avait été apporté à Renaudot qui, à
l'inverse de l'École, répandit à profusion sa réfutation.

C'est Maschurat, compagnon imprimeur des plus rusés,
qui, ayant lu le libelle, l'a apporté au « maître du Bureau d'adresse », raconte ce qu'il a vu chez celui-ci et
fait partager au lecteur l'impression qu'il a rapportée
de sa visite. Inutile de dire que *Maschurat* n'était qu'un
pseudonyme qui, du reste, n'avait la prétention de
tromper personne [1].

« Monsieur mon camarade, — dit Maschurat à Guy
« Patin qui autrefois avait été correcteur d'imprimerie,
« — je n'oublie pas comme vous mes amis du temps
« passé, et, puisque de correcteur à imprimeur il n'y a
« que la main, je vous porte cette santé : espérons, si
« vous n'avez oublié à boire depuis que nous travaillions
« ensemble chez le bonhomme Laquehais, maistre impri-
« meur en cette ville, que vous me ferez plus de six
« raisons avant qu'on en trouve une en votre livre.

« Et pource qu'ayant veu ce livre, je creuz que vous
« ne l'aviez mis au jour que pour le faire voir à tout le
« monde, puisque ce n'est pas frapper un homme quand

---

[1] *Remarques sur l'Avertissement à M. Th. Renaudot, portées à son autheur
par Maschurat.* Paris, 1641.

« il n'en sçait rien, je m'avisay de le porter à ces con-
« sultans charitables à qui il s'adresse : vray est que je
« fus un peu trompé à leur abord. Je leur estois allé
« porter tout eschauffé, en bonne résolution de boire
« avec eux, m'imaginant les devoir trouver comme vous
« les représentez, dans une cohue, « *beuvans et mangeans*
« *ensemble le cochon* ».

« Au lieu de quoy, ayant eu beaucoup de peine à
« passer au travers de la foule des malades de toutes
« sortes et heurté à la porte de la salle haute dudit sieur
« Renaudot où se font ces consultations charitables :
« après que celuy qui introduit les malades selon l'ordre
« du catalogue où ils sont inscrits à leur arrivée, me
« prenant pour l'un d'eux, m'eust blasmé de n'avoir
« pas eu la patience d'attendre mon rang, j'aperçus
« quinze médecins séparés en trois tables, qui me
« réjouirent d'abord, la table (estant comme vous sça-
« vez) le lieu où je me plais davantage; mais, quand, au
« lieu de la nappe et du cochon, je n'y vis que du papier
« et de l'encre : et qu'en l'une il y avoit des gens qui
« parloient grec et latin avec plus de respect qu'il n'en
« faut quand on boit ensemble, aux deux autres des
« personnes qui interrogeoient les malades et escri-
« voient des ordonnances : alors je me repentis bien fort
« d'y estre venu. Ce ne fut pas tout. Un de ces mes-
« sieurs s'approchant de moy me fit tirer la langue. Là-
« dessus je reprens courage, estimant qu'il y avoit à
« l'escart quelque bouteille de vin qui rafraichissoit,
« dont je boirois ma part s'il me trouvoit la langue
« sèche, croyant le Bureau d'adresse destiné à fournir
« les nécessitez d'un chascun : mais, me la voyant belle
« et fraische à mon ordinaire, je jugeai à sa mine que

« j'estois en danger d'estre mis dehors par les épaules,
« s'il ne m'arrivoit pis. »

Sur ce, Maschurat présente à ces docteurs le libelle de
Guy Patin, et il est tout étonné, lui qui le croyait rempli
de bonnes raisons, de le voir réfuté avec la plus grande
facilité par un des plus jeunes médecins consultants :

« Qui fut bien étonné, ce fut vostre pauvre ami Mas-
« churat, qui souspiroit à toutes les fois que ce jeune
« médecin achevoit de parler, et, eusse volontiers payé
« chopine, encore ce ne seroit guères à vous et à moy,
« et que vous eussiez esté derrière luy tandis qu'il acco-
« modoit votre livre de la sorte, pour le seul plaisir
« que j'eusse eu de voir les postures que vous eussiez
« faites. »

Puis vient le sempiternel éloge de la Faculté rivale
qui ne manque jamais d'exister dans les écrits de l'une
et l'autre partie :

« Joint que l'Eschole de Montpellier estant la plus
« ancienne comme la vérité l'est aussi, a suivi la pre-
« mière la doctrine d'Hippocrate, de Galien et des
« autres Grecs avec lesquels Montpellier a eu plus de
« commerce que Paris à cause de la mer Méditerannée
« (qui joignoit la Grèce à Montpellier avant que le port
« sarrazin et la ville de Maguelonne eussent été détruits
« pour empescher les invasions des Turcs), et par la
« communication du négoce que ceux de Montpellier
« entretenoient avec les Grecs, tandis que la langue
« grecque estoit tellement barbare et inconnue à Paris,
« qu'il se trouve encore des anciens textuaires imprimés
« en ladite ville de Paris il y a peu de siècles, où le
« Grec est en blanc, et ces mots en quelques-uns :
« *Græcum est non legitur.* »

Il faut avouer que, pour un simple compagnon imprimeur, Maschurat connaît assez bien l'histoire; puis il
arrive à l'un des points les plus importants du débat : « Si
« vous voulez être des nôtres, disaient les docteurs de
« Paris, demandez votre agrégation à notre corps sui-
« vant les statuts. »

« Je ne veux point — répond Maschurat — m'arrêter
« à vérifier les noms et dates de trois ou quatre agrégez
« que vous dites avoir receuz en l'espace de cent
« soixante ans : il y a plus de cinquante ans que vous
« n'en avez agrégé aucun. »

Il est donc fort probable que Renaudot eût vu sa
demande fort mal accueillie.

De plus, Guy Patin s'étant moqué des Gazettes, le
brave compagnon lui répond toujours sur le même ton :

« Ce confus écrivain, après avoir appelé confusion nos
« soins charitables, nous conte de grandes nouvelles
« quand il dit qu'il y a près de quarante ans qu'il a veu
« les Gazettes de Rome manuscrites. S'il avoit leu les
« anciens ou vieux Romains, il y trouveroit bien les
« Gazettes plus vieilles que cela : car ils avoient *Rela-*
« *tiones,* qui est la mesme chose : et César, dans ses
« *Commentaires,* parle de la curiosité des François sur
« ce sujet des nouvelles. Son impertinence n'est pas
« moindre quand il veut que le changement de nom
« change la nature de la chose. Il trouveroit cet employ
« honorable, comme il est, si l'on eust donné aux
« Gazettes le nom d'Histoire, reconnaissant qu'il appar-
« tient au médecin d'être historien, à l'exemple de
« Rigordus, médecin et historiographe du roy Philippe-
« Auguste. Il me fait souvenir d'une demoiselle que je
« trouvay un jour grandement offensée contre un jeune

« chirurgien : « Songez, me dit-elle, que cet impudent
« m'a demandé si je voulois qu'il me phlébotomast. » Et
« toutefois elle présenta son bras aussitôt qu'on lui
« demanda si elle vouloit estre saignée. »

« Vous qui voulez la liberté pour vous, pourquoi ne
« la voulez-vous pas pour les autres? Est-ce que nous
« vous imitons en défendant, ainsi que vous le faites aux
« chirurgiens et aux pharmaciens qui veulent bien venir
« nous aider, d'exécuter dans leurs officines d'autres
« ordonnances que celles que nous prescrivons? »

Et Maschurat termine, sans perdre courage :

« Ensuite de quoy celuy qui traçoit cette réplique la
« ferma par ce beau vers de Virgile par lequel la charité
« l'encourageoit et par où il tesmoignoit aussi de son
« costé sa résolution à se bien défendre :

> Tu ne cede malis, sed contrà audentior ito.

« Voilà, mon amy, ce que l'on a respondu à vostre
« livre. C'est à vous de juger si vous aurez beaucoup de
« goust à répondre. Sur quoy, je vous diray, qu'estant, le
« **26 de ce mois de may**, retourné en la maison dudit sieur
« Renaudot pour m'enquérir soubz main de ce qui se
« passoit à votre préjudice : j'appris une bonne nou-
« velle pour vous et ve're Eschole. C'est qu'une per-
« sonne de grande condition *et qui a tout pouvoir sur*
« *luy,* après avoir leu cette réplique et remarqué qu'elle
« avoit esté faite et imprimée en quatre jours, luy
« tesmoigna *qu'il désiroit qu'on n'escrivît plus à ce sujet de*
« *part ou d'autre.* De sorte que, chacun connoissant
« quelle estime ledit sieur Renaudot fait de tout ce qui
« lui vient de cette part, selon ce que j'ay pu apprendre
« là-dedans, je vous puis jurer, foy de compagnon, que

« vous n'aurez plus rien de luy sur cette matière. »

Nous savons déjà par le doyen lui-même « que la
« personne de grande condition », le cardinal de Richelieu, avait également imposé silence à l'École de médecine dont les injures devaient faire fort mauvaise mine
à côté des bonnes raisons du gai compagnon Maschurat.

Du reste, Renaudot n'eut-il pas eu l'idée d'élever une
Faculté rivale de celle de Paris dont l'esprit de routine
annihilait tout progrès, que les docteurs de celle-ci l'y
eussent presque certainement amené par leur morgue et
leurs insultes.

Nous avons vu que deux tentatives de conciliation
avaient été déjà faites par le fondateur de la *Gazette,* et
que toutes deux avaient échoué, malgré les efforts du
doyen : sur les conseils de Richelieu, Renaudot en fit
une troisième.

« Le 14 juin, — nous apprennent les *Commentaires* [1],
« — le doyen convoqua les docteurs aux comices solen-
« nels pour délibérer sur les propositions de Th. Re-
« naudot qui, presque repentant et cherchant, ainsi qu'il
« était visible, la grâce et l'amitié des docteurs de la
« Faculté, et fortement recommandé par le cardinal,
« demandait avec instance et en suppliant, que les doc-
« teurs de l'École voulussent bien l'honorer d'exercer la
« médecine en sa compagnie et de consulter avec lui les
« pauvres et les riches lorsque l'occasion s'en présen-
« terait.

« Renaudot, ajoute Guillaume du Val, avait formulé et
« présenté au doyen, qui les avait revêtues de son sceau
« et soumises à plusieurs docteurs, de grandes *compositions*

[1] *Comm. manuscrits,* t. XIII, f. 116, v°

« qui devaient donner entière satisfaction à l'École. »

Malgré les tentatives de conciliation du doyen, les comices répondirent à cette troisième demande d'accommodation : « Qu'il était impossible d'accorder à « Renaudot ce qu'il demandait : que, s'il avait d'autres « propositions à faire, il eût à les formuler, et qu'elles « seraient discutées par les comices qui seraient appelés « à donner leur avis à ce sujet. »

Le même jour, le Roi rendait l'arrêt suivant :

« Louis, par la grâce de Dieu, Roy de France et de « Navarre, au premier des huissiers de notre conseil ou « autre huissier ou sergent sur ce requis : te man- « dons et commandons que l'arrest cy attaché souz le « contre-scel de notre chancellerie ce jourd'huy donné « en nostre conseil, sur la requeste présentée en iceluy « par Théophraste Renaudot, docteur en médecine et « nostre médecin ordinaire, commissaire général des « pauvres du Royaume, maistre et intendant général des « Bureaux d'adresse d'iceluy, tu signifies aux doyen et « docteurs en médecine de la Faculté de Paris y dénom- « mez et autres qu'il appartiendra, à ce qu'ils n'en pré- « tendent cause d'ignorance ; leur fais de par nous « défences de faire aucunes poursuites par devant le « prévost de Paris et autres juges à l'encontre des doc- « teurs en médecine consultans avec ledit suppliant « pour les pauvres malades, au préjudice de la surséance « portée par nostre dit arrest : et pour son entière « exécution dans les autres actes et exploits nécessaires, « sans demander autre permission : *car tel est notre plai-* « *sir* [1]. Donné à Paris, le quatorzième jour de juin, l'an

---

[1] On remarquera que cet arrêt, émané du Roi lui-même, était la plus haute expression de la volonté du souverain.

« de grâce mil six cens quarante et un, et de nostre
« règne le trente-deuxième. Signé : pour le Roy en son
« conseil, *Fayet,* et scellé du grand sceau de cire jaune. »

Devant cette hostilité constante de l'École qui ne voulait entendre parler d'aucune transaction, Renaudot
résolut désormais d'aller jusqu'au bout du procès pendant et d'user des bonnes dispositions du Roi à son
égard. Le lendemain, 15 juin, il fit signifier cet arrêt qui
lui assurait le gain de sa cause, « par Mᵉ Gérin, sergent
« à verge au Chastelet, au doyen et docteurs de l'Eschole
« de Paris aussi dénommez, en parlant pour eux tous au
« domicile de Mᵉ Guillaume du Val, doyen de ladite
« Eschole, et à André Hyver, son serviteur domestique ».

Au reçu de cette signification, portant rétention de la
cause devant le conseil du Roi, la Faculté, réunie le
25 juin, fut forcée de s'incliner et décida que : « puis-
« qu'on ne pouvait faire autrement, on déférerait le
« procès pendant contre Renaudot et les médicastres
« gazetiers devant le susdit Conseil royal. — A tout
« hasard, elle invitait le doyen à aller saluer le chance-
« lier et à remettre la cause entre ses mains équitables,
« ce que fit celui-ci accompagné de Mᵉˢ Chartier, Héliot,
« Merlet et autres [1]. »

Ces démarches intéressées n'eurent, du reste, aucun
résultat satisfaisant pour la Faculté : Richelieu était trop
puissant dans le Conseil pour qu'aucune influence pût y
contre-balancer la sienne; aussi ce dernier rendait-il, le
14 juillet, un arrêt qui condamnait l'École sur tous les
points et consacrait ainsi l'œuvre de Renaudot.

On comprend avec quelle joie cette sentence dut être

[1] *Comm. manuscrits.* t. XIII. f. 116 vᵒ.

accueillie au Bureau d'adresse : c'était l'aurore du triomphe de la nouvelle École, et, pour que tous ceux qui s'intéressaient aux consultations charitables et autres dépendances du Bureau, connussent les péripéties du procès et son heureuse terminaison, Renaudot réunit les divers arrêts obtenus dans un petit factum qu'il fit partout distribuer et qui se terminait par une nouvelle invitation aux malades de venir à ses consultations :

« Or, pour rendre cette feuille autant utile au public
« et à chacun en particulier, comme les autres (qui par-
« lent de nouvelles souvent plus éloignées, mais tous les
« jours moins nécessaires) contentent sa curiosité, vous
« serez avertis que tous malades sont receus céans à
« venir ou envoyer consulter leurs maladies, les mardis
« de chaque semaine, depuis les deux heures après midy
« jusques à six heures du soir, et qu'ils y trouvent nom-
« bre suffisant de docteurs en médecine, maistres chirur-
« giens et apothiquaires, pour départir charitablement le
« conseil, les opérations et les médicamens aux pauvres
« malades, et le conseil tant seulement à ceux qui n'au-
« ront pas besoin d'autre assistance. Comme aussi ceux
« qui, ne s'y pouvant transporter, y envoyeront, soit
« aux heures et jours susdits, soit à toutes les autres
« heures de la semaine, y trouveront quelques-uns de
« ce nombre qui les iront visiter jusques chez eux.

« Charité qui doit enflammer les cœurs d'un chacun à
« prier Dieu d'un zèle ardent pour la prospérité des
« armes du Roy, et donner un avant-goust des biens que
« Dieu réserve à la France quand elles luy auront donné
« la paix : puis que, dans le trouble et la confusion qui
« accompagne ordinairement la guerre et parmi laquelle,
« selon le dire ancien, les lois ne sont pas escoutées, la

« piété du Roy et de ses ministres n'oublie pas le soin
« des sujets de Sa Majesté plus pauvres et incommodez,
« mesmes en la plus pressante de leurs nécessitez qui est
« la maladie[1]. »

Après ses tentatives de conciliation sans cesse repoussées par l'École, Renaudot, qui avait gagné son procès, pensa qu'il n'avait plus de concessions à faire et qu'il pouvait aller directement au but qu'il se proposait. Le décret royal autorisait implicitement les médecins étrangers, ses collègues, à exercer la médecine à Paris; dès lors, certain de ne pas se voir privé du corps enseignant qu'il s'exerçait depuis longtemps à former, il se mit en instance auprès du Roi pour obtenir un terrain sur lequel s'éleverait l'Hôtel des consultations charitables. Et d'avance il était sûr que les élèves ne lui manqueraient pas.

« La maison du *Grand-Coq*, dit M. Raynaud, dont les
« consultations gratuites attiraient une grande affluence
« de malades, était rapidement devenue un lieu de ren-
« contre et d'étude où les écoliers venaient furtivement
« et à l'insu de leurs maîtres ajouter la pratique à la
« théorie... Certes, il fallait que Renaudot eût de mer-
« veilleuses et bien diverses ressources d'esprit pour
« unir ainsi dans ses occupations de chaque jour les fonc-
« tions et les succès d'un professeur de clinique aux tra-
« vaux d'un publiciste et d'un économiste éminent pour
« l'époque. Aussi fit-il des élèves. Le goût des études chi-
« miques se répandit parmi ces jeunes gens, à l'instruc-
« tion desquels il concourait si efficacement, mettant
« entre leurs mains tous les moyens de satisfaire ce goût
« qu'il leur inspirait par ses leçons[2] »

[1] Du Bureau d'adresse, le 25 juillet 1641. Avec privilége.
[2] Maurice Raynaud, *les Médecins au temps de Molière*, p. 251.

L'année 1641 s'acheva sur ces entrefaites, le triomphe de Renaudot s'accentuant de plus en plus, devant les espérances, qui arrivaient à réalisation, d'obtenir la concession demandée pour la construction de l'Hôtel des consultations charitables.

La Faculté, en présence du coup qui la frappait, était un moment restée interdite, mais elle ne tarda pas à reprendre courage, et à la demande de son ennemi triomphant, elle opposait, le 1er février 1642, une nouvelle *requeste* dans laquelle elle demandait encore l'abolition de tous les priviléges accordés au gazetier.

En temps ordinaire et devant l'arrêt formel du conseil privé elle se fût tenue coite; mais Richelieu venait de quitter Paris, et elle espérait peut-être obtenir gain de cause en son absence. En tout cas elle n'avait rien perdu en agissant ainsi, et elle devait tout tenter pour sauvegarder son existence sérieusement menacée. Richelieu, en effet, avait laissé Paris pour accompagner dans le Midi Louis XIII qui allait conquérir la Cerdagne et le Roussillon : mais, de près comme de loin, il veillait sur Renaudot, pour lequel il avait la plus vive affection. Du reste, pour prouver tout l'intérêt qu'il portait au père, il s'était adjoint, comme médecin ordinaire, son fils Eusèbe, qu'il avait emmené avec lui faire campagne.

Eusèbe, de même que son frère Isaac, était licencié depuis deux ans, mais, bien qu'en droit d'exercer de par son diplôme même de licencié, il désirait vivement « gagner le bonnet doctoral ». Généralement, les candidats au doctorat se présentaient suivant le rang dans lequel ils avaient été reçus licenciés, de sorte qu'obtenir *le premier lieu* à la licence, c'est-à dire la première place, était un honneur d'autant plus recherché qu'il permettait de se

faire plus vite recevoir docteur. Lorsque le postulant ne
se présentait pas suivant son rang de réception, il était
obligé d'attendre, pour se présenter à nouveau, que tous
les autres licenciés de sa promotion eussent passé leurs
examens probatoires de doctorat. Il est plus que certain
que, dans la circonstance, la Faculté, si Eusèbe ne se fût
pas présenté à son tour, n'eût fait aucune concession au
fils de son ennemi. Or, les licenciés de sa promotion
se faisaient, en ce moment, recevoir docteurs : il était
donc urgent d'aviser. C'est pourquoi Richelieu, intervenant directement, écrivait, le 13 mars 1642, la lettre suivante au doyen Guillaume du Val[1] :

« *À Monsieur,*

« *Monsieur du Val, doyen de la Faculté de médecine,*
« *à Paris.*

« Monsieur, le sieur Renaudot, médecin de vostre Fa-
« culté, n'ayant peu recevoir le bonnet avant que partir
« de Paris, quelque diligence qu'il ayt apportée à cette
« fin, je vous fais cette lettre pour vous prier de tenir la
« main à ce que suivant l'ordre de vos statuts, qui ne veu-
« lent pas que l'on perde le rang de sa licence lorsque
« l'on est employé pour le service du Roy, comme il est
« dans un voiage, le lieu luy soit conservé, laissant passer
« ceux qui sont après luy sans préjudice au lieu qu'il a
« devant eux. Le pouvoir que vous avez sur vostre com-
« pagnie, à laquelle vous communiquerez s'il vous plaist
« cette lettre, et la confiance que j'ay en vous et en ceux
« qui la composent, me font croire que vous ne desnierez
« pas à celuy pour qui je vous escrits l'effect qu'il attend

---

[1] *Comm. manuscrits*, t. XIII, f. 136.

« de vous, puisqu'il est fondé en justice et en la recom-
« mandation d'une personne qui sera trop aise de vous
« témoigner à tous qu'elle est,

　　　　« Monsieur,

　　　　　　　« Votre plus affectionné à vous servir,

　　　　　　　　« Le cardinal DE RICHELIEU.

« D'Agde, ce 13 mars 1642[1]. »

Guillaume du Val, nous le savons, tout en sauvegar-
dant les intérêts de l'École dont il était le chef, était
favorable à Renaudot, ainsi que celui-ci lui-même s'était
déjà plu à le constater : il réunit les comices et leur
donna lecture de la lettre du cardinal. Le seul désir exprimé par Richelieu, plus encore que les raisons sur lesquelles celui-ci s'appuyait et qui étaient des meilleures,
parut valable à l'assemblée, qui résolut « d'obtempérer à
« sa demande et de le remercier pour les bonnes paroles
« y contenues, par la plume du doyen, qui s'empressa de
« s'acquitter de la commission qui lui était confiée[2] ».
Du reste, il est certain qu'en agissant ainsi, les docteurs
avaient, ce que la suite démontrera, une arrière-pensée.
Eusèbe pouvait ne pas revenir de la campagne, et, en
outre, il serait toujours temps de faire pièce à la redoutable Éminence lors de son retour à Paris. Mais Isaac
Renaudot, qui avait été reçu en même temps que son
frère, était resté dans la capitale, et la Faculté n'ignorait
pas qu'il avait l'intention de « supplier pour les vespéries »,
sorte d'acte préparatoire au doctorat, consistant surtout
en un discours fort élogieux pour l'École qui daignait
recevoir le candidat. Puisqu'on avait accordé un semblant

---

[1] Entre parenthèse « (M. du Val — de la main dudit Seigneur.) »
[2] Comm. manuscrits, t. XIII, f. 136.

de passe-droit à Eusèbe, il n'y avait aucune raison pour
refuser Isaac qui était présent et qui ne demandait aucune
concession. La Faculté était fort perplexe : une circonstance inattendue, beaucoup plus qu'inespérée, allait la
tirer d'embarras, ou tout au moins lui permettre d'espérer ou de différer.

Richelieu, dont les forces s'étaient usées dans un travail
surhumain, et qui persistait néanmoins à rester sur la
brèche et à faire campagne, venait de tomber gravement
malade. A la suite de circonstances encore mal connues,
de nombreux abcès, accompagnés de phénomènes généreux graves, s'étaient déclarés au bras droit. Citoys, qui
avait accompagné son illustre client, fut justement ef-
frayé par la gravité de ces symptômes, et résolut de demander une consultation aux docteurs de la Faculté de
médecine de Paris. Le 27 avril 1642, il écrivit au doyen
« pour le prier de vouloir bien examiner le cas, et lui
« transmettre son avis éclairé, ainsi que celui de ses illus-
« tres collègues, sur la gravité de l'affection et sur le
« traitement qu'il croyait favorable à la guérison ». Le
doyen et les docteurs réunis se rendirent à ce désir exprimé par le premier médecin de Richelieu, et, de même
que lui, émirent un avis défavorable. Il y en eut même qui
avancèrent que le cardinal mourrait « *à la mauvaise lune de*
« novembre », et le doyen, qui inscrivit cette consultation
sur son registre[1], ajouta en marge : « *pronostic fatal* »
(*prava prognosis*). Il est triste de dire que la lettre de Citoys remplit de joie toute l'École.

Cependant, le cardinal n'était pas encore mort, et l'é-
poque des vespéries approchait. Ce diable d'homme avait

---

[1] *Comm. manuscriis*, t. XIII, f. 136.

si souvent prouvé qu'il avait la rancune tenace, qu'il
était certain que, s'il guérissait, il n'eût certainement pas
pardonné à la Faculté, et à plus forte raison dans la circonstance, d'avoir escompté son trépas. Il fallait se hâter,
car, le 3 août, « on suppliait » pour être admis à subir
l'examen. Le prétexte d'un ajournement fut vite trouvé.

Le 17 mai, Mᵉ Hugo Chasles vint se plaindre aux comices ordinaires du samedi d'avoir été insulté par Isaac
Renaudot. Tout de suite, on décréta : « qu'on différerait
« les vespéries et le doctorat de celui-ci, jusqu'à ce qu'il se
« fût disculpé. Mais que, comme cependant — retenons
« cela — il n'était pas encore très-bien établi que Mᵉ Hugo
« Chasles eût été insulté, on déférerait la chose aux
« grands comices. »

Trois jours plus tard, les docteurs réunis décrétaient
de nouveau, après en avoir délibéré : « Mᵉ Isaac Renaudot
« ne sera pas admis aux vespéries et au doctorat, en pu-
« nition des injures qu'il a faites à Mᵉ Hugo Chasles et à
« la Faculté, ainsi que ce docteur l'a prouvé par la lecture
« d'un *libelle* offert aux membres du Parlement par ce
« même Renaudot, à moins de désavouer ses injures et
« de détester par un acte public la Gazette et le métier
« odieux que fait son père, le calomniateur de la très-
« célèbre Faculté de Paris. » Qu'avait donc écrit Isaac ?
Le jour même, 17 mai, où avait été rendu l'arrêt par lequel la Faculté différait ses vespéries et son doctorat, il
avait, aussitôt après la signification que lui avait faite de
l'arrêt le bedeau de l'École, adressé au Parlement une
supplique dans laquelle il demandait : qu'on ne l'exclût
pas du droit que chacun possédait de passer ses examens
devant l'École de médecine. Et c'était sur ce libelle, pos-
térieur aux injures soi-disant reçues, que s'appuyait

M° Hugo Chasles pour prouver l'insolence d'Isaac à son
égard. Et la Faculté, tout heureuse, se payait en semblable monnaie : il faut avouer qu'elle eût pu mieux
choisir son prétexte.

Du reste, à la même époque, un nouveau procès s'engageait entre Théophraste Renaudot et l'Ecole, ou plutôt entre Renaudot et Guy Patin, dont nous allons voir
l'inimitié contre le Gazetier se dessiner de plus en plus.

René Moreau, le même qui avait écrit la *Défense de
la Faculté de Paris contre son calomniateur*, venait de
publier une nouvelle édition des œuvres de Sennert,
auteur galéniste fort estimé par l'École. En tête de cette
édition se trouvait une préface non signée, dans laquelle
Moreau était félicité d'avoir fait l'apologie de la Faculté
contre son « *fripon* et *polisson* (*nebulo et blatero*) de calomniateur ». Il était difficile de désigner plus clairement
Renaudot, si l'on s'en rapportait aux termes ordinaires
dont les docteurs usaient à son égard.

Celui-ci, qui avait gagné devant le conseil du Roi le
procès que l'École lui avait intenté, et qui, en outre, était
assuré de l'appui du cardinal, eut le tort de ne pas mé-
priser ces injures, qui, du reste, ne lui étaient pas adressées pour la première fois. L'article injurieux n'étant
pas signé, il voulut faire un procès aux éditeurs du livre :
ceux-ci, devant ses réclamations, répondirent que : vu
leur ignorance du latin, il était impossible qu'ils eussent
écrit la préface incriminée, et que, d'ailleurs, l'auteur de celle-ci n'était autre que Guy Patin. Aussitôt,
Renaudot cita celui-ci en justice, devant M. d'Aulnay,
maître des requêtes. Guy Patin ne fit aucune difficulté
pour avouer qu'il était bien l'auteur de l'écrit, mais,
avec sa franchise habituelle, il déclara que les expressions

de *nebulo* et de *blatero* n'étaient pas dirigées contre le
Gazetier, mais bien contre Guy de la Brosse, « médecin
« empirique qui dans son livre *de Plantis* avait proféré les
« injures les plus atroces contre la très-célèbre Faculté
« de médecine de Paris[1] ». La vérité est que le malheureux Guy de la Brosse, naturaliste très-distingué, était
coupable d'avoir doté l'État et fondé de ses propres deniers et malgré l'École le Jardin des plantes actuel. Toutefois, comme il venait de mourir, après avoir refusé de
se faire saigner, ce qui était un crime encore bien plus
épouvantable, Guy Patin était à peu près certain de
l'impunité. Devant ces explications, qui, comme on le
voit, ne brillaient pas précisément par leur franchise,
l'accusé ne se gênant pas de dire dans l'intimité qu'il
avait visé le Gazetier, le juge renvoya les parties dos à
dos, après avoir débouté Renaudot de sa demande. Mais
celui-ci avait à cœur de se venger : il alla trouver la
fille de Guy de la Brosse, et, s'unissant à elle, assigna
Guy Patin en diffamation aux *Requestes de l'hostel*, le
14 août 1641.

Cette querelle intéressait beaucoup de personnes : elle
avait fait du bruit : on se rendit en foule au tribunal.
Guy Patin se chargea lui-même de plaider sa cause qu'il
gagna par sa verve caustique en mettant les rieurs de
son côté. Après avoir dit que *nebulo* et *blatero* n'étaient
pas des paroles injurieuses, — ce que les juges pouvaient
à la rigueur considérer comme des excuses, — « il railla
« Renaudot sur son agréable figure, sur son nez camus,
« sur son visage troué par la petite vérole, l'appela stru-
« meux au nez plat et autres facéties[2] », lesquelles firent

beaucoup rire l'auditoire. Louise de la Brosse et Renaudot furent mis « hors de cour et procez ».

En sortant du tribunal, ce dernier fut abordé par son
terrible adversaire qui lui dit : « Monsieur, vous avez
« gagné en perdant. — Comment donc? répliqua Renau-
« dot. — C'est, répondit Guy Patin, que vous étiez camus
« lorsque vous estes entré au palais, mais vous en sortez
« avec un pied de nez [1]. »

La Faculté vota des félicitations à son docteur, qui, tout
fier de sa victoire, écrivait encore un an après [2] : « Pour
« le Gazetier, jamais son nez ne fust accomodé comme
« je l'ai accomodé le 14 d'aoust de l'an passé aux requestes
« de l'hostel en présence de quatre mille personnes. Ce
« qui n'en fasche, c'est que *habet frontem meretricis, nescit*
« *erubescere*. On n'a jamais vu une application aussi heu-
« reuse que celle de saint Jérôme : *epistola* 100 *ad Bona-*
« *sium*, contre ce *nebulo* et *blatero;* car, voilà les deux
« mots dont il me fit procès, qui est néanmoins une qua-
« lité qu'il s'est acquise par arrest solennellement donné
« en audience. Je n'avois rien écrit de mon plaidoyer et
« parlai sur-le-champ par cœur près de sept quarts
« d'heure; j'avois commencé à le réduire par escrit, mais
« tant d'autres empeschements sont intervenus que j'ai
« été obligé de l'abandonner. Je n'en ai que trois pages
« d'écrites, et il y en aura plus de quinze. Pour l'épistre,
« qui est au commencement du *Sennertus*, je vous en
« enverrai à part; je l'ai faite imprimer in-quarto pour
« en donner à une infinité de gens qui m'en deman-
« doient. »

Quant à la malheureuse Louise de la Brosse, on eût

---

[1] *L'Esprit de Guy Patin.* Amsterdam, 1713. Avis au lecteur.
[2] Lettre LXVIII, 12 août 1643. Édit. Réveillé-Parise.

pu penser qu'accablée par la douleur, elle verrait celle-ci tout au moins respectée par l'irascible docteur; il n'en fut rien, et on appréciera à sa juste valeur l'oraison funèbre que Guy Patin fit du pauvre naturaliste décédé :

« Le diable le soignera en l'autre monde comme mé-
« rite un fourbe, un athée, un imposteur, un bourreau
« public tel qu'il estoit; qui mesme en mourant n'a eu
« non plus de sentiment de Dieu qu'un pourceau duquel
« il imitoit la vie et s'en donnoit le nom[1]. »

Le procès du père une fois vidé, restait la supplique du fils au Parlement.

On se souvient, en effet, qu'Isaac s'étant vu de nouveau fermer par un prétexte les portes de l'École, avait aussitôt (17 mai) adressé au Parlement une supplique dont s'était beaucoup servi Me Hugo Chasles pour se tirer d'embarras à propos de l'accusation qu'il avait formulée contre le fils de Renaudot, qui, dans cette supplique, demandait aux sénateurs de ne pas le laisser exclure du droit que chacun possédait de passer ses examens à l'École de médecine.

Les choses menaçaient de tourner mal pour la Faculté. Les rodomontades de Guy Patin, qu'on ne pouvait condamner, vu ses dénégations, alors qu'on le savait coupable, et l'insigne mauvaise foi des docteurs qui, à chaque grade, exigeaient une renonciation en règle des fils Renaudot à l'œuvre paternelle, avaient indisposé le Parlement, qui n'allait pas tarder à rendre un jugement dont la teneur avait déjà transpiré. Et pourtant, ce tribunal était tout dévoué aux intérêts de l'Université.

L'École voulut encore payer d'audace. Le 30 août, on

---

[1] Lettres de Guy Patin, édit. Réveillé-Parise, t. I, p. 82

« suppliait pour les vespéries ». Ce même jour, les docteurs assemblés décrétèrent de nouveau :

« Qu'on n'admettrait pas Isaac Renaudot aux vespéries,
« à moins que le Parlement ne l'ordonnât par un sénatus-
« consulte qu'on attendrait, et auquel on n'obéirait que
« lorsqu'il aurait été porté et signifié ;

« Qu'on irait rendre visite à M° Molé, premier prési-
« dent, et qu'on lui demanderait, en lui portant les con-
« clusions de la Faculté : que, si les frères Renaudot, Isaac
« et Eusèbe, devaient être admis sur le vouloir et par dé-
« cret du Parlement très-auguste, celui-ci voulût bien
« ordonner aux deux frères, logiques avec eux-mêmes,
« de renouveler, avant les vespéries et le doctorat, le
« serment qu'ils avaient fait quelques années auparavant :
« de renoncer à la gazette et au métier paternel, et de
« transcrire cette renonciation par-devant notaire [1]. »

Le mardi 2 septembre, à sept heures du matin, le
doyen, accompagné de MM°° René Chartier [2] et Hugo
Chasles, se rendit au Parlement. Après avoir causé pendant quelque temps avec plusieurs des sénateurs les
mieux disposés pour la Faculté, le doyen et ses compagnons n'eurent aucune illusion sur la teneur de la sentence qui allait être rendue. Ils firent dès lors tous leurs
efforts pour obtenir que l'École ne fût pas *forcée* de recevoir les candidats, mais qu'elle pût les admettre librement et *sponte sua*. Mais M° Molé avait des ordres précis
à ce sujet, il ne le cacha pas au doyen : il l'engagea à

---

[1] *Comm. manuscrits*, t. XIII, f. 141.

[2] « Payé 12 livres à René Chartier, appelé chez M. de la Bauve,
conseiller du Roy et membre du Parlement, et envoyé plusieurs
fois auprès de celui-ci à propos d'Isaac et d'Eusèbe Renaudot, avec
le doyen, ce qui lui fit perdre beaucoup de temps. Cy... 12 livres.»
(*Comm. manuscrits*, t. XIII, f. 153 (Comptes du doyen).

arranger les choses pour le mieux avec les fils Renaudot ;
car Eusèbe n'allait pas tarder à revenir, le cardinal étant
en route pour Paris.

Guillaume du Val remercia Mathieu Molé, et, de retour
à l'École, fit son rapport aux comices généraux qui se
tenaient le jour même. Il fit comprendre aux docteurs assemblés que toute résistance était impossible ;
que, du reste, l'arrivée du cardinal était imminente, et
que le mieux à faire était d'en venir à une bonne composition, que certainement les fils de leur ennemi ne re-
fuseraient pas.

L'assemblée ne fut qu'à moitié convaincue ; elle déclara
qu'évidemment il fallait obéir au Parlement, et vota des
remerciments au président de ce tribunal ; mais en même
temps, elle décréta qu'elle n'admettrait dans son sein les
deux frères que lorsque ceux-ci auraient renouvelé leur
promesse de ne jamais exercer le métier paternel. De
plus, elle exigeait d'eux qu'ils *priassent* la Faculté et de-
mandassent aux docteurs du premier ordre, « juges
« suprêmes très-intègres et très-équitables », de vouloir
bien les admettre, « *même le sénatus-consulte une fois*
rendu ».

Le Parlement n'attendait que le résultat de cette délibération pour se prononcer. Quatre jours plus tard,
6 septembre 1642, il rendait l'arrêt suivant :

« Entre Messieurs Isaac et Eusèbe Renaudot licenciés,
« et notaires, demandeurs d'une part ; et Mᵉ Guillaume
« du Val, doyen de la Faculté de médecine, René
« Chartier, censeur de la dicte Faculté, Pierre Bourdelot,
« Estienne Le Gagneur, défendeurs d'autre part ;

« Veu par la Cour et notaires :

« Dict a esté que la Cour ordonne que dans quinzaine

« le bonnet de docteur sera donné aux demandeurs en la
« manière accoustumée par les docteurs de la dicte Fa-
« culté, qui sont en ordre de ce faire, sinon et à faulte
« de ce faire, ledict temps passé, ce présent arrest leur
« servira de tiltre doctoral, et, ce faisant, procéderont les
« dicts Bourdelot et le Gagneur en toutes assemblées pu-
« bliques et particulières sans despens.

   « Prononcé ce sixième septembre 1642.

« Signé : GUYET.

   « Signifié le 9 septembre 1642 par Arnauld[1]. »

Cette sentence était attendue ; aussi ne surprit-elle
personne. Le 13 septembre, à dix heures du matin, le
doyen d'une voix forte « lut la formule » devant les docteurs réunis. Ceux-ci, mis dans l'impossibilité de résister,
usèrent encore d'un stratagème. L'arrêt disait : que les
fils Renaudot seraient reçus en la manière accoutumée,
ou qu'à faute de ce faire, après quinzaine écoulée, le présent arrêt leur servirait lui-même de titre doctoral.
L'assemblée décréta malicieusement : « qu'il fallait s'en
« tenir au sénatus-consulte lui-même, lui obéir en tout,
« et reconnaitre Isaac et Eusèbe docteurs par la force
« même de ce sénatus-consulte. » De cette façon, la Faculté pouvait, si le bon vent soufflait à nouveau de son
côté, refuser de recevoir et d'admettre aux séances publiques les deux protégés du Parlement, comme n'ayant
subi aucun examen probatoire pour le doctorat, et
n'ayant pas reçu, *more solito*, leur diplôme de la Faculté, qui n'avait été pour rien dans leur nomination.
Or, si l'on se rappelle le pronostic fatal porté sur la maladie

---

[1] *Comm. manuscrits*, t. XIII, f. 141, v°.

de Richelieu, il était possible que bientôt les temps rede-
vinssent meilleurs pour l'École.

Renaudot et ses enfants ne furent donc qu'à moitié
satisfaits; ils prièrent Richelieu, qui, toujours très-souf-
frant, était de retour à Paris, de s'interposer de nouveau.
Celui-ci pensa qu'il ne fallait pas brusquer la situation :
il dépêcha vers le doyen, son premier médecin, Citoys,
qui, nous l'avons vu, était déjà intervenu une première
fois. Guillaume du Val s'entendit au mieux avec le médecin poitevin, et, aux comices ordinaires du lundi 20 octobre 1642, il fit voter les résolutions suivantes :

« Le doyen, accompagné du censeur et de médecins
« choisis à cet effet, ira visiter et saluer l'éminent duc
« de Richelieu, le félicitera, lui promettra toute obéis-
« sance, l'assurera que l'École se soumettra à tous ses
« désirs, et que, vu les instances nouvelles de Citoys
« (qui avait vu le doyen, Séguin le maître antique[1], et
« Chartier le censeur), elle admettra, *more solito,* les
« deux frères Renaudot aux vespéries et au doctorat;
« mais qu'elle prie en grâce le cardinal de vouloir
« bien imposer silence au malhonnête calomniateur de
« la Faculté, leur père, et d'user de son autorité pour
« empêcher que ce gazetier ne lèse en rien les doc-
« teurs de cette École si florissante, qui chantera les
« louanges de Son Éminence, si celle-ci veut bien ac-
« cepter ces propositions[2]. »

Profitant de ces bonnes dispositions, Richelieu s'empressa (23 octobre) de mander le doyen qui se rendit à
son appel, accompagné de René Chartier censeur, Ga-

---

[1] Le maître antique (*antiquus magister*) était le plus vieux docteur
en date de nomination.
[2] *Comm. manuscrits,* t. XIII, f. 142.

briel Hardouin de Saint-Jacques, Maurice de Monstreil et Jean Bourgeois. Le cardinal répondit à Guillaume du Val qui lui faisait ses protestations de dévouement et qu'assistait Citoys, « qu'il rendrait mille grâces à la Fa-« culté si elle voulait doctorifier Eusèbe Renaudot son « médecin clinique et domestique ; qu'il imposerait silence « à Théophraste Renaudot, — n'oublions pas que c'est « le doyen lui-même qui raconte l'entrevue, — et qu'il « deviendrait le protecteur et le vengeur de l'École de « médecine ».

Le 27 octobre, à deux heures de l'après-midi, le doyen convoqua les docteurs pour leur rapporter les paroles du cardinal, et ceux-ci décrétèrent qu'on « *admettrait les deux frères en grâce de Son Éminence* [1] ».

Ce furent les derniers actes du décanat de Guillaume du Val qui se retira le 8 novembre, et fut remplacé par Michel de la Vigne, un des adversaires les plus acharnés de Renaudot.

Pendant les deux années qu'il avait dirigé l'École, le doyen sortant s'était toujours efforcé de tempérer l'humeur batailleuse de ses collègues ; nous savons que ses efforts[2] avaient été vains, et que. si la paix semblait faite au moment où il quittait le fauteuil, la volonté de Richelieu avait plus fait pour elle que tous ses essais de

---

[1] La Faculté se donna la satisfaction de faire transcrire de nouveau l'acte de renonciation à la *Gazette*, ainsi qu'il appert des comptes de G. du Val (f. 153) :

« Pour deux transcriptions (on les appelle exprès) de l'acte de « renonciation à la *Gazette* de MM. I: et E. Renaudot, d'après le texte « original fait devant notaires. . . . 30 sous. »

[2] Payé 60 livres au doyen lui-même, pour ses grandes peines et « travaux considérables dans tous les procès, surtout dans ceux de Renaudot... cy .. 60 livres. » (Comptes du doyen. *Comm. manuscrits*, t. XIII, f. 153.)

conciliation. L'année ne s'écoulera pas du reste sans que la Faculté, au mépris de toute parole donnée, ne revienne à nouveau sur ses décisions.

L'accord paraissant régner, Isaac fut enfin admis aux vespéries, et, le 2 décembre, il soutenait sa thèse sur le sujet suivant :

« An à morsu canis rabidi phlebotomia? »

« Doit-on saigner pour la morsure d'un chien en-« ragé? » Il est fort probable que le candidat n'avait vu que peu de cas de ce genre. En outre, lui demander s'il fallait saigner, c'était lui tendre un piége, puisque c'était en partie cette question brûlante de la « phlébotomie » qui séparait son père de l'École. Il est certain qu'Isaac dut être fort embarrassé : nous verrons bientôt si ses réponses furent du goût de ses examinateurs.

CHAPITRE VI

Le mois de décembre 1642 ne s'était pas écoulé, que, deux jours après l'examen d'Isaac, se réalisait la prédiction de la Faculté : Richelieu, le protecteur, l'ami de Renaudot, mourait, et celui-ci écrivait douloureusement dans sa *Gazette :*

« Le 4 de ce mois, sur le midy, mourut, dans son pa-
« lais de cette ville, en la cinquante-huitième année de
« son aage, le cardinal duc de Richelieu, premier ministre
« d'Estat de nostre Monarque, lequel, chargé de cet exer-
« cice depuis vingt ans, s'en acquitta si bien qu'il n'y a
« point de paroles assez relevées pour le bien exprimer. »

De son côté, le nouveau doyen, avec un esprit bien diffé-

rent, enregistrait la perte du grand ministre en poussant
un profond soupir de soulagement, et se félicitait de ce
que le temps était devenu meilleur et plus libre, « *minùs*
« *coactum* ». Louis XIII, il est vrai, protégeait ouvertement
le Gazetier, il était un de ses rédacteurs les plus fidèles ;
mais il pouvait bien se faire que, faible comme on le
connaissait, il se laissât circonvenir à l'égard de Renaudot. Aussi Michel de la Vigne convoquait-il bientôt
(mardi 30 décembre) les médecins de son École, pour
examiner avec eux : s'il convenait de recevoir docteur
« Isaac, qui avait été vespérisé le 2 du présent mois[1]. »

Aussitôt, la Faculté, ne tenant aucun compte de l'arrêt
du Parlement, décréta : « qu'on ne recevrait pas Isaac,
« qui, du reste, avait répondu d'une façon malhonnête
« (*impi?*), aux questions que le doyen lui avait posées ;
« pas plus, du reste, qu'Eusèbe son frère, en raison des
« injures de leur père. »

Et, le 24 janvier 1643[2], elle décrétait encore : « qu'on
« rendrait à Isaac la somme qu'il avait versée pour ses
« vespéries entre les mains du doyen sortant, Guillaume
« du Val, la Faculté ne voulant rien avoir de lui. »

La protection du Roi ne faisait cependant pas encore
défaut à Renaudot. Il venait en effet d'obtenir par lettres
patentes et après de longues tergiversations, l'autorisation
de bâtir l'« *Hostel des consultations charitables* » dont nous
avons déjà parlé, et, si la Faculté était injuste vis-à-vis de
ses enfants, il pouvait au moins se consoler en pensant à
la justice royale.

A peine avait-il obtenu cette autorisation, que l'École,
décidée à poursuivre partout son ennemi, prenait la ré-

[1] *Comm. manuscrits*, t. XIII, f. 160 v°, et 161 r°.
[2] *Comm. manuscrits*, t. XIII, f. 162 v°.

solution de lui faire un procès à ce sujet (9 janvier 1643).
Le 28 février elle revenait à la charge et dénonçait Renaudot. « A quoi servirait-il donc, disait-elle, de refuser
« le bonnet de docteur aux fils, si l'État donnait officiel-
« lement au père un bâtiment où s'éleverait une Fa-
« culté rivale, et dans laquelle certainement Isaac et
« Eusèbe occuperaient de hauts emplois! »

Elle s'adressa de nouveau au premier médecin du Roi,
à Bouvard, qui, bien qu'ayant déjà échoué, espérait cette
fois réussir par l'intermédiaire des nombreuses attaches
qu'il avait à la cour que ne terrorisait plus le cardinal.
Il s'agissait avant tout d'empêcher l'enregistrement des
lettres patentes contenant la permission de bâtir l'Hôtel
des consultations charitables.

Bouvard répondit de Saint-Germain en Laye (27 février 1643) au doyen qui lui avait écrit à ce sujet : « Qu'il
« désiroit toujours le bien de la Faculté et ne demandoit
« qu'à la servir, qu'il avoit toujours blasmé Renaudot
« mesme avant qu'il eût commencé de faire le malheur
« de ses enfants, en voulant ruiner cette légitime compa-
« gnie qui les avoit allaités et nourris. Renaudot,
« ajoutait-il, a fait faire un contrat par lequel il ob-
« tient du Roy un terrain pour y bastir un hostel des
« consultations charitables; je le sais, il m'a communiqué
« ses desseins. Mais j'avois la promesse de M. le chan-
« cellier de ne pas faire entériner ses lettres avant la dé-
« cision de la Faculté : néanmoins, je viens d'apprendre
« qu'elles sont en circulation et que la vérification doit
« en estre faite au Grand Conseil. Prenez-y garde; quant
« à moy, je donnerais bien toutes les autorisations dési-
« rables s'il devait y avoir là des docteurs de la Faculté
« de Paris, mais pas d'autres; et, tant que je vivrai,

« soyez sûrs que je serai votre plus ferme soutien[1]. »

Il faut avouer que le Gazetier avait bien mal choisi en prenant pour confident l'orgueilleux Bouvard, qui, une première fois l'avait déjà dupé, et que la Faculté elle-même n'employait qu'à son corps défendant, tant étaient grandes sa morgue et sa suffisance.

Le doyen lut l'épître de Bouvard en *grande assemblée*, et le remercia vivement par lettre datée du 1ᵉʳ mars. « Monsieur, lui disait-il, nous avons appris que M. le « chancellier avait promis à quelqu'un de nos confrères « de faire renvoyer au Parlement le procès Renaudot, « mais que c'est au Grand Conseil que l'affaire s'adresse; « nous ferons signifier au plus vite au greffe du Grand « Conseil l'opposition de la Faculté, ce que j'avais déjà « fait en quelques autres juridictions. La médecine, Mon-« sieur, a grand besoin de votre assistance et de votre « appui[2]. »

Nous avons vu que les efforts de Renaudot avaient abouti à faire retenir, en toute circonstance, par le conseil du Roi, les procès qu'il lui pourrait survenir. Tous les efforts de l'École vont désormais tendre encore à faire porter le débat devant le Parlement son allié.

La Faculté, non contente de l'appui de Bouvard, et sentant le moment propice depuis la mort de Richelieu, résolut de faire une grande manifestation et d'intéresser l'Université tout entière à sa cause. Où s'arrêterait le maître du Bureau d'adresse? disaient partout les docteurs; après avoir ruiné la Faculté de médecine, ne songerait-il pas à s'attaquer aux autres Facultés?

Le 2 avril, Michel de la Vigne, le doyen, se rendit so-

[1] *Comm. manuscrits*, t. XIII, f. 162 vᵒ.
[2] *Comm. manuscrits*, t. XIII. f 167.

lennellement aux comices qui se tenaient à la Sorbonne,
et demanda à l'Académie de prendre fait et cause pour
la Faculté de médecine dans la lutte qu'elle entreprenait
contre Théophraste Renaudot qui, par ordonnance royale,
voulait bâtir une nouvelle École à la porte Saint-Antoine.
Du reste, ajouta-t-il, « Messieurs de la ville de Paris qui
« ont des droits sur la portion du rempart que ce misé-
« rable veut démolir pour y bâtir, ainsi que madame la
« duchesse d'Uzès qui a des propriétés limitrophes, ont
« déjà mis opposition à ce sacrilége ».

Soutenir la Faculté de médecine, c'était montrer combien serait mal venu quiconque oserait toucher aux
prérogatives universitaires ; aussi le recteur et trois autres
Facultés se joignirent-ils aux docteurs pour adresser au
conseil du Roi, qui seul était juge des procès de Renaudot, une supplique tendant à déférer la cause au préfet
de police, dont les appels allaient en Parlement.

Sur ces entrefaites, disparaissait le dernier appui, bien
fragile il est vrai, du malheureux Renaudot : le 14 mai
1643 mourait Louis XIII, et Anne d'Autriche avait trop
besoin du Parlement, l'ennemi de Richelieu, pour soutenir le Gazetier. Dès lors, les événements vont se précipiter : assailli de tous côtés, celui-ci va faire face à
l'orage avec le désespoir d'un honnête homme à la vie
duquel on attente, mais il sera forcé de succomber sous
le poids des calomnies qui vont s'accumuler contre
lui.

Son ennemi mortel est désormais chargé de conduire
les affaires extérieures de l'École, Guy Patin est censeur,
et il espère bien se servir du triomphe qu'il compte
obtenir comme d'un marchepied pour arriver au décanat qu'il ambitionne. C'est un homme de ressources, que

n'embarrasse en aucune façon le besoin de dire la vérité :
il est de plus l'ami intime de Lamoignon et de toute la
magistrature : c'est désormais un duel à mort entre ces
deux hommes dont l'un représente la science ancienne
avec son absolutisme, l'autre la science nouvelle, le progrès que ne borne aucun horizon.

Le 9 juin, la Faculté, qui désormais est tout entière au
procès, éprouve le besoin de se dire à elle-même, en
assemblée, qu'elle ira jusqu'au bout, et le 10 juillet, elle
décrète : qu'on ira porter au chancelier une *supplique* qui
ne visera pas seulement les *consultations charitables*,
mais encore tout l'œuvre du Bureau d'adresse. Nous
venons de dire que cette supplique demandait, à l'égard
de Renaudot, le rétablissement de la juridiction ordinaire par devant le préfet de police.

Charpentier et Guy Patin furent chargés, dans cette
même Assemblée, de sa rédaction : parce que, dit le manuscrit, « *ils étaient pleins d'ardeur* », et, le 16 juillet [1], le
doyen et sept docteurs allèrent officiellement porter au
chancelier, afin qu'il voulût bien la transmettre lui-même
à qui de droit, l'œuvre de leurs collègues, qui était
conçue en ces termes :

« *Au Roy* [2] *et à Nosseigneurs de son conseil.*

« SIRE,

« Les doyen et docteurs en médecine de la Faculté de
« Paris vous remonstrent très-humblement, qu'encore
« que leur profession mérite pour son importance

---

[1] *Comm. manuscrits,* t. XIII, f. 107.
[2] Louis XIV; Anne d'Autriche était alors régente.

« d'estre réglée avec grand soing, particulièrement en
« la ville de Paris capitale du Royaume, et en laquelle il
« y a l'Université des plus célèbres de l'Europe, néant-
« moins le désordre y seroit plus grand dans leur pro-
« fession qu'en aucune autre ville ; plusieurs estrangers
« sans tiltres, sans degrés, sans lettres et sans adveu,
« entreprenant impunément ledict exercice soubz pré-
« textes des assemblées et consultations charitables du
« Bureau d'adresse, par lesquelles on abuse de la cré-
« dulité des simples au grand préjudice du public : dont
« les supplians ayant cru estre obligés par debvoir d'in-
« former le prévost de Paris, juge naturel des parties
« et auquel la cognoissance des points de police appar-
« tient, lui auroient présenté requeste, sur laquelle
« commission leur auroit esté accordée pour faire assi-
« gner M. Théophraste Renaudot, auteur de ces désor-
« dres et patron de toute la cabale, lequel, au lieu de
« s'y prester et pour faire cognoistre qu'il n'est aucune-
« ment méthodicque, se seroit pourveu au conseil, où, par
« divers arrests d'iceluy des 4e de juin et 9e de juillet
« 1641, il auroit fait retenir la cognoissance du diffé-
« rend des parties et ordonné qu'elles contesteroient au
« principal pour leur estre fait droit : ce qui ne seroit
« raisonnable, soubz le bon plaisir de Votre Majesté,
« puisque le Conseil ne prend connoissance régulière-
« ment que des matières sur lesquelles on ne se peut
« pourvoir devant d'autres juges : que le prévost de
« Paris est le premier juge et naturel des parties, ou le
« Parlement de ce qui vient en exécution des régle-
« ments qu'il a donnés sur ce subject : oultre qu'il seroit
« contre l'ordre, que toutes les contestations que les
« suppliants peuvent avoir avec semblables personnes,

« fussent portées au Conseil qui en seroit trop impor-
« tuné :

« A ces causes, Sire, à vous plaise, sans avoir égard
« aux arrests des 4ᵉ de juin et 9ᵉ de juillet 1641, ordon-
« ner que les parties se pourvoieront sur tous les diffé-
« rends devant le prévost de Paris et par appel au
« Parlement. Et les suppliants continueront leurs
« prières pour la prospérité et conservation de Votre
« Majesté.

« M. DE LA VIGNE, doyen de la Faculté[1]. »

Le chancelier accueillit favorablement le doyen, et, le
même jour, s'en fut avec lui présenter la supplique au
grand maître des requêtes, M. Ollivier de Verneuil[2],
qui promit d'être favorable à leur entreprise et de leur
faire parvenir l'édit royal aussitôt qu'il serait rendu.

Le moment était critique : c'en était fait de Renaudot
et de son œuvre lentement édifié si la Reine obtempé-
rait à la demande de la Faculté de médecine et le ren-
voyait devant le prévôt et le Parlement. Afin de vaincre les derniers scrupules d'Anne d'Autriche vis-à-vis
d'un homme dont elle avait plusieurs fois encouragé les
entreprises charitables, l'École eut recours à une arme
qui ne manque jamais son but : la calomnie.

Pour se rendre un compte exact des accusations qui
furent sournoisement portées contre Renaudot, il nous
faut revenir à l'année 1633. Le nᵒ 54 de la *Gazette* de
cette année, daté du 4 juin, eut deux éditions, et voici

---

[1] *Comm. manuscrits*, t. XIII, f. 179.
[2] « Payé 22 livres pour frais de composition du libelle porté à
« M. de Verneuil... cy... 22 livres. » (Comptes du doyen, *Comm.
manuscrits*, t. XIII, f. 180.)

dans quelles circonstances : « La veille du jour que
« devait paraître ce numéro, l'abbé Le Masle, prieur des
« Roches, attaché au cardinal de Richelieu, vint entre
« dix heures et onze heures du soir pour ordonner à
« Renaudot d'insérer dans la *Gazette* un article de vingt-
« huit lignes ainsi conçu :

« Le sieur de Laffemas, intendant de la justice ès pro-
« vinces et armées de Champagne, est arrivé depuis trois
« jours en ce lieu et a fait amener avec luy plusieurs
« prisonniers d'Estat : entre lesquels est le sieur don
« Jouan de Médicis, lequel fut par luy arresté à Troyes,
« venant de Bruxelles en habit déguisé, se faisant nom-
« mer marquis de Saint-Ange. On tient qu'il estoit
« chargé de plusieurs papiers importants, et particu-
« lièrement de plans de villes et places de ce Royaume,
« et de lettres tendantes à descrier le Roy et le gouver-
« nement de son Estat, dont on ne scait pas les particu-
« larités. Mais ce qui se peut sçavoir, est que, par l'une
« desdites lettres, ont supposoit que le Roy envoyoit à
« Rome pour trois choses (aussi malicieuses qu'elles sont
« esloignées de toute apparence), à sçavoir :

« Pour répudier la Royne ;

« Pour faire déclarer M. le duc d'Orléans inhabile et
« incapable de succéder à la couronne ;

« Et pour avoir liberté de protéger les Luthériens.

« Comme aussi on a trouvé, dans lesdits papiers, des
« lettres de créance de l'archiduchesse au cardinal Infât ;
« et une figure sur la naissance du cardinal duc de
« Richelieu faite par un nommé Fabrone qui est à
« Bruxelles auprès de la Royne-mère : où l'on tient que
« le nom dudit sieur cardinal est escrit de la main dudit
« Fabrone. On croit qu'il n'a pas passé en France sans

« dessein, pource qu'il a séjourné quatre jours à Paris et
« conféré avec plusieurs personnes suspectes. Le temps
« et la visite de ces papiers descouvriront le secret de
« ses négociations. »

« L'ordre du ministre venait trop tard : la *Gazette*
« était déjà imprimée et même en partie expédiée. Le
« Gazetier eut beau donner ses raisons, il fallut obéir :
« l'article dont le cardinal ordonnait l'insertion étant
« de vingt-huit lignes, il fut obligé d'en retrancher le
« même nombre à différents endroits : et ceci fait, l'abbé
« des Roches enleva tous les exemplaires qui restaient
« du numéro proscrit qui, du reste, était insignifiant [1]. »

Si l'on cherche les raisons qui avaient déterminé Richelieu à faire insérer le précédent article dans la *Gazette*,
on les trouvera, croyons-nous, dans les considérations
suivantes :

Gaston d'Orléans venait d'être vaincu à Castelnaudary
(1ᵉʳ septembre 1632) après avoir essayé de soulever tout
le Midi contre le cardinal, et, comme toujours, il avait
été soutenu, dans cette tentative de rébellion, par l'argent des Espagnols avec lesquels Anne d'Autriche faisait cause commune d'une façon inavouée, mais certaine. Cette équipée que le duc de Montmorency, gouverneur du Languedoc, devait payer de sa tête, s'était
terminée par la réconciliation apparente du Roi et de
Gaston qui avait promis : « d'aimer tous les ministres du
« Roy, y compris le cardinal de Richelieu. » Mais cette
réconciliation n'était qu'apparente, et Gaston, craignant

---

[1] Ces détails sont consignés dans une lettre de l'abbé Saint-Lé-
ger à M. le comte de M..., lettre dont nous avons trouvé un exemplaire joint au *Recueil des Gazettes de* 1633, appartenant à la Bibliothèque Sainte-Geneviève.

toujours une décision subite du ministre dont il connaissait le caractère, s'était réfugié à Bruxelles d'où il
fomentait la guerre civile, pendant que Richelieu, se
montrant sans pitié, faisait enfermer le garde des sceaux
Chateauneuf et exilait la duchesse de Chevreuse qui possédait un grand ascendant sur la Reine et s'en servait
pour lui donner des conseils antipatriotiques.

Il s'agissait avant tout, à la veille d'intervenir dans la
guerre de Trente ans, d'avoir le calme à l'intérieur et de
ne pas permettre aux princes et à la Reine d'être les
amis des Espagnols que l'on allait combattre.

Aussi croyons-nous que cet article, que tout le monde
eut bientôt entre les mains, était un avertissement indi-
rect donné à Anne d'Autriche, la prévenant que : si elle
continuait à fomenter la guerre civile, le Roi, entièrement dominé par le cardinal, n'hésiterait pas à la répudier, elle qui ne lui donnait pas d'enfant : qu'il ferait
déclarer l'héritier présomptif, le duc d'Orléans, inhabile
et incapable de lui succéder, puisqu'il se conduisait
comme un ennemi du pays : et enfin, ceci s'adressait
à tous les courtisans et seigneurs investis depuis la prise
de la Rochelle de riches gouvernements, qu'il protége-
rait les Luthériens, et qu'alors, ils pourraient dire adieu
aux bonnes places et aux honneurs. Ce qui confirme
cette dernière supposition, c'est que Richelieu, prince
de l'Église, en habile politique, n'allait pas hésiter un
seul instant à s'allier avec les Suédois protestants contre
les Espagnols catholiques. Infailliblement, avons-nous
dit, cet article ne pouvait passer inaperçu, et la Reine
était avertie que le sieur de Laffemas surveillait atten-
tivement les courriers qui circulaient entre Paris et
Bruxelles, puisqu'il venait d'arrêter le sieur don Jouan

de Médicis venant de cette ville et qu'on disait porteur de papiers importants.

Louis XIII étant mort, Anne d'Autriche, qui avait fait casser le testament de son époux par le Parlement et était devenue Régente sans entraves d'aucune sorte, possédait désormais la toute-puissance. D'un mot elle pouvait renvoyer le malheureux gazetier devant le prévôt de Paris en ordonnant au conseil du Roi, devenu le sien, de ne plus garder la connaissance des procès dans lesquels Renaudot se trouverait engagé. Pour la décider à ce faire, les docteurs de Paris exhumèrent l'article que nous venons de rapporter en entier : ils allèrent partout incriminant Renaudot : « d'avoir été coupable envers le « Roy : en l'accusant d'avoir voulu favoriser le luthéra- « nisme ; envers l'héritier de la couronne à cette époque : « en le soupçonnant de grands crimes, et enfin vis-à-vis « de la Reine qu'il accusait d'avoir commis des méfaits « capables d'entraîner sa répudiation [1]. »

Il est fort probable que celle-ci dut prêter à ces calomnies une oreille d'autant plus favorable qu'elle se savait plus coupable : ayant nettement favorisé les ennemis de l'État, les Espagnols, et ayant eu vis-à-vis de Louis XIII, en qualité d'épouse, des torts presque aussi considérables que ceux de son royal époux qui affichait sans vergogne ses maîtresses à la cour.

Aussi laissa-t-elle faire si elle n'ordonna pas, et, avant que Renaudot eût pu se disculper, le 7 août 1643, le Grand Conseil rendait l'arrêt suivant que le maître des requêtes, M. Ollivier de Verneuil, faisait parvenir au doyen le jour même :

[1] *Examen de la requeste présentée à la Royne par le Gazetier.* Paris, 4 novembre 1643.

« Le Roy en son conseil, faisant droit sur la requeste
« sans s'arrester aux arrests du conseil des 4 juin et
« 9 juillet 1641, a renvoyé et renvoye le doyen et doc-
« teurs en médecine de la Faculté de Paris, leurs procès
« et différentes circonstances dépendantes, par devant le
« prévost de Paris, pour estre réglés et faict droit,
« ainsi qu'il appartiendra par raison.

« Faict au conseil privé du Roy, tenu à Paris le sep-
« tième d'aoust 1643. »

Le mercredi 12 août 1643, le doyen faisait signifier
cet arrêt à Renaudot par l'appariteur de l'École.

A partir de ce moment, celui-ci ne dut plus se faire
illusion sur le sort qui l'attendait, mais, ne voulant pas
rester sous le coup des calomnies que l'on avait colpor-
tées contre lui, il adressa à la Reine une requête dans
laquelle il se défendait avec toute la conscience indignée
d'un honnête homme [1] :

« Cet article de la *Gazette* du 4 juin 1633, qui est le
« seul dont on fait du bruit, disait-il, et pour lequel on
« tasche, mais en vain, vu l'équité, bonté et justice de
« Vostre Majesté, de m'aliéner l'honneur de ses bonnes
« volontés, ne sauroit donner aucune prise contre moy.
« L'innocence ne se cache point : il me fut envoyé le
« matin de ce jour là par le défunct cardinal duc, de la
« part du Roy, qui avouoit toutes ses actions. Plus de la
« moitié desdites Gazettes estoient déjà imprimées, ce
« qui fut cause qu'il ne se leut qu'en ce qui restoit à
« tirer.

« Est-ce sa faute s'il a imprimé contre la Reine ces
« accusations, qu'il qualifia aussitôt du reste d'insi-

---

[1] *Requeste à la Royne*, par Th. RENAUDOT. Paris, 1644, in-4° de 8 p.

« dieuses et éloignées de toute apparence : tout ce que
« pouvoit faire un bon Français et autant affectionné
« au service de Vostre Majesté qu'il le doit estre...

   « Voilà néantmoins le grand crime que l'on me met
« à sus et sur le sujet duquel, Madame, je supplie très-
« humblement Vostre Majesté de considérer que : quand
« aujourd'huy, quelque prince estranger ayant esté
« arresté en France, votre Conseil me commanderoit,
« pour justifier son procédé, d'en publier les causes, ou que
« ses principaux ministres me donneroient ordre d'in-
« former le public de quelque autre chose de telle
« importance, quel moyen j'aurois de m'en dispenser ?

   « Chacun sçait que le Roy défunct ne lisoit pas seule-
« ment mes Gazettes et n'y souffroit pas le moindre
« défault, mais qu'il m'envoyoit presque ordinairement
« des mémoires pour y employer. Ce que d'ailleurs son
« conseil me dictoit, ce que Sa Majesté approuvoit et où
« elle ne trouvoit rien à redire, me doit-il estre aujour-
« d'huy reproché après une suite de tant d'années.
« Aucun n'en eust osé parler alors : Vostre Majesté
« mesme, Madame, n'en a rien dit qui soit venu à ma
« connoissance durant tout ce temps là. Vouloit-on que
« je fusse plus puissant qu'elle pour m'opposer à ce
« qu'elle passoit sous silence ? Et avec grande raison,
« veu qu'il n'y a aucun de ceux qui parlent aujourd'hui
« si haut, qui, en apparence ou en effet, ne pliast sous
« cette authorité, ce qui s'appeloit servir le Roy, comme
« d'y résister : crime de lèse-Majesté.....

   « Et encore que je désadvoue hautement tout ce qui
« peut déplaire à Vostre Majesté ou estre mal pris, bien
« loin de vouloir entrer en justification des mémoires
« dont je ne suis pas plus responsable que d'un curé qui

« les liroit à son prosne, huissier ou trompette qui les
« publieroit, comme ils ont fait à trois briefs jours plu-
« sieurs qui se trouvent aujourd'hui innocents....

« Que n'ai-je icy assez de champ pour opposer à ces
« mauvais offices qu'on me rend à tort auprès de Vostre
« Majesté, tous les éloges que je lui ay donné en un
« temps durant lequel il m'a fallu passer par tant de
« mauvais pas et lorsque la plupart des autres écrivains
« se taisoient de Vostre Majesté ; éloges si fréquents
« qu'on en pourroit faire un juste volume [1] !

« Depuis l'heureux avénement de Vostre Majesté à la
« Régence, n'ai-je point cherché toutes les occasions de
« faire sentir à ses peuples l'heur et le contentement
« qu'ils ont et qu'ils doivent attendre d'une telle admi-
« nistration et de luy rapporter tous nos advantages?
« Sur quoy ne font point de réflexion ceux qui censu-
« rent dix ans après, avec si peu de raison, de justice et
« de charité, une demi-ligne de mes nouvelles entre
« plus d'un million d'autres qui possible mériteroient
« quelque témoignage de leur approbation. »

Il serait superflu de faire remarquer le bien fondé de
cette défense : de plus, nous devons ajouter que Renaudot
ne pensait pas seulement à se disculper lui-même, mais
qu'il songeait encore aux malheureux que le dernier
arrêt du conseil, du 7 août 1643, allait priver de tous
les bienfaits de ses institutions :

Après avoir retracé rapidement l'histoire de ses travaux pour l'amélioration des classes pauvres, il supplie
la Reine de ne pas abandonner ces misérables pour

---

[1] Il est certain, les gazettes en font foi, que, même aux plus
mauvais moments, Renaudot parla toujours avec respect d'Anne
d'Autriche et fit sans cesse son éloge.

lesquels il travaille encore et qui tendent vers elle leurs
mains suppliantes : elle ne souffrira pas qu'on les
prive de cet « hostel des consultations charitables »
qu'il veut faire construire avec l'autorisation du défunt
Roi. Il n'est pas guidé dans cette demande par son intérêt, car tout le monde sait pertinemment qu'il dépense tous les ans deux mille livres de sa propre bourse
pour soulager les pauvres et donner « gratuitement
« les médicaments nécessaires à tous les malades qui
« en ont besoin et auxquels il ne couste rien que de
« les demander ».

« Il espère d'autant plus volontiers, que, par l'inter-
« cession de madame la duchesse de Chevreuse qui a
« voulu, par ce bon œuvre, faire sentir aux pauvres les
« effets de son retour tant désiré, il a plu à Vostre Ma-
« jesté se rendre protectrice de ces charitables consul-
« tations pour les pauvres malades, dont les prières, avoi-
« sinant le Ciel de plus près, seront propices à vos
« royales entreprises. »

Aussitôt cette requête composée, Renaudot s'empressa de la livrer au public, qui, reconnaissant de tout
ce qu'il faisait pour les malheureux, lui était entièrement
favorable. Inutile de dire qu'elle souleva incontinent les
colères de la Faculté, qui, pour l'empêcher de se propa-
ger, résolut de l'annihiler, en chargeant Guy Patin d'en
acheter trois cents exemplaires aux frais de l'École [1].

En même temps, elle confiait à son docteur le soin d'y
répondre [2]. Celui-ci, qui se rappelait qu'une première

[1] « Jeudi 24 septembre, j'ai payé à Guy Patin, pour les frais de
« 300 exemplaires à acheter du libelle de Renaudot contre les
« médecins de l'École. . . . 6 livres. » (Comptes du doyen, in *Comm.*
manuscrits, t. XIII, f. 180.)

[2] « Donné à Guy Patin, censeur, au commencement de novembre

fois, au mois d'août 1642, les injures lui avaient réussi
contre Renaudot, fit une réplique, non signée du reste [1],
qui contrastait étrangement, par les insultes et les gros
mots qu'elle renfermait, avec le style calme et digne de
la requête du Gazetier. Qu'on en juge par ce début :

« Le maistre des Gazettes, il ne faut pas salir le papier
« de son nom qui sera odieux et exécrable à la posté-
« rité, a débité ces jours passés une requeste non moins
« insolente que téméraire qu'il a présentée à la Royne :
« et il fait vendre ce chef-d'œuvre de quatre feuillets!
« C'est une pure apologie d'un subject criminel qui
« veut entrer en justification avec sa Royne et qui con-
« fesse son crime, en veut faire une action de louange
« et de mérite, et ne veut pas en demander pardon.
« Quant aux pauvres, ajoute-t-il, il n'en a cure. »

Guy Patin traite Renaudot de prévaricateur, nie la
validité de toutes les lettres qu'il a obtenues du Roi
pour être nommé commissaire général des pauvres, vu
qu'elles n'ont pas, prétend-il, été enregistrées en lieu
suffisant : il dit que le Gazetier ne fait aucune charité,
parle des pauvres qui ne sont pas pauvres, des malades
qui ne sont pas malades, et le traite de sacrilège parce
qu'il veut s'approprier une partie du rempart, muraille
sacrée défendant la ville, pour s'y élever un hôtel particulier.

« C'est que le galand veut un hostel ou un palais pour
« se loger superbement afin de mettre l'inscription de
« son nom en lettres d'or et la liste et les portraicts de

« 1643, pour frais d'impression de la réplique à la *Requeste à la*
« *Royne*, de Renaudot. . . 38 liv. et 15 sols. » (Comptes du doyen,
in Comm. manuscrits, t. XIII, f. 180.)

[1] *Examen de la requeste présentée à la Royne par le Gazettier*. Paris,
in-4°, s. l. n. d. (4 novembre 1643).

« ses ancêtres qui ont généreusement jetté le froc aux
« orties, en quelque belle galerie, avec leur nez camus.

« C'est « la boëtte » à la main qu'il donne des con-
« sultations charitables, et, lorsqu'il va en ville avec ses
« fripons d'acolytes, c'est pour faire endurer aux mal-
« heureux des souffrances horribles qui les conduisent à
« la mort, car il leur donne des remèdes à tort et à tra-
« vers : chimiques, galéniques, empiriques, esprouvez, non
« approuvez, ordinaires, extraordinaires, qui précipi-
« tent ceux qui s'en servent en des calamités de maladies
« effroyables et en des morts subites et violentes. Ce
« que je puis, dit-il, très-religieusement asseurer : un
« médecin de Paris m'ayant fait voir deux ou trois
« malades vers la Trinité, qui, pour avoir pris quelques
« extraits du Bureau de rencontre, moururent avec la
« langue et le palais de la bouche rostis et grillez, et
« avec un tel feu dans le ventre que rien ne le peust
« esteindre que la mort.....

« Et toutefois, c'est pour ces mignons d'Esculape que
« l'on veut bastir un hostel des consultations charita-
« bles : c'est pour eux qu'on veut faire une nouvelle
« École et une nouvelle Académie au préjudice des mé-
« decins de Paris et à la barbe de l'Université la plus
« florissante de l'Europe, dans laquelle on veut planter
« une cinquième Faculté. Je ne dis point cecy en faveur
« des docteurs de Paris : qu'ils se défendent s'ils veu-
« lent contre les entreprises de ces nouveaux venus : je
« ne parle que pour l'intérest public. »

Et toujours conduit par ce même intérêt public, il
reproche à Renaudot : « à ce charitable converty qui a
« renoncé à Charenton, de faire dire des messes pour la
« pauvre asme de sa femme qui est morte huguenote. »

Il est probable que si Renaudot fût resté protestant, les reproches n'en auraient pas moins plu sur sa tête, et toujours dans l'intérêt public.

A propos des accusations formulées contre ce dernier au point de vue des propositions contenues dans l'article incriminé, Guy Patin, qui pourtant est l'ennemi des jésuites, qu'il appelle « secte de Loyolites », et pour lesquels il a tous les mépris, Guy Patin, disons-nous, emprunte la morale de ces hommes néfastes.

Renaudot répondait : qu'en formulant ces propositions, il n'avait fait qu'obéir au ministre, et que sa plume n'avait été que greffière :

« Selon les docteurs, les plus fameux théologiens et
« politiques, répond Patin, nous ne devons pas mesme
« aucune obéissance aux supérieurs et Souverains lors-
« qu'ils commandent quelque chose de contraire aux
« commandements de Dieu, non plus que lorsqu'ils
« commandent des choses injustes de grande impor-
« tance contre les innocens : bien que, par une légère
« apparence, elles semblent estre fondées sur la jus-
« tice. »

Après le jésuitisme, le mensonge qui n'en est qu'un corollaire : Du reste, « le cardinal pensa dès ce temps à
« sacrifier ce téméraire serviteur à la justice en punition
« d'un crime si exécrable. Mais, ne voulant pas perdre
« une créature qu'il avoit élevée de la fange et de la
« poussière, il se contenta de le tenir prisonnier quel-
« ques jours, qui est un argument très-certain : que
« cette page criminelle avoit esté forgée par cet impos-
« teur. »

Et toutes ces calomnies sont assaisonnées de force citations latines tirées de l'Écriture Sainte, de saint

Jérôme, de saint Grégoire de Nazianze, etc., qui ne s'attendaient guère assurément à se trouver en si mauvaise compagnie. Du reste, il est clair que Guy Patin déteste Richelieu, le protecteur de cet « *avorton de fortune* », et s'il osait, dans la circonstance, il ferait l'éloge des Espagnols pour être agréable à Anne d'Autriche, dont il s'agit, coûte que coûte, de se concilier les bonnes grâces.

Renaudot maniait bien la plume : il l'avait maintes fois prouvé : de plus, les bonnes raisons étaient de son côté : il répondit à Guy Patin d'une façon écrasante Ce fut encore le badin *Maschurat*, compagnon imprimeur, qui vint apporter cette réponse au Gazetier. Maschurat retrouvait de nouveau son ancien camarade [1] :

« Je t'y trouve donc encore, camarade, après un
« silence de trois ans qui n'a esté interrompu que par
« les bouffoneries de ton ridicule plaidoyé qui apparte-
« noit mieux à un hostel de Bourgogne qu'à un barreau :
« partagé de la pitié que les uns avoyent de ton igno-
« rance et de la risée qu'excitoit aux autres ton mauvais
« françois, ta façon niaise et ce badin de serment :
« Vray comme véla le jour de Dieu, Messieurs », que tu
« répétois souvent faulte de bonnes raisons en cette
« satisfaction que tu fis en public à M. Renaudot, décla-
« rant que c'estoit d'un autre et non pas de luy que tu
« avois escrit les médisances contenues en l'épistre
« des œuvres de Senerte naguères imprimée en cette
« ville ; et, ne te souvenant plus du danger où je me
« mis pour toy quand j'allai porter aux Consultans

[1] *Responso à l'Examen de la requeste présentée à la Royne par Théophraste Renaudot, portée à son autheur par Maschurat, compagnon imprimeur.* A Paris, in-4°, 1644.

« charitables ton bel advertissement, tu me jettes en de
« nouvelles peines de défendre ta réputation qui me
« donne plus d'affaires que quelque chose de bon. Mais,
« je me suis toujours ressouvenu de cette belle sentence
« que j'imprimois et que tu corrigeois au temps de
« nostre première connoissance : « Que l'amitié doit
« sembler au lierre qui n'abandonne point, mesme après
« leur mort, les arbres qu'il a une fois embrassés. »
« Aussi, monsieur mon camarade, que j'ay tant embrassé
« surtout quand ce bon piot nous avoit à tous deux
« ragaillardi les sens, je n'abandonneray jamais la dé-
« fense de ta réputation, mesmes après l'avoir perdue
« comme tu as fait par ces jolis petits livrets que tu
« composes contre un homme avec qui tu ne gagneras
« rien : non plus qu'à envoyer ton pourtraict et ton
« éloge supposé à tous ceux qui escrivent la vie des
« hommes illustres, croyant en surprendre quelqu'un qui
« te mette en leur rang : tesmoin le tableau que tu
« adressas sous ton nom il y a six mois à Boverocinius,
« fameux médecin de Dordrecht, qui travaille sur ce
« subject. »

Il se promenait sur le Pont-Neuf, quand un de leurs
anciens compagnons lui donna le libelle fait par Guy
Patin contre Renaudot, avec promesse qu'il n'en dirait
rien, pour que celui-ci n'y répondit pas. Toutefois, il s'en
fut le porter au docteur qui avait autrefois si bien répliqué
à l'*Advertissement*, et celui-ci ne put s'empêcher de réfuter, ainsi qu'il suit, les calomnies qu'il contenait :

« C'est la jalousie[1], dit-il en s'adressant aux docteurs

---

[1] Nous verrons bientôt que la Faculté avait, pour faire concurrence à Renaudot, établi des consultations gratuites qui n'eurent
aucun succès.

« de l'École, qui vous pousse à persécuter Renaudot :
« c'est le dépit que vous avez éprouvé en voyant si bien
« réussir ses consultations charitables, alors que les
« vôtres, faites sur le modèle des siennes, étaient délais-
« sées, « car les moins clairvoyants peuvent désormais
« reconnoistre que, puisqu'il estoit bien avec votre
« corps avant ses consultations charitables, elles sont le
« vray et unique subject de vostre envie et de vostre
« haine ». Tout ce que vous dites de la *Gazette* est copié
« sur un poëme latin imprimé à Anvers il y a huit ans,
« intitulé : *Gazeta Parisiensis,* et auquel ledit sieur Re-
« naudot répondit victorieusement par un autre poëme
« qui a pour titre : *Gazeta Antuerpiensis,* que vous pour-
« rez consulter si bon vous semble. Quant aux hugue-
« nots, n'avons-nous pas des alliés de cette religion, et
« n'est-il pas nécessaire de les soutenir quelquefois?

« Vous vous plaignez de ce que les réglements pour
« les pauvres ont été rejetés en partie : mais à qui faut-
« il s'en prendre, sinon aux hommes de mauvaise volonté
« dont vous faisiez alors partie, vous et vos adhé-
« rents, et qui ont tout fait pour les empêcher de
« réussir? Ne faut-il pas admirer la constance de Re-
« naudot, qui, ne voulant pas renoncer à ses œuvres
« charitables pour lesquelles il dépense tous les ans deux
« mille livres, alors que sa charge lui en rapporte huit
« cents, voit la considération dont il jouit attaquée de
« toutes parts et la carrière de ses enfants brisée?

« Vous dites que ses ancêtres ont jeté le froc aux
« orties et que le cardinal l'a tiré de la fange et de la
« poussière, mais « il ne faut aller que dans le Poitou,
« où il a exercé quinze ans la médecine avec tant d'hon-
« neur, que les Loudunois, ses compatriotes, regrettent

« encore tous les jours son absence. On y apprendra
« qu'il est sorti et allié des meilleures familles [1], contre
« lesquelles il n'y a jamais eu aucun reproche, non plus
« que contre sa personne, et ce qui est signe que ses
« ennemis n'ont rien à dire contre lui, c'est qu'ils s'en
« prennent à son nez : qu'il a eu toujours trop bon à
« leur grand regret, pour pressentir tous leurs mauvais
« desseins et s'en garentir »

« La « boëtte » dont vous parlez tant, est conforme
« aux ordonnances qui enjoignent d'en tenir une pré-
« parée pour recevoir les charités des gens de bien et
« les distribuer aux pauvres malades : du reste, il y a
« plus d'un an qu'elle n'a été exposée, sans que cependant
« ceux-ci en aient souffert. Ce n'était donc pas cela qui
« pouvait empêcher les médecins de l'École de se rendre
« à l'invitation de Renaudot : de venir consulter charita-
« blement avec lui.

« Ne faites pas les dédaigneux vis-à-vis de ces hon-
« nêtes consultants : nous connaissons vos repas scolaires
« et vos banquets où l'on se jette les bouteilles à la tête :
« chez nous tout se fait en ordre : « personne n'est reçu
« chez nous qu'il ne soit docteur de Montpellier ou en
« quelque autre Université fameuse : ils consultent selon
« l'ordre de leur réception avec tant de respect qu'on
« n'y a jamais veu de différend, et il ne s'y ordonne
« rien qui n'ait esté concerté et résolu à la pluralité des
« voix. » D'ailleurs, il est facile de voir par les résultats
« obtenus de part et d'autre, combien le public préfère
« la Faculté de Montpellier à celle de Paris qui ne ré-
« pète que lavement et saignée, et qui donne à ses

---

[1] On sait que Renaudot était sieur de Boissemé et que ses armes
étaient surmontées d'un casque de chevalier.

« docteurs charitables les trente sols qu'elle devrait
« réserver pour les malheureux [1]. Chez nous, les remèdes
« sont soigneusement administrés par les maîtres chi-
« rurgiens et apothicaires que vous accablez tous les
« jours d'outrages et qui viennent au Bureau d'adresse
« exercer leur charité. En outre, vous vous moquez des
« remèdes chimiques : mais pourquoi avez-vous donc
« inscrit le vin émétique dans votre formulaire ?

« C'est vous qui avez tué le malheureux qui habitait
« vers la Trinité et qu'un médecin de Montpellier soi-
« gnait : voici comment : il avait une fièvre pourpre
« avec pétéchies, le médecin lui ordonna un simple julep
« cordial, mais le malade demanda alors un des vôtres,
« qui le soigna si bien qu'il en trépassa. Sur quoi votre
« confrère fut ignominieusement chassé et le médecin
« de Montpellier rappelé par la famille. »

Guy Patin avait reproché aux docteurs du Bureau
d'adresse de ne pas savoir faire une ordonnance. Sur ce
point, Maschurat engage une polémique fastidieuse, et,
rapporte l'ordonnance suivante émanée d'un docteur
de la Faculté de Paris, dans laquelle sont, ô horreur,
mêlées contre toutes les règles de l'art, les feuilles et les
racines. Nous la transcrivons, pour la curiosité de sa
composition :

« Prenez décoction de gayac, de chèvrefeuil, de raci-
« nes d'aristoloche, de bétoine, de marjolaine : un demi-
« septier : faites bouillir dans icelle quatre grains de
« bon sublimé, puis détrempez-y une once et demie de
« miel rosat et qu'on lui seringe dans le nez. »

Cette ordonnance si complexe était capable de rac-

[1] Nous savons que les docteurs de Paris, consultant charitablement, touchaient 30 sols par vacation sur les fonds de l'École.

commoder les pharmaciens avec la Faculté de Paris.
Maschurat y relevait, et avec raison, la dose considérable de sublimé, susceptible non pas, comme il le prétendait, de « gangrener le cerveau », mais tout au moins
de causer quelques accidents par la chute probable du
liquide, qui était fort toxique, dans la bouche, et l'ab-
sorption possible d'une certaine quantité de celui-ci.

Puis, revenant encore sur le reproche qu'on faisait
à Renaudot d'avoir été huguenot, il s'écrie de nouveau :
« Galien et Hippocrate, vos maîtres et les nostres, n'es-
« toient-ils pas hérétiques, puisqu'ils estoient payens?
« Il vaut mieux faire dire des messes pour une femme
« huguenote, confessant en mourant sa foi catholique,
« que de faire comme la femme de Guy Patin, qui, au
« pain bénit, mit l'autre jour, au lieu d'un escu d'or, un
« sol à la clef enfermé dans du papier. »

« Vous affirmez que Richelieu tança vertement Re-
« naudot et le fit emprisonner à propos de l'article du
« 4 juin 1633 ; cela est si faux : que le directeur de la
« Gazette ne parlera toujours du défunt cardinal qu'a-
« vec reconnaissance, et, s'il y a vice duquel ledit Re-
« naudot soit le moins capable, c'est l'ingratitude, s'es-
« tant acquis par le consentement universel la réputation
« d'estre des plus constans et des plus fervens en ses
« résolutions, principalement à cultiver ceux auxquels
« il croit avoir quelque obligation et ses anciens amis. »

« Richelieu et Louis XIII ont assez montré par les
« honneurs dont ils l'ont comblé qu'ils n'avoient jamais
« eu qu'à se louer de ses services. Sans doute, ce faquin
« issu d'un misérable païsan du village de Hodan, près
« de Beauvais, comme sont toutes les personnes viles,
« et auxquelles la prison ne semble pas une grande

« peine, mesure à son aune ledit sieur Renaudot qui
« n'entre jamais en prison que pour y visiter les ma-
« lades.

« En tirant Renaudot de la fange, Richelieu lui a fait
« plus d'honneur qu'à un Patin qui y est toujours : du
« reste, il avait une fortune personnelle, et il pourra
« faire voir : qu'en 1618 il obtint contre ses curateurs
« un arrêt qui portait condamnation contre eux de plus
« de 20,000 livres pour ses meubles paternels et mater-
« nels, sans y comprendre les héritages qui ne se mon-
« taient à guère moins.

« Quant aux docteurs de Montpellier, vous ne sauriez
« tourner contre eux les arrêts que vous avez obtenus
« contre les seuls empiriques, et, ils ont reçu de leur
« faculté la plus ancienne de toutes, le droit : *Medicinam*
« *faciendi hic et ubique terrarum.* »

« Ne vous attaquez donc pas à cette forteresse du
« droit et de la charité, vous y perdriez inutilement
« votre temps.

« Voilà, mon camarade, dit en terminant Maschurat,
« la réponse de ce docteur de Montpellier à vostre
« examen et quelque chose par delà qu'il m'a donnée
« avec charge expresse d'en user à son ordinaire, c'est-à-
« dire, autrement que vous n'avez fait. Car, au lieu que
« vous avez mis si bon ordre à votre libelle, qu'il n'est
« tombé entre ses mains que longtemps après qu'il a
« esté imprimé, il vous envoye le premier exemplaire de
« cettuy-ci afin que vous ayez plus de loisir d'y répondre
« s'il vous plaist et à vos compagnons. »

Si nous avons insisté aussi longuement sur ces divers
pamphlets, c'est qu'avant d'en arriver au dernier acte
de cette tragédie, nous voulions mettre les parties en

présence de telle façon qu'on pût juger en toute connaissance de cause de quel côté se trouvait le bon
droit.

Si, à l'inverse des précédentes, cette réponse était
empreinte d'une acrimonie qui se traduisait çà et là
par quelques mots déplacés, c'est que la Faculté avait
marché vite en besogne et que, excitée par Guy Patin[1],
elle avait après une série de procédures qu'il serait fastidieux d'énumérer, et après un brillant discours du
doyen, c'est ainsi qu'il le qualifie lui-même, prononcé
en latin[2], et dans lequel il ressassait toutes les calomnies amoncelées contre Renaudot, elle avait, disons-
nous, obtenu, le 9 décembre 1643, devant le prévôt de
Paris, la sentence suivante qui la combla de joie :

« A tous ceux qui ces présentes lettres verront, Louis
« Séguier, baron de Saint-Brisson, sieur de Ruaux, gé
« néral et garde de la prévosté de Paris, salut :

« Sçavoir faisons que, sur la requeste faicte en juge
« ment devant nous au Chastelet de Paris par M⁰ Es
« tienne Le Droict, procureur des doyen et docteurs
« régents en la Faculté de médecine à Paris, deman
« deurs en exécution d'arrest du conseil du 7 d'aoust
« dernier, suivant leurs moyens signifiés le trentième
« jour de septembre ensuivant à l'encontre de M⁰ An
« thoine du Puys, procureur de M. Th. Regnaudot (sic),
« soy disant médecin et par default de nous donné
« contre le sieur du Puys, non comparant ni aultres

---

[1] « Payé à Guy Patin, pour sa narration du procès contre Renau-
« dot, confiée à l'imprimeur. . . . 9 livres, 15 sous. » (Comptes du
doyen, in Comm. manuscrits, f. 210.)

[2] Magistri Michaelis de la Vigne orationes duæ, quarum prior habita est
apud Dom. Propœrtorem urbanum, die 9 décembre 1643.

« pour luy, veu l'arrest du Conseil cy-dessus datté por-
« tant le différend d'entre les parties renvoyées par-de-
« vant nous, l'exploit d'assignation au sieur Regnaudot
« en exécution des arrests du douxième du mois d'aoust,
« les requestes et demandes des demandeurs signifiées
« le trentième jour de septembre, nos jugements des
« quatrième et vingtième jour de novembre dernier et
« premier de ce mois, ensemble l'assignation de venir
« playder à ce jourd'huy, faicte au sieur du Puys le sep-
« tième de ce moys et ouy les gens du Roy en leurs
« conclusions : Nous, faisant droict sur les demandes
« des demandeurs, avons faict et faisons inhibitions et
« défenses au sieur Regnaudot et à ses adhérents et ad-
« joints, soy disants médecins, d'exercer cy après la mé-
« decine, ny faire aucunes conférences, consultations
« ny assemblées dedans le Bureau d'adresse ou aultres
« lieux de cette ville et faulxbourgs, ny de traicter ou
« panser aucuns malades soubz quelque prétexte que ce
« soit, à peine contre les contrevenants de cinq cents
« livres d'amende, au payement desquelles il sera con-
« traint, et, en cas d'assemblée, permettons aux sieurs
« demandeurs de faire transporter le premier commis-
« saire de la cour de céans en la maison où elle se fera,
« pour contraindre les contrevenants au payement de la
« susdite amende, le tout nonobstant opposition ou ap-
« pellation quelconque, pour lesquelles ne sera différé,
« et sans préjudice d'icelles, et condamnons le sieur Re-
« gnaudot aux dépens, et soit signifié ;
    « En tesmoing de quoy nous avons fait sceller ces
« présentes du scel de la prévosté de Paris : ce fut faict
« et ordonné par messire Dreux d'Aubray, conseiller du
« Roy en ses conseils et lieutenant civil de la prévosté.

« tenant le siége le mercredy neufviesme jour de décem-
« bre mil six cents quarante et trois. »

Ce jugement était exécutoire de suite, et la Faculté ne
manqua pas de profiter de la disposition qui l'autorisait
à en surveiller elle-même l'exécution.

Le 19 décembre, et, de nouveau, le mardi 22 du même
mois, le doyen prit avec lui neuf ou dix docteurs, et,
accompagné du commissaire de la cour qu'il avait fait
mander à cet effet, gagna la maison de la rue de la Calandre [1]. Il chargea le commissaire de faire une relation
des choses trouvées dans cette maison « *quæstuosa et
nundinatoria* », d'en dresser procès-verbal, et de consi-
gner dans celui-ci les réponses, qui, certainement, ne
furent autres que des protestations indignées contre
cette violation de domicile, de Renaudot et de trois ou
quatre « docteurs exotiques » qui s'y trouvèrent.

Ce même jour (22 décembre), la Faculté réunie en
séance solennelle décrétait à l'unanimité : « Que qui-
« conque consulterait, verrait des malades ou délibé-
« rerait de quelle que façon que ce fût avec les méde-
« cins étrangers et non approuvés par l'École, serait
« privé de tous les fruits, émoluments et honneurs que
« celle-ci accordait à ses docteurs, et qu'en cas de réci-
« dive, on raierait le nom du délinquant du catalogue
« dans lequel il ne reprendrait jamais place. »

Renaudot, bien qu'il conservât le privilége de sa *Gazette* et de son Bureau d'adresse et de rencontre, ne pouvait succomber ainsi sans épuiser au moins tous les moyens
que lui fournissait la loi pour faire casser cet arrêt
immédiatement exécutoire. Nous avons vu, par la sen-

---

[1] *Comm. manuscrits*, t. XIII, f. 210-211.

tence même, qu'il avait fait défaut dans toute la procédure
engagée devant le lieutenant civil. Le jugement rendu
par ce dernier allant en Parlement, Renaudot était encore certain, vu les dispositions avouées de ce tribunal à
son égard, qu'il courait à une autre condamnation.

Aussi, en même temps qu'il en appelait néanmoins,
résolut-il de faire une dernière tentative. Il s'adressa
de nouveau à ce conseil du Roi qui, si longtemps, lui
avait été favorable et qui cependant l'avait, Richelieu
mort, si subitement abandonné. Il lui demanda de rapporter l'arrêt prononcé par le Châtelet[1] :

« Il rappela les services qu'il avait rendus aux malheu-
« reux : et cela, sur la demande expresse du Roi qui l'a-
« vait envoyé quérir à cent lieues de Paris ; qu'il avait
« invité les médecins de l'École à venir s'associer à ses
« efforts, et que quelques-uns qui s'étaient rendus à son
« appel avaient reçu de leur corps tel blâme qu'ils avaient
« été forcés de se retirer ; que le prévost condamnait de
« braves et savants docteurs alors qu'il autorisait les
« charlatans : ne craignant pas de mettre son approbation
« au bas de leurs affiches.

« Du reste, la Faculté de Montpellier, à laquelle il
« appartenait, n'était pas du ressort de Paris et tenait
« du Pape le pouvoir confirmé par beaucoup de rois
« de permettre à ses docteurs d'exercer la médecine par
« toute la terre.

« C'est ce même Conseil, ajoutait-il, qui a retenu par
« devers lui tous mes procès et qui a, par là même, fondé
« ces consultations charitables : il ne voudra pas dé-

---

[1] *Factum du procez d'entre Th. Renaudot, demandeur en rapport d'arrest,
et les médecins de l'École de Paris, demandeurs.*

« truire son œuvre et laisser exécuter un arrêt qui a été
« obtenu par surprise et que messieurs du Conseil ne
« voudront pas favoriser.

« Que deviendront les malheureux à qui tant de mé-
« decins charitables donnent soins et médicaments gra-
« tuits pendant que les adversaires de ces médecins pas-
« sent leur temps à colporter de maison en maison des
« médisances contre eux? Nosseigneurs aimeront certai-
« nement mieux le bien général que le bien particulier
« de l'École de Paris. »

En terminant, Renaudot prouve encore une fois que
la calomnie est le seul bienfait qu'il retire de ces consultations charitables que la Reine a prises sous sa
protection. Mais il se console « en ce que c'est une
« chose royale que d'estre inspiré en bien faisant et qu'il
« offre très-volontiers à Dieu cette persécution que les
« défendeurs lui font sentir en sa personne et en celle de
« ses enfants pour satisfaction de ses fautes envers sa
« Majesté divine qui peut seule juger de ses intentions...
« Il oppose le ciel à la terre, et, comme il a toujours pro-
« testé, fait céder en cette cause son intérest à celuy du
« public et des pauvres qui lui ont esté commis, et s'en
« rapporte à la sagesse du Conseil qui voudra donner la
« vie ou la mort à une infinité de pauvres malades. »

Malgré toutes ces bonnes raisons, dont la valeur n'é-
chappait à personne, le Conseil qui s'était une première fois déjugé, en accordant, le 7 août, les poursuites
devant le prévôt de Paris, le Conseil, disons-nous, resta
muet, et Renaudot dut dès lors faire tous ses efforts
pour que le jugement qu'allait rendre le Parlement lui
fût moins défavorable que celui du Châtelet.

L'École de Montpellier était directement intéressée

dans le débat : l'arrêt du 7 août interdisait à ses docteurs l'exercice de la médecine dans la capitale. Que le Parlement confirmât cet arrêt, la Faculté tout entière subissait un échec qui n'eût guère cadré avec ses hautes prétentions d'exercer la médecine par toute la terre, droit qu'elle prétendait tenir du Pape lui-même, la plus haute représentation sur terre de l'autorité divine : aussi, « se portèrent intervenans dans ledit procès : le chan- « cellier, le doyen, les professeurs et docteurs régents « de ladicte Faculté. »

Isaac et Eusèbe, s'appuyant sur le jugement rendu par le Parlement le 6 septembre 1642, jugement qui devait leur tenir lieu de « tiltre doctoral », demandaient également à la Cour de ne pas se déjuger.

Enfin intervenaient encore : « maistre Gilles Au- « vray prestre, Bernard de Saint-Jean, Mathurine de « Franc femme d'Anthoine de la Personne, Michelle « Bachelier femme de Jacques Habel, Innocent Jac- « quelain, Élisabelle Denier, fille de feu Jean Denier, « Laurent Oger, Cyprienne Peschard fille de Eutroppe « Peschard et Marie Anceaume, ses père et mère, Jacques « Agueville et François Agueville frères, Simon Venefice, « Thomas Piret, Pierre Griffon, Gabriel de Lachau, Ni- « colas Chappu, Barbe Bussy femme de Charles Gaillard, « Jean Gaillard fils dudit Charles, damoiselle Marie « Mareschal veuve de feu Anthoine de Malauvoy, vivant « escuyer, sieur de Babreul, soy disans tous pauvres « estans en cette ville, et messire François de l'Hôpitale « mareschal de France, les comte et comtesse de Cas- « tres, Samuel Vasse escuyer, Laurent Guerre l'aisné, « Remy du Pays, Jacques Chevalier, Jacques Beillard, « Jacques La Salle, Maurice Le Sueur, bourgeois de

« Paris, tous intervenans en ladite cause et joints avec
« ledit appelant[1]. »

L'avocat de Renaudot s'appelait *Bataille;* celui de ses
fils se nommait *Pucelle :* la Faculté de médecine dont le
doyen devait, du reste, prendre la parole « en latin »
ainsi qu'il l'avait fait devant le prévot, avait confié sa
cause à M⁰ *Chenvot.* L'Université de Paris était représentée par *Deffita ;* la Faculté de Montpellier par
Martin.

M⁰ Talon, qui déjà une première fois avait fait ab-
soudre Guy Patin, et qui devait dire un jour à Louis XIV
que : « les oreilles des rois étaient à leurs genoux », oc-
cupait le siége de procureur général et faisait l'office de
ministère public.

La cause était perdue d'avance, et, acculé dans cette
impasse, Renaudot ne pouvait en sortir victorieux.

Mais n'anticipons pas sur les événements :

La dernière phase de ce grand et solennel débat dans
lequel tant d'intérêts étaient engagés, de cette lutte de
l'ancienne médecine, du dogmatisme, contre la médecine nouvelle ayant pour assises l'expérimentation, s'ou-
vrit au milieu de février 1644.

« Le lundi 15 février, le doyen accompagné de plus
« de trente docteurs portant le bonnet et la toge, se
« rendit devant le Parlement pour plaider après les
« avocats la cause de la Faculté contre le Gazetier ;
« mais sur les conclusions et la demande de M° Talon, le
« procès fut remis au lundi suivant[2]. »

Ce ne fut, du reste, que le mardi 23 que commencè-
rent véritablement les débats ; ils se continuèrent le

[1] Arrêt de la cour de Parlement, rendu le 4 mars 1644.
[2] *Comm. manuscrits,* t. XIII, f. 211.

29, et l'arrêt définitif ne fut rendu que le 1er mars 1644.

Une foule énorme se pressait dans la salle du Parlement, foule favorable à Renaudot. « Le prince de Condé, « deux ducs, plusieurs comtes et chevaliers, etc. », étaient venus l'encourager par leur présence.

La parole fut d'abord portée au nom de l'appelant par son avocat *Bataille*.

« Dans une harangue courte et pleine de faits, il rap- « pela à la Cour les consécrations successives que les « divers établissements de son client avaient reçues de « l'autorité royale, la protection qui l'avait couvert jus- « qu'à ce jour, le succès de son enseignement privé et les « services qu'il avait rendus à l'humanité par ses con- « sultations gratuites[1]. » Il dit que les statuts dont se targuait l'École de Paris avaient été faits contre les empiriques et non contre les médecins de Montpellier ; que, du reste, Renaudot n'y contrevenait nullement : étant médecin du feu roi et ayant dûment prêté serment entre les mains d'Hérouard.

Enfin, ajouta *Bataille*, il y a appel de la cause au Grand Conseil dont Renaudot est justiciable : aussi, si il parle, c'est qu'on lui ordonne de plaider, et il en profite pour supplier la Cour « d'estre ouï en réplique si la Faculté « de médecine fait ouverture de moyens qu'il ne peut « prévoir ».

Pucelle demanda simplement que le Parlement fît appliquer l'arrêt qu'il avait rendu le 6 septembre 1642 en faveur des fils Renaudot.

« Ces raisons, d'ailleurs excellentes, étaient malheu-

[1] V. M. RAYNAUD : *Les Médecins au temps de Molière*, p. 267, qui a résumé toutes ces plaidoiries de la façon la plus humoristique et la plus impartiale.

« reusement les pires arguments à invoquer devant un
« tribunal prévenu à l'avance et disposé à prendre sur
« cette autorité royale dont on faisait tant de bruit,
« une revanche depuis longtemps attendue.

« Ces dispositions furent habilement exploitées par
« l'avocat *Chenvot,* alors l'un des plus célèbres du barreau
« parisien, et qui, — comme nous le savons, — plai-
« dait pour la Faculté. Il s'éleva avec vigueur con-
« tre cet *ardelio,* ce *proxénète,* qui avait introduit en
« France un *mont d'impiété,* qui pratiquait l'usure, qui
« prétendait donner à la Faculté de médecine des le-
« çons dont elle n'avait pas besoin, et, sous ce prétexte,
« faisait tenir par son valet une boîte pour soutirer
« l'argent des malades. Il contesta la valeur du titre de
« médecin du Roi, que prenait Renaudot, et dont il n'a-
« vait jamais ni exercé les fonctions, ni touché les ap-
« pointements. Il le représenta comme un vagabond,
« comme un industriel sans foi ni loi. « L'origine et les
« mœurs de ce réformateur sont à observer : *il est né à*
« *Loudun,* où, selon le jugement des commissaires, les
« démons ont établi leur séjour ; a témoigné avoir une
« partie de leurs secrets et de leurs ruses... » Cette
« allusion à l'affaire encore récente d'Urbain Grandier,
« — qui, du reste, était l'ami de Renaudot, — revient
« souvent dans ce procès. Il y avait une habileté perfide
« à faire ainsi appel aux préjugés populaires contre un
« homme qui, après tout, n'avait pas choisi le lieu de
« sa naissance. Ce titre *nebulo hebdomadarius, de patriâ*
« *diabolorum,* est une des injures les plus fréquentes qu'il
« eut à endurer.

« Contre la Faculté de Montpellier, contre ses pré-
« tentions à élever autel contre autel, Chenvot invoquait

« le témoignage de l'histoire : Si, disait-il, le grand Ga-
« lien lui-même avait été chassé de Rome pour n'avoir
« pu se faire agréger par ses confrères, si les procon-
« suls romains voyaient leurs pouvoirs expirer dès qu'ils
« avaient franchi les limites de leurs provinces, à com-
« bien plus forte raison ces principes n'étaient-ils pas
« applicables à des médecins provinciaux venant empié-
« ter sur les droits de la capitale ! Puis, se lançant dans
« des comparaisons médicales d'un goût suspect, il ajou-
« tait : Toutes les autres corporations rejettent les étran-
« gers qui n'ont pas fait leurs preuves. C'est le propre
« des corps naturels de rejeter tout ce qui est d'une sub-
« stance étrangère ; et, pour cela, nous ressentons une
« faculté expultrice pour purger le corps des excré-
« ments et mauvaises humeurs... La Faculté est une mère
« qui doit étouffer tous ces avortons, ces môles inani-
« més, ces superfétations qui n'engendrent que de la
« corruption et de la pourriture [1]. »

Bataille répliqua à Chenvot : qu'il avait pensé que la
« partie adverse aurait peut-être apporté dans ce débat
« quelques nouveaux arguments au lieu de venir ressas-
« ser les anciens qui étaient tous fort mauvais. Les
« thèses publiques que Renaudot a soutenues, les livres
« qu'il a donnés au public, font bien voir qu'il n'a pas
« été reçu docteur « soubz la cheminée » ; et, si l'on dit
« que l'appelant ne sait pas la méthode de Paris, c'est
« véritablement qu'il n'a pas voulu apprendre à tuer les
« malades à force de saignées, mais que, par des remèdes
« plus bénins, il sait corriger les mauvaises humeurs et
« réduire les choses dans leur tempérament. »

---

[1] M. RAYNAUD, p. 268.

Des plaidoyers de *Deffita* et de *Martin* intervenant pour l'Université de Paris et la Faculté de Montpellier, nous ne dirons rien.

Pour terminer, le doyen Michel de la Vigne prononça un discours en latin, qui, nous apprend-il, « ne parut pas « avoir été totalement incompris par les juges et la foule « elle-même [1] ».

« Sa harangue est bonne à connaître. Le corps du « discours disparaît dans les interminables longueurs « d'un exorde et d'une péroraison toute cicéronienne. « Les dieux immortels y sont invoqués avec emphase « contre les violations de la charité chrétienne dont, se- « lon lui, le Gazetier s'est rendu coupable. Et, comme « pour donner à l'instant même une idée de sa manière « d'entendre la charité, l'orateur s'étend avec complai- « sance sur les défauts physiques de son adversaire ; il le « représente aux juges comme un monstre difforme au- « quel il est urgent d'interdire l'exercice de la médecine, « parce qu'il est capable d'effrayer les malades par sa « laideur et d'exercer une influence funeste sur leur « imagination. Il le compare sans pitié au célèbre Zo- « pyre, à cet infortuné déiphobe que Virgile nous re- « présente après sa mutilation,

...lacerum crudeliter ora.

« Et, pour prouver qu'il sait son Virgile, il ajoute ironi- « quement, en s'adressant à ce pauvre homme au nez « camus :

Huc, ades, o formose puer : tibi lilia plenis
Ecce ferunt nymphæ calathis, etc.

« Telles étaient les acrimonieuses personnalités qui

---

[1] *Comm. manuscrits*, t. XIII, f. 215.

« pouvaient se dire en plein Parlement, à la faveur d'un
« beau style latin. Une phrase à périodes sonores, qui
« aurait du succès dans une classe de rhétorique, termi-
« nait cette espèce de *verrine* médicale :

« Quæ quum ita sint, oro vos iterum atque iterum, et
« supplex obtestor, senatores amplissimi et æquissimi, ut
« quam vestris et majorum vestrorum animis jamdudum
« insidere novimus et sentimus de scholâ medicâ Pari-
« siensi existimationem, eam, si placet, hodierno judicio
« confirmetis. Vestram virtutem, probitatem, pietatem,
« fidem, mihi credite, orbis Gallicanus et universus omni
« laude, prædicatione, litteris monimentisque decoran-
« dum suspiciet, qui medicos academiæ Parisiensis ubique
« reliquis anteponit, eos sibi solos et suis adesse cupit,
« eorum fortunis et laboribus benè ac feliciter consul-
« tum iri, creditu viris integerrimis et sanctissimis tam
« gravi causâ profiteatur. »

« Au surplus, le disert doyen n'avait pas tort de comp-
« ter sur l'appui du Parlement. Les intérêts d'une cor-
« poration aussi puissante que l'Université de Paris ne
« pouvaient lui être indifférents, car n'était-il pas lui-
« même la première corporation de l'État? C'était pres-
« que être juge en sa propre cause.

« Les conclusions de l'avocat général Omer Talon
« sont empreintes de cet esprit. Son discours est un
« curieux échantillon de ce qu'était l'éloquence judi-
« ciaire d'alors, pleine de digressions pédantesques et
« d'un fatras de citations inutiles.

« Aussi, dès le début, il croit devoir, puisqu'il s'agit de
« médecins, profiter de l'occasion qui lui est offerte
« pour discuter le degré de certitude de la médecine. Il
« énumère longuement toutes les autorités pour et

« contre, et, naturellement, il arrive à traiter cette autre
« question : savoir si l'intervention du médecin dans les
« maladies n'est pas contraire à la prescience divine ;
« cela lui fournit un prétexte pour établir, par de fort
« bonnes raisons, qu'il s'agit là, non d'un décret absolu
« de la Providence, mais d'un ordre conditionné suppo-
« sant la liberté des actions humaines. De là il passe à la
« biographie d'Hippocrate, à l'histoire des trois grandes
« sectes médicales dans l'antiquité, les dogmatiques, les
« méthodiques et les empiriques ; il discute en passant
« le sens d'un passage de Pindare dans lequel la mort
« d'Esculape est attribuée à la jalousie des Dieux parce
« qu'il aurait ressuscité Hercule. Arrivant enfin à la Fa-
« culté de Montpellier, il reconnaît que, dans le cas
« actuel, on peut invoquer en sa faveur des textes de
« l'Odyssée, de saint Jérôme, d'Épiphane, de saint Paul,
« d'Artémidore ; mais aussi on peut lui opposer des
« textes non moins décisifs d'Isidore de Péluse, d'Œcu-
« menius, d'Eusthathius, etc. *Et voilà pourquoi...* le pro-
« cureur général conclut au rejet de l'appel [1]. »

Aussitôt après sa plaidoirie, la cour rendit l'arrêt suivant :

« La cour a receu et reçoit les parties de Deffita et
« Martin intervenantes, et, y faisant droit, ensemble sur
« les appellations, sans avoir égard aux Lettres, a mis et
« met l'appellation au néant ; ordonne que ce dont a esté
« appelé sortira son plein et entier effect ; condamne
« l'appellant en l'amende et ès dépens ; a ordonné et
« ordonne que dans la huictaine la Faculté de médecine
« s'assemblera pour faire un projet de réglement pour

[1] M. RAYNAUD, p. 269-271.

« faire les consultations charitables des pauvres et iceluy
« apporter à la cour pour iceluy veu, ordonner ce que
« de raison ; et, sur les conclusions du procureur géné-
« ral, a ordonné et ordonne : que Renaudot présentera à
« ladite cour les Lettres patentes addressées à icelle par
« luy obtenües pour l'établissement du Bureau et per-
« mission de vendre à grâce ; et cependant lui a faict et
« faict très-expresses inhibitions et défenses de plus
« vendre ny prester à l'avenir sur gages, jusqu'à ce que
« aultrement par la cour en ait esté ordonné ; et que les
« officiers du Chastelet se transporteront chez ledict
« Renaudot pour faire inventaire des hardes qui se trou-
« veront en sa maison, pour les rendre et restituer à
« quy il appartiendra ; et, sur la requeste des parties de
« Pucelle : y sera faict droit séparément ainsi que de
« raison. Faict en Parlement le 1er jour de mars mil six
« cens quarante-quatre. »

Tout s'écroulait : ce long échafaudage de bonnes œuvres, et d'œuvres utiles, s'en allait en poussière : non
seulement les adhérents de Renaudot, mais encore lui-
même, médecin du défunt Roi, n'avaient plus le droit
d'exercer la médecine à Paris. Il ne devait plus s'occuper de ces monts-de-piété, de ces consultations charitables qu'il avait fondés.

Seule la *Gazette* survivait : elle répondait trop à un
besoin : et le Parlement, alors si populaire, eût pu voir,
s'il l'eût supprimée, se tourner contre lui cette foule qui
allait à coups de pamphlets faire la Fronde, et qui, chaque
samedi, courait au-devant des porteurs du journal. Le Bureau d'adresse était maintenu sous conditions : quant aux
« parties de Pucelle, auxquelles il devait être fait droict
« ainsi que de raison », il était probable que la Faculté ne

se montrerait guère plus respectueuse de cette formule banale que du premier arrêt du Parlement qui, sous quinzaine, l'obligeait à leur conférer, *more solito*, le bonnet doctoral.

L'École exultait : elle était victorieuse sur tous les points, et son porte-trompette, Guy Patin, écrivait en parlant de Renaudot :

« Le pauvre diable est bien humilié, il voudroit seule-« ment bien que nous eussions pardonné à ses fils en « leur donnant le bonnet après lequel ils attendent « depuis quatre ans et attendront encore [1]. » Et se ven-geant une dernière fois de Richelieu qu'il déteste, il ajoute : « Tous les hommes particuliers meurent, mais « les compagnies ne meurent point ! Le plus puissant « homme qui ait esté depuis cent ans en Europe sans « avoir la teste couronnée, a esté le cardinal de Riche-« lieu. Il a fait trembler toute la terre, il a fait peur à « Rome, il a rudement traitté et secoué le roy d'Espa-« gne, et, néanmoins, il n'a pu faire recevoir dans nostre « compagnie les deux fils du Gazetier qui estoient licen-« ciés et qui ne seront de longtemps docteurs [2]. » Mais il oublie de dire que la Faculté avait formellement pro-mis au cardinal de les recevoir, et qu'elle avait aussi bien manqué à sa parole que lui, Guy Patin, avait faussé la sienne lorsque, de peur d'une condamnation, il s'était défendu tout haut d'avoir voulu insulter Renaudot, alors qu'il s'en vantait tout bas. Du reste, avec aussi peu de pudeur qu'elle avait eu de bonne foi, l'École songea de suite à s'enrichir des dépouilles de son ennemi tombé.

---

[1] *Lettres de Guy Patin*, édit. Réveillé-Parise, t. I, p. 322.
[2] *L. de G. Patin*, t. I, p. 347.

L'arrêt du 1er mai interdisait à Renaudot de faire chez lui des consultations charitables, la Faculté pensa qu'elle bénéficierait peut-être des malades auxquels le Parlement avait, sur sa demande, fermé la porte du Bureau d'adresse. C'est qu'elle avait sur ce point une forte revanche à prendre.

Avant la consécration officielle du 25 septembre 1640 accordée par Louis XIII aux consultations charitables, Renaudot, nous le savons, donnait déjà depuis de nombreuses années ses soins gratuits aux malheureux. Le succès toujours croissant de ces consultations avait excité la jalousie de l'École, et, le 27 mars 1639, elle prenait l'arrêté suivant qu'elle faisait afficher dans toutes les rues et carrefours de la capitale :

« Les doyen et docteurs de la Faculté de médecine
« font scavoir à tous malades et affligez de quelque ma-
« ladie que ce soit, qu'ils se pourront trouver à leur col-
« lége, rue de la Buscherie, tous les samedis de chascune
« semaine, pour estre visitez charitablement par les mé-
« decins députez à ce faire, lesquels se trouveront audit
« collège, et ce, depuis les dix heures du matin jusques à
« midy, pour leur donner advis et conseil sur leurs ma-
« ladies et ordonner remèdes convenables pour leur sou-
« lagement.
                    « *Signé :* BAZIN, doyen. »

Les docteurs consultants touchaient trente sols par vacation, de sorte que, lorsque ceux-ci reprochaient à Renaudot de tenir une « boëtte » en permanence dans sa salle de consultations, celui-ci ripostait : qu'au moins, l'argent qu'on récoltait chez lui était destiné aux malheureux, tandis que les docteurs de l'École ne consultaient que pour gagner trente sous.

Du reste, l'avis qu'avait fait afficher Bazin, le doyen,
n'obtint pas le résultat espéré : les malades continuèrent
à affluer chez Renaudot, et la salle de consultation de la
Faculté resta vide.

L'École ne se tint pas pour battue : en 1641, elle fit
une nouvelle tentative. Les prêtres, avons-nous dit,
étaient à cette époque les intermédiaires pour ainsi dire
obligés entre les personnes charitables et les malheureux : il leur en restait toujours quelque chose ; la
Faculté sollicita leur concours. Elle pensait, en effet, que
les misérables, assistés par les églises, ne manqueraient
pas d'aller consulter chez elle sur l'injonction que le
clergé leur en ferait, avec menaces probables en cas
d'abstention, de supprimer l'aumône accoutumée. Aussi
rédigea-t-elle l'instruction suivante, toute confite en
dévotion et destinée à être lue dans les églises, au
prône de la semaine de Pâques :

« *Jésus Maria : la charité catholique des docteurs en*
« *médecine de la Faculté de Paris pour les pauvres*
« *malades* [1].

« Après la messe dévotement célébrée et récitation
« des litanies de la très-sacrée vierge Marie, mère de
« Dieu, et l'invocation des saincts et sainctes qui, de
« profession et de charité, ont de leur vivant exercé et
« praticqué la médecine : laquelle saincte messe est chan-
« tée tous les samedis, et lesdites litanies et prières le
« seront désormais en la chapelle de ladicte Faculté à
« dix heures du matin : tous les pauvres sont advertis et

---

[1] *Response de Th. Renaudot au libelle contre les consultations charitables.*
Paris, 1641.

« conviez de la part du doyen et docteurs de ladicte
« Faculté, de se trouver, depuis dix heures du matin jus-
« ques à midy, chaque samedi de l'année, en la salle
« haute du collége de médecine, rue de la Buscherie,
« près la place Maubert, pour estre visitez et considérez
« par les docteurs députez à cet effect qui, selon la cha-
« rité accoutusmée et ordonnée par décret de ladicte
« Faculté, consulteront pour tous pauvres malades tels
« qu'ils soient et de quelconque ville, lieu et païs qu'ils
« viennent, de toute espèce de maladie qu'ils ayent : et
« donneront auxdits pauvres leur consultation et ordon-
« nance de régime, et remèdes propres et convenables
« par escrit ; et mesme, leur fourniront et distribueront,
« selon leur pouvoir et petit moyen de la Faculté, des
« médicaments dignes et compositions nécessaires bien
« et fidellement préparés, le tout sainctement et con-
« sciencieusement pour la plus grande gloire de Dieu et
« le secours et soulagement du public et de tous pauvres
« affligez de maladies.

« Ainsi conclu et arresté par décret du doyen et doc-
« teurs de ladicte Faculté.

« Signé : G<small>UILLAUME</small> <small>DU</small> V<small>AL</small>,
« doyen, 1641. »

L'offre des « dignes médicaments », et la pression
exercée par cette annonce d'un nouveau genre, firent que
les docteurs de l'École ne siégèrent plus les samedis
devant des bancs tout à fait vides [1].

----

[1] « Payé pour produits pharmaceutiques et médicaments des
« pauvres infirmes venant chaque samedy consulter dans les Écoles
« supérieures, les docteurs de la Faculté, qui, mus par la charité
« chrestienne, non-seulement soignent les malades, mais encore
« fournissent les médicaments, la somme de 304 livres, pour les

Néanmoins, le succès était toujours pour Renaudot, qui sollicitait du Roi un emplacement pour élever un « hostel des consultations charitables », sa maison devenant trop petite pour contenir ses clients peu fortunés : l'antimoine continuait à triompher de la saignée.

Aussi, maintenant que les consultations du Bureau d'adresse n'existaient plus, le moment d'intervenir était-il favorable. L'arrêté du 1er mars portait, ou mieux ordonnait : « que, dans la huictaine, la Faculté de méde-« cine s'assemblerait pour faire un projet de réglement « pour faire les consultations charitables des pauvres et « iceluy apporter à la Cour pour iceluy veu ordonner ce « que de raison. » C'est pourquoi, pensant peut-être qu'une consécration du Parlement, alors si populaire, favoriserait son entreprise, l'École, prenant acte de cette partie de l'arrêté qu'elle avait certainement, sinon dictée, tout au moins inspirée, obtenait, le 17 mai 1644, l'édit suivant dans lequel on trouvera tous les renseignements désirables sur l'organisation de sa nouvelle création :

Extraict des registres du Parlement :

« Sur la requeste présentée à la Cour par les doyen et « docteurs régens de la Faculté de médecine de cette « ville de Paris, contenant : qu'en l'exécution de l'arrest « d'icelle du 1er mars dernier, confirmatif des sen-« tences du prévost de Paris, ladicte Faculté de méde-

« années 1641 et 1642 de mon décanat (G. du Val), à Me Pierre Cla-« quenelle, pharmacien et épicier parisien, ainsi que pour les cires « blanches et les torches par luy fournies à la feste de saint Luc, « ainsi qu'il appert par sa quittance ci-dessous apposée. » (Comptes du doyen, *in Comm. manuscrits*, t. XIII, f. 153.)

« cine s'estant assemblée et faict un project du régle-
« ment pour les consultations charitables des pauvres,
« en date du 22ᵉ dudict mois de mars, lequel ils auroient
« apporté à la Cour, requérant l'exécution d'iceluy et
« veu ledict arrest et project, conclusions du procureur
« général du Roy; tout considéré, ladicte cour, ayant
« égard à la requeste, a ordonné et ordonne que, sui-
« vant ledict project de la Faculté de médecine, six mé-
« decins d'icelle Faculté, sçavoir trois du nombre des
« anciens et trois de celuy des jeunes, se trouveront aux
« escholes précisément à dix heures du matin tous les
« mercredis et samedis de chascune semaine, estant
« advertis auparavant par le billet du bedeau, et là,
« estans avec le doyen et plusieurs aultres docteurs qui
« s'y rendent ordinairement, ils visiteront et examine-
« ront diligemment et exactement les maladies de
« 'chascun des pauvres et ordonneront les remèdes pro-
« pres et convenables, et, s'il se rencontre quelque diffi-
« culté pour ce qui regarde la connoissance ou le traicte-
« ment de ces maladies, ils confèreront et consulteront
« meurement les uns avec les aultres, donneront aux
« pauvres malades les receptes ordinaires des remèdes
« par escript et les remèdes desquels pour lorsqu'ils
« auront besoing, gratuitement et aux despens de la
« Faculté : jusques à ce que, par libéralité des gens de
« bien et de condition, ladicte Faculté puisse mesnager
« quelque fond plus grand pour les pauvres. Et, pour le
« regard des malades qui ont besoing d'opinion nou-
« velle, les susdits docteurs auront soing de faire eux-
« mesmes, ou faire travailler en leur présence quelque
« bon chirurgien : et se comporteront au pansement et
« soulagement des pauvres malades ainsi qu'ils sont

16

« obligés. Et, affin que la maladie d'aucuns pauvres ne
« puisse estre négligée, s'il y a aucun par la ville qui
« ne puisse marcher et ne soit pansé comme il faut, le
« doyen de la Faculté en estant adverty, y donnera ordre
« et fera en sorte que chacun sera assisté du médecin et
« de l'apothicaire.

« Et sera le présent arrest affiché à toutes les rües et
« carrefours de cette ville et faulxbourgs, à la diligence
« du procureur général[1].

« Faict en Parlement le 13 may 1644. »

Le mercredi 1er juin, aux comices, le doyen donna lecture du précédent édit que la Faculté fit imprimer à ses frais et dont chaque docteur reçut un exemplaire.

Le 4 juin 1644, date mémorable, elle commençait ses consultations gratuites qui nous sont arrivées telles qu'elles furent alors établies, ou, pour rendre à chacun ce qui lui appartient, telles que Renaudot les avait fondées quelques années auparavant.

La Faculté de médecine se montra reconnaissante vis-à-vis des personnes qui, dans le passage difficile qu'elle venait de traverser, lui avaient donné aide et protection. Elle députa (5 mars) MM. de Launay et Jacques Monteil vers M. Fr. du Moustier, alors recteur, pour le remercier de l'assistance qu'elle avait reçue de lui et des autres membres de l'Académie.

Le même jour, M. du Moustier, accompagné de plusieurs académiciens et de plusieurs docteurs, alla remercier, au nom de toute l'Académie, les sénateurs, de leur avoir fait remporter la victoire contre Renaudot.

---

[1] *Comm. manuscrits*, t. XIII, f. 223-224.

En même temps qu'elle faisait tirer à 300 exemplaires [1], proclamer et afficher par toute la ville l'arrêt du parlement [2], la Faculté décrétait solennellement (7 mars) : que le doyen, accompagné de plusieurs docteurs, irait remercier M. Talon, lui ferait tous ses meilleurs compliments, et l'assurerait que, si jamais lui ou sa famille avaient besoin des secours des médecins de l'École, ceux-ci les donneraient toujours avec empressement et gratuitement ; que la Faculté s'engageait par décret solennel à exécuter ces promesses, et qu'en outre, elle se considérerait toujours comme son obligée.

Le 16 avril 1644, le doyen accompagné d'un grand nombre de docteurs alla donc remercier l'avocat général Talon, « lui rendit grâces en latin », et lui offrit le décret solennel rendu en son honneur et cinq volumes superbement reliés en cuir et dorés sur tranches, œuvres de Galien et d'Hippocrate récemment éditées par René Chartier [3]. Celui-ci accepta les présents avec plaisir et promit d'être toujours le défenseur de la Faculté. Peut-être reçut-il autre chose que sa qualité de juge du débat n'eût pas dû lui permettre d'accepter [4] ?

---

[1] « Le 24 may, donné à M. Guy Patin 12 livres pour l'impression « de 300 exemplaires du sénatus-consulte et du discours du doyen. » (Comptes du doyen in *Comm. manuscrits*, t. XIII, f. 234.)

[2] « Payé le 8 juin 1644 aux deux hérauts royaux et à leurs collègues qui avoient proclamé la sentence du prévost de Paris par la ville et faulxbourgs et en avoient affiché 50 exemplaires . . . . . 30 livres. » (Comptes du doyen, *Comm. manuscrits*, *ibid.*)

[3] « 15 avril 1644. — Payé à M° René Chartier 80 livres pour les *Œuvres de Galien* données à M° Talon. » (Comptes du doyen, *Comm. manuscrits*, *ibid.*)

[4] « Rendu, le samedi 12 may 1644, à M. Ch. Le Clerc, docteur mé- « decin, la somme de 60 livres pour M° Talon, avocat royal, en la « cause des calendes de mars. » (Comptes du doyen, *Comm. manuscrits*, *ibid.*)

Quant à Chenvot, l'avocat de l'École, il reçut avec les remerciments de celle-ci, la somme de 173 livres tournois pour son habile plaidoirie [1].

En même temps, vu l'importance des arrêts rendus en sa faveur, la Faculté prenait la résolution (30 avril) d'adjoindre à son doyen un conseil d'exécution composé de cinq membres auxquels on en ajouta bientôt trois autres.

MM[es] Pierre YON, Jacques REGNAULT, Michel MARÈS, Robert TULLOUE, Claude LE VASSEUR, Nicolas HÉLIOT, Robert DÉBONNAIRE, Claude BRÉGET, furent chargés de surveiller l'exécution de ces arrêts [2]; nous verrons bientôt que ce n'était pas une sinécure que de faire partie de ce conseil de surveillance.

Quant à Guy Patin, en attendant le bonnet de doyen qu'il briguait en reconnaissance des calomnies qu'il avait accumulées contre le malheureux gazetier, il se livrait à des jeux de mots d'un goût plus que douteux qu'il faisait imprimer et distribuer partout. Qu'on en juge du reste par les pièces suivantes, dont la première est incontestablement de lui, ainsi que nous l'apprend son apologiste [3] :

QUATRAIN XVII

Extraict de la 22e centurie de Michel Nostradamus, poëte, mathématicien et médecin provençal; prédisant la perte du

---

[1] « Le vendredi, 4 mars 1644, j'ai donné à Me Chenvot, advocat, qui avait soutenu pendant trois jours devant le Parlement la cause de la Faculté contre Renaudot et ses fauteurs, les médecins estrangers...... 173 liv. tournois. » (*Comm. manuscrits*, t. XIII, f. 234.)

[2] *Comm. manuscrits*, t. XIII, f. 220.

[3] *L'Esprit de Guy Patin*. In-8°, Amsterdam, 1713. Avis au lecteur.

procez du gazettier, soy-disant médecin de Montpellier, contre
les médecins de Paris, par un arrest solennel prononcé en
robbes rouges, après cincq audiances, par M Messire Mathieu*
Molé, premier président, le premier jour de mars l'an 1644.

> Quand le grand Pan[1] quittera l'escarlate,
> Pyre[2] venu du costé d'Aquilon[3],
> Pensera vaincre en Bataille[4] Esculape[5],
> Mais il sera navré par le Talon[6].

LE NEZ POURRI DE THÉOPHRASTE RENAUDOT :

Grand gazettier de France et espion de Mazarin, appelé
dans les chroniques nebulo hebdomarius de patriâ diabolorum; *avec sa vie infâme et bouquine, récompensée d'une*
vérole euripienne, ses usures, la décadence de ses monts de
piété et la ruine de tous ses fourneaux et alambics (excepté
celle de sa conférence rétablie depuis quinze jours) par la perte
de son procès contre les docteurs de la Faculté de médecine de
Paris.

Sur le nez pourri de Théophraste Renaudot alchymiste,
charlatan, empirique, usurier comme un juif, perfide comme
un Turc, meschant comme un renégat, grand fourbe, grand
usurier, grand gazettier de France.

---

[1] Le grand Pan estoit le cardinal de Richelieu, qui mourut en ce temps-là.

[2] Pyre est un abrégé de Zopyre qui s'estoit fait couper le nez pour livrer Babylone à Darius, signifiant Renaudot, qui estoit mal partagé en nez.

[3] Loudun, lieu de ma naissance, est aquilonaire à l'esgard de Marseille, où Nostradamus faisait sa demeure. (*La Conférence se-crette du cardinal Mazarin avec le gazettier, envoyée de Bruxelles le 7 may dernier,* 1649.)

[4] Bataille, avocat de Renaudot.

[5] Esculape, dieu de la médecine.

[6] Talon, procureur du Roi, dont les conclusions avoient causé la chute de Renaudot.

RONDEAU

C'est pour son nez, il lui faut des bureaux
Pour attraper par cent moyens nouveaux
Des carolus, encaguant la police,
L'on y hardoit office et bénéfice;
L'on y voyoit toutes gens à monceaux :
Samaritains, juifs, garces, maquereaux;
L'on y portoit et bagues et joyaux
Pour assouvir son infâme avarice;
      C'est pour son nez.

Qu'il fit beau voir ces preux animaux [1]
Entrer en lice et courir par troupeaux
Pour soutenir la bande curatrice!
Mais tout d'un coup, ma foy, dame justice
Jeta par bas alambics et fourneaux.
      C'est pour son nez.

AUTRE RONDEAU
SUR LE MESME SUJET

Un pied de nez serviroit davantage
A ce fripier, docteur de bas étage,
Pour fleurer tout, du matin jusqu'au soir.
Et toutefois on diroit, à le voir,
Que c'est un dieu de la chinoise plage[2];
Mais qu'ai-je dit, c'est plutôt un fromage
Où sans respect la mite a faict ravage.
Pour le sentir, il ne faut pas avoir
      Un pied de nez.
Le fin camus, touché de ce langage,
Mit aussitôt un remède en usage,
Où d'Esculape il ressent le pouvoir :
Car s'y frottant, il s'est vu recevoir
En plein Sénat, tout le long du visage,
      Un pied de nez.

---

[1] Martin, advocat, intervenant pour ceux de Montpellier, les appela animaux charitables et muets.

[2] Les dieux de la Chine ont le nez écaché.

CHAPITRE VII

Le premier acte d'Anne d'Autriche, aussitôt après la
mort de Louis XIII, avait été de faire casser par le Parlement le testament de son royal époux et de se faire nommer régente du royaume sans conditions : le jeune roi, son
fils, qui bientôt allait devenir Louis XIV, n'étant alors âgé
que de cinq ans. Son second acte avait été de choisir pour
conseiller intime l'ancien protégé du cardinal de Richelieu, l'Italien Mazarin, que celui-ci avait en 1640 fait
nommer cardinal, bien qu'il n'eût jamais été ordonné
prêtre, tant il est vrai que l'Église a toujours des transactions à accorder aux puissants.

Certes, Richelieu avait été bien impopulaire, mais, par
l'élévation de son caractère inflexible, il avait su toujours
inspirer le respect. Mazarin devait hériter au centuple de
cette impopularité, et néanmoins, tout en restant méprisé,

il devait jusqu'à sa mort garder le pouvoir. C'est qu'il avait pour lui la ruse de l'Italien rompu à la diplomatie, supportant avec calme les affronts qui pouvaient lui être de quelque utilité, sachant courber le dos devant l'orage, se retirer à propos et profiter de la moindre accalmie pour revenir plus puissant que jamais.

Le Parlement, qu'Anne d'Autriche venait de consulter, et qui, par ce fait même, semblait se placer au-dessus de l'autorité royale, avait acquis aux yeux de tous un prestige qui cadrait bien avec ses visées ambitieuses; bientôt il allait essayer de régenter la régente elle-même. Aussi la guerre était-elle imminente, car la Reine, conseillée par l'astucieux-cardinal, qui surtout voulait remplir ses poches et bien doter sa famille et auquel le Parlement refusait tous les jours de nouveaux impôts, la Reine, disons-nous, allait enfin résister à cette autorité qui voulait s'imposer à elle, soutenue qu'elle était par la véritable maîtresse, l'opinion publique.

Cette puissance de robe ne pouvait faire la guerre avec l'épée, et chaque impopularité nouvelle « du Mazarin » sera désormais marquée par l'apparition d'une série de pamphlets des plus irrévérencieux pour lui et ses protégés, sans, du reste, qu'il puisse rien faire pour résister à ce flot débordant de littérature populaire.

Depuis l'apparition de la *Gazette,* le peuple de Paris avait, en effet, pris l'habitude de se tenir au courant de toutes les nouvelles, tant intérieures qu'extérieures, qu'il se procurait si difficilement autrefois. Son succès avait été si grand, que de nombreux contrefacteurs s'étaient efforcés d'établir une concurrence, en copiant, le plus souvent textuellement, les numéros intéressants. Renaudot, gardien jaloux de ses priviléges, défendait son bien à outrance, en citant les faussaires devant les tribunaux.

Aussi, Mazarin, en arrivant au pouvoir au moment où la manie des pamphlets faisait rage, avait-il fort bien compris de quel secours pourrait lui être ce nouvel instrument, « le journal », et, comme celui-ci se trouvait à cette époque entre les mains d'un seul homme, il s'était attaché Renaudot. S'il avait laissé condamner ce dernier sur le fait de médecine et de « charité illicite », c'est que, certainement, il n'avait pas osé s'aliéner d'un coup toute l'Université prenant fait et cause pour la Faculté de médecine, et en même temps le Parlement, dont les attaches avec l'Université étaient notoires et découlaient d'un besoin d'appui mutuel contre la royauté, qui, sous la dure férule de Richelieu, les avait tenus en respect constant.

Aussi la *Gazette* avait-elle survécu au désastre, car non seulement Mazarin était intervenu en sa faveur, mais encore le peuple eût peut-être difficilement pardonné au Parlement la suppression du seul journal bien informé qui parût alors, et qu'il lisait avec la plus grande avidité. La *Gazette* était donc restée journal officiel et continuait à servir le pouvoir. C'était du reste le meilleur parti qui s'offrit à Renaudot. S'il cessait de servir l'autorité, habitude qu'il avait prise avec Richelieu son protecteur, il se voyait immédiatement retirer ses priviléges, ou tout au moins, ceux-ci n'étant plus protégés, une foule d'autres publications allaient surgir et lui porter un tort considérable : ce qui, du reste, ne manqua pas de se produire, comme nous le verrons bientôt, lorsque la cour, effrayée par l'émeute, quitta Paris pour se rendre à Saint-Germain.

Renaudot aurait pu, à la vérité, servir la cause populaire : mais celle-ci avait à sa tête le Parlement, l'ami de

la Faculté; en outre, depuis longtemps déjà il avait des
visées particulières que nous allons bientôt faire connaître. L'hésitation n'était donc pas possible; il embrassa
le parti de Mazarin, et, le 1ᵉʳ janvier 1645, en tête du recueil de ses *Gazettes* de l'année 1644, il écrivait :

« *A Monseigneur l'Éminentissime cardinal Mazarin.*

« MONSEIGNEUR,

« Puisque c'est une vérité connue de tout le monde
« qu'il est impossible d'aimer cet Estat sans honorer Vostre
« Eminence, je ne sçaurois faillir qu'avec tous les bons
« François en lui rendant ce tesmoignage que la France,
« pour se garantir des maux dont la minorité du Roy la
« menaçoit, avoit besoin de sa grande piété, de la dou-
« ceur et intégrité de ses mœurs, de la solidité de son
« jugement, de sa capacité et expérience dans les affaires;
« mais surtout de son humeur désintéressée et bienfai-
« sante à tous excepté à soy mesme, veu qu'elle oblige
« un chacun seulement pour l'obliger, et qu'elle se va
« consumant par des veilles et peines continuelles pour
« le repos de la France...

« Je ne voy rien de plus juste ni de plus raisonnable que
« de luy en dédier les récits : qui marqueront à la posté-
« rité les obligations générales et particulières que luy a,

« Monseigneur, de Votre Excellence le très-humble,
« très-fidèle et très-obéissant serviteur,

« RENAUDOT.

« A Paris du Bureau d'Adresse, ce 1ᵉʳ de l'an 1645. »

Renaudot était-il sincère en parlant du désintéresse-
ment de Mazarin? cela est possible. En tout cas, il le pouvait supposer intègre, celui-ci n'ayant pas encore eu le

temps de faire ses preuves de rapacité. Ce qui est certain,
c'est que, dès cette époque, il était son obligé, et qu'en lui
dédiant ses *Gazettes*, il espérait acquérir bientôt un autre
titre, celui d'*Historiographe de France*, qu'il devait d'autant
plus désirer que désormais la médecine, ou tout au moins
l'enseignement de celle-ci tel qu'il l'avait rêvé, lui étaient
presque complétement interdits.

Depuis longtemps il s'habituait à ce rôle; car, non con-
tent de faire sa *Gazette*, il avait acquis en 1638 la propriété d'un ouvrage qui, commencé en 1605 par Jean
Richer, résumait tous les ans, en un volume, les principaux évènements de l'année. En prenant la direction du
Mercure François, il dédiait celui-ci à Bouteiller, le surin-
tendant des finances, et, dans sa préface dédicatoire, considérait sa nouvelle publication comme la « table de ses
« *Gazettes*, celles-ci ne pouvant suffire à la description
« particulière des choses convenables dont l'*Histoire* doit
« être composée ». Le découragement s'empara-t-il de
lui après la perte de son procès, ou bien, le *Mercure
françois* n'eût-il pas de succès malgré les nombreux matériaux de valeur qu'il contenait. Ce qui est certain, c'est
qu'en 1644, parut le dernier des quatre volumes qui furent
édités sous sa direction.

Sûr de l'appui de Mazarin, il songea désormais à donner tous ses soins à la *Gazette*, qui va devenir un monument précieux pour l'histoire de ce temps, et, vers la fin
de 1645[1], en récompense des services qu'il rendait par
son journal, il était nommé *Historiographe de Sa Majesté*.

---

[1] Le portrait qui orne l'exemplaire de 1631, appartenant à la
Bibliothèque nationale, et qui est daté de 1644, donne à Renaudot
le titre d'historiographe royal; nous croyons qu'il y a là une légère erreur, tout au moins d'interprétation, car il ne prit officiellement ce titre qu'à partir du 1er janvier 1646.

Dès lors, il a conscience de sa nouvelle importance, et se propose de remplir diguement les fonctions qui lui sont confiées ainsi que nous l'indique le :

« Recueil des *Gazettes,* nouvelles ordinaires et extra-
« ordinaires, relations et autres récits des choses ave-
« nües l'année mil six cent quarante-six, par Théophraste
« Renaudot, conseiller et médecin du Roy, *Historiographe*
« *de Sa Majesté,* commissaire général des pauvres, maistre
« et intendant général des Bureaux d'adresse de France.

« Si la pensée, dont la vitesse ne laisse rien après elle, a
« de la peine à comprendre les avantages de la France
« sur ses ennemis[1], quel doit estre le travail du discours
« pour les bien raconter : mais, quel est celuy de ma plume?
« qui, toute foible qu'elle est, les doit porter par tout le
« monde et y estre exposée non-seulement à la censure
« générale de toutes les parties intéressées, mais particu-
« lièrement à celle d'un nombre infini d'écrivains qui sur-
« passent son vol de haut lieu. Il faut toutefois qu'à l'exem-
« ple de Milon, mes espaules s'accoustument à porter le
« fardeau devenu plus grand aussi gayement que lorsqu'il
« estoit moindre. Et, pourquoi succomberois-je sous ce
« faix? puisque nostre jeune monarque, surmontant par
« sa vigueur le nombre de ses années ; puisque nostre in-
« comparable Royne, surpassant par son courage celuy de
« son sexe, et leur sage Conseil portant l'effect de ses
« résolutions au-delà de tout ce qu'on pouvoit attendre,
« la protection du Ciel ne laisse point de doute aux Fran-
« çois d'une bénédiction continuelle sur toutes leurs en-
« treprises.

« Du Bureau d'adresse, au mois de janvier 1646. »

---

[1] La victoire de Nordlingen est du 4 août 1645.

Il est à remarquer que, dans la pièce qui précède, Renaudot conservait ses anciens titres. Cependant, il est fort probable que ses fonctions de commissaire général des pauvres restaient à l'état de sinécure, puisqu'on l'empêchait de faire ses consultations charitables. Quant aux monts-de-piété, bien qu'un édit de 1643 eût confirmé leur établissement dans les villes de province, et que, Tarascon, Apt, Brignolles, Angers, Montpellier et Marseille dussent en être bientôt dotés, ils ne devaient être définitivement établis à Paris que le 9 décembre 1772[1]. Cependant, en 1647, les Bureaux d'adresse trouvaient grâce devant le Parlement et Renaudot célébrait leur réouverture[2].

Pendant ce temps, que devenait la Faculté de médecine? « Au commencement du règne de Louis XIV exis- « taient trois professions rivales, constituées en cor- « porations, unies en principe par des liens toujours « discutés, mais en fait complètement indépendantes : « la Faculté de médecine pétrifiée dans son immobilité « et réclamant de tout le monde une soumission qu'elle « n'obtenait de personne : les chirurgiens de Saint-Côme, « intermédiaires par leur position et leurs habitudes « entre les corps savants et la bourgeoisie commerçante, « portant la robe aux jours de cérémonie, faisant passer « des examens et conférant des grades, mais tenant « boutique et suspendant à leurs fenêtres, en guise d'en- « seignes, trois boîtes emblématiques surmontées d'une

---

[1] CHÉRUEL, *Dictionnaire des Institutions, mœurs,* etc.
[2] Cela résulte tout au moins d'une brochure au nom de Renaudot intitulée : *le Renouvellement des Bureaux d'adresses en* 1647, qu'il ne nous a pas été possible de nous procurer. Peut-être reprit-il aussi les conférences publiques. (Voy. *le Nez pourry de Th. R.*, p. 245.)

« bannière aux images des saints Côme et Damien ; enfin,
« les barbiers [1], n'ayant ni robe ni école, vivant aux
« dépens des uns et des autres, et établis par une lon-
« gue profession dans le libre exercice de la chirurgie
« tout entière et même d'une partie de la médecine. Les
« raisons qui avaient dans l'origine motivé ces distinc-
« tions n'existaient plus : il ne restait que des rivalités
« invétérées. Mais, à force de confondre dans sa haine
« les deux ordres de la chirurgie, la Faculté avait fini
« par les rapprocher l'un de l'autre, et il n'était pas
« difficile de prévoir qu'un moment viendrait où les
« besoins d'une défense commune les unirait contre
« elle [2]. »

Cette échéance n'allait pas tarder à arriver, et, au moment où la Faculté faisait son dernier effort pour ter-
rasser Renaudot et les médecins provinciaux, elle cherchait elle-même un appui contre les barbiers, en
adoptant les compagnons étuvistes (1643), qu'elle leur
opposait. Aussitôt les barbiers de réclamer, et la Faculté, qui avait espéré que cette alliance ne serait pas
ébruitée, ne voulant pas paraître chercher si bas des
alliés, s'empressa de renouveler avec les barbiers son
ancien contrat de 1577.

Par celui-ci, les docteurs de l'École renonçaient « à
« présider les examens des barbiers et se réservaient un
« simple droit d'assistance accompagné de toutes sortes
« de marques honorifiques. En outre, les barbiers s'en-
« gageaient à venir tous les ans, à la Saint-Luc, renou-
« veler leur serment de fidélité. » Mais, cette fois-ci,
c'étaient les barbiers qui dictaient le contrat à l'École.

[1] Les barbiers avaient pour enseigne des bassins et des ciseaux.
[2] M. RAYNAUD, *les Médecins au temps de Molière*, p. 302-303.

« Cette crise se terminait donc à leur profit. Non-seule-
« ment ils se trouvaient affermis dans leurs anciens pri-
« vilèges, mais il s'y ajoutait à leur profit la position
« fausse qui résultait pour la Faculté des torts réels
« qu'elle s'était donnés et d'un abus de pouvoir miséra-
« blement avorté [1]. »

Mais laissons-la se débattre contre les chirurgiens et
les barbiers, sans compter les apothicaires. De nouvelles
difficultés allaient surgir pour elle de la part de ces médecins provinciaux, amis et protégés de Renaudot, qu'elle
avait fait condamner le 9 décembre 1643 devant le prévôt
de Paris. L'article 50 de ses statuts : « Nul n'enseignera ou
« n'exercera la médecine à Paris s'il n'est docteur ou
« licencié de la Faculté de médecine de Paris ou s'il n'y
« a été agrégé selon la coutume », qu'elle était résolue
à faire respecter, allait lui attirer bien des désagré-
ments.

En effet, en dehors des médecins accourus à l'appel de
Renaudot, il existait à Paris un grand nombre de docteurs étrangers occupant des situations particulières et
souvent fort élevées. Lorsque, par exemple, le Roi mettait à la tête d'une province un de ses favoris, prince du
sang ou autre, celui-ci, qui possédait un grand train de
maison, s'attachait le plus souvent un ou plusieurs médecins des Universités provinciales du ressort de son gouvernement, lesquels pouvaient gagner sa confiance, et
qu'il ramenait alors à Paris lorsque, en ces temps de
trouble, il revenait dans la capitale soit disgracié, soit
en solliciteur d'un plus haut poste.

Entre tous les seigneurs influents, le duc d'Orléans,

---

[1] M. RAYNAUD, p. 297-298.

qui avant la naissance de Louis XIV était l'héritier présomptif de la couronne, tenait un rang élevé à la cour.
L'arrêt de décembre 1643 interdisait à ses médecins
l'exercice de leur profession et, de plus, la Faculté défendait aux apothicaires d'exécuter leurs ordonnances.

Aussi, prévoyant la confirmation de cet arrêt par le
Parlement, adressait-il le sixième jour de février 1644,
au doyen Michel de la Vigne, par l'intermédiaire de
Mᵉ Goulas, son secrétaire, une demande tendant à obtenir que ses médecins domestiques fussent admis aux
conseils et inscrits sur le catalogue de l'École. A cette
demande était joint l' « Estat des médecins de Monsei-
« gneur, fils de France, oncle du Roy, duc d'Orléans,
« de Madame, de Mademoiselle, lesquels Son Altesse
« désire estre employez sur le roole des médecins re-
« cogneus par la Faculté de Paris, à l'instar de ceux
du Roy [1] » qui, comme nous le savons, étaient autorisés
à exercer la médecine dans la capitale.

Déjà, par un décret rendu le 5 novembre 1504, la
Faculté avait décidé de laisser consulter ses docteurs
avec tous les médecins royaux, avec ceux des princes et
des grands de la couronne, pendant tout le temps que le
Roi et la Reine résideraient à Paris ou aux environs.
Mais il est vrai que ce décret n'avait été rendu que
« *pour obéir à l'exigence du temps et aux vicissitudes des
choses* [2] », et il est fort probable que devant le succès
qu'elle venait d'obtenir, l'École ne demandait qu'à oublier le décret de 1504 rendu à contre-cœur : tout au
moins, cela était-il à craindre. Quelque temps après, le

---

[1] *Comm. manuscrits,* t. XIII, f. 219.
[2] V. CHÉREAU, *Union méd.,* 1878, p. 27.

duc d'Orléans, Henri de Bourbon, prince de Condé, écrivait également au doyen :

« Je prie Mᵉ de la Vigne de faire résoudre à l'Eschole
« de médecine, suivant leur devoir, de laisser libre exer-
« cice à mes médecins par quartier, ainsi qu'ils font avec
« ceux de M. le duc d'Orléans, puisque j'ay, par la grâce
« du Roy, les mesmes privilèges.

« Fait à Paris, ce 15 avril 1644.

« Henry de Bourbon [1]. »

La Faculté se réunit le même jour pour examiner ces demandes : son nouveau triomphe du 1ᵉʳ mars était encore trop récent pour qu'elle l'oubliât. Elle pensa qu'en présence de la lutte qui s'établissait entre le pouvoir et le Parlement, et devant les concessions faites de prime abord à Anne d'Autriche, le duc d'Orléans et Condé, chefs du parti des princes, n'obtiendraient pas gain de cause contre l'arrêt solennel rendu en sa faveur.

Aussi parut-il à tous les docteurs : « qu'il n'était pas
« permis aux médecins de la Faculté de fouler aux pieds
« les statuts de celle-ci et les sénatus-consulte de tant
« de siècles ; et on résolut de prier très-humblement le
« duc d'Orléans, et avec force excuses le duc de Condé,
« de ne pas exiger que les docteurs transgressassent les
« statuts en leur faveur, et qu'il leur fût permis de les
« garder intacts [2]. » Ce qui équivalait à un refus poli, mais fort net. C'était Merlet qui avait dirigé les débats et inspiré ce décret. Il est probable qu'il se faisait, à l'instar de Guy Patin, le défenseur acharné des statuts,

---

[1] *Comm. manuscrits*, t. XIII, f. 219, rᵒ.
[2] *Comm. manuscrits*, t. XIII, f. 219-220.

parce qu'il briguait déjà les fonctions de doyen qui, du reste, allaient lui être accordées.

Pendant ce temps l'École poursuivait avec acharnement les « médecins empiriques », obtenait contre eux de sévères condamnations allant jusqu'à l'emprisonnement en cas de récidive, et adjoignait le 7 juillet, à la commission de surveillance nommée le 30 avril, M° Guyot qui, le 20 avril 1644, avait fait condamner, sur le chef d'exercice illégal de la médecine, les sieurs Huart, Rouillard et Benoist [1].

Enfin, le 5 novembre 1644, prit fin le décanat de Michel de la Vigne (1642-1644).

C'était Jean Merlet, le fougueux Merlet, qui lui succédait. Avec lui la lutte va s'accentuer : de plus, elle va prendre un caractère religieux. Au nom des statuts, il va sévir contre les docteurs de la *Religion prétendue réformée* et introduire la persécution religieuse dans l'École. Aussi, son premier soin fut-il d'inscrire en tête de actes de son décanat [2] :

Deo optimo maximo, uni et trino, et Domino Lucæ medicorum ORTHODOXORUM *patrono.*

Celui-ci, du reste, ne commença effectivement que le 2 décembre. Dans cet intervalle, s'étaient produits des faits de mauvais augure pour l'École.

Le mardi, 29 novembre, avait été signifié au doyen un arrêt du conseil d'État donné à la requête du duc d'Orléans, lequel arrêt, se fondant sur des décrets de 1576 et de septembre 1598, déniait à la Faculté le pouvoir d'em-

---

[1] *Comm. manuscrits*, t. XIII, f. 222.
[2] *Comm. manuscrits*, t. XIII, f. 258.

pêcher les médecins royaux et ceux de la famille royale
d'exercer la médecine à Paris, et condamnait à trois
mille livres d'amende la personne qui leur nuirait dans
la pratique médicale et leur porterait un préjudice quelconque. « Les médecins de Monseigneur le duc d'Or-
« léans, disait cet arrêt, de Madame, de Mademoiselle et
« des princes du sang royal, continueront comme par
« le passé à pratiquer la médecine dans Paris, ordonne-
« ront aux malades et consulteront avec les autres mé-
« decins de la Faculté de Paris. »

La Faculté dut s'incliner, mais, elle n'oublia pas cet
affront, et, ne pouvant s'attaquer aux grands, se montra
impitoyable vis-à-vis de leurs médecins, même de ceux
qui appartenaient à son corps, lorsqu'ils se trouvèrent en
faute.

Trois ans plus tard, cette rancune durait encore, et
Bouvard, qui avait tant fait pour l'École, mais qui avait
le tort de n'être plus médecin du Roi, écrivait le 9 janvier 1647 à M° Perreau, alors doyen :

       « MONSIEUR,

    « Afin de ne donner subject à personne de contredire
« si je me trouve dernier pour disputer, je vous prie de
« me mander si je ne doibs pas y garder le lieu et le
« rang que ma qualité me donne dans l'Eschole, aultre-
« ment je croy que je me ferois tort et à l'Eschole
« mesme, et que je doibs plus tost m'absenter.

            « Je suis tousiours
              « votre très-affectionné serviteur,
                  « BOUVARD.
  « Ce mercredy 9 janvier 1647. »

Le temps n'était plus où la Faculté dépêchait son

doyen et ses docteurs vers Bouvard, à Saint-Germain
en Laye, pour le prier d'user de son influence vis-à-vis
de Louis XIII en faveur de l'École. Aussi, Jacques Perreau, se fondant sur l'article 48 des statuts [1], répondit-il
à Bouvard qu'il n'avait plus à ménager :

« MONSIEUR,

« J'ay communiqué votre lettre à la pluspart des
« anciens qui tiennent que vous ne devez tenir aultre
« rang que celui de docteur de l'Eschole. Si vous venez
« demain en cette qualité, vous ferez honneur à l'Eschole
« et serez le très-bien venu. Sinon, il sera plus à-propos
« de vous absenter et commettre un aultre à votre
« place.

   « Je suis et seray toujours,
« Monsieur, votre très-affectionné serviteur.
      « PERREAU, doyen [2]. »

Pendant que l'École poursuivait ainsi les médecins
provinciaux, Renaudot, nous l'avons vu, reprenait du
crédit et était nommé historiographe de France en même
temps qu'il ne craignait pas de mettre en tête de ses
Gazettes son titre de conseiller et médecin ordinaire du
Roi, qui, du reste, n'existait plus. Ses deux fils, Isaac et
Eusèbe, tous les deux licenciés, se souvenaient que l'ar-

---

[1] Art. 43. « Quiconque aura manqué à son tour de présider à
« une thèse *quodlibétaire* sera rayé de la liste des docteurs régents
« et privé de ses privilèges. S'il veut y rentrer après avoir obtenu
« la permission de la Faculté, il le pourra, et, après avoir présidé
« hors tour à la première thèse *quodlibétaire*, il fournira aux dé-
« penses habituelles dans ces circonstances. Dès qu'il aura rempli
« ces formalités, il sera replacé à son rang. » (Trad. Corlieu, l'*Ancienne Faculté de médecine de Paris*, p. 269-270.)

[2] *Comm. manuscrits*, t. XIII, f. 344, v°.

rêt du Parlement portait qu'il « *leur serait faict droict ainsi que de raison* ». Ils pensèrent donc qu'il était temps de faire une nouvelle tentative pour acquérir ce bonnet doctoral qu'ils ambitionnaient si fort. Aussi, adressèrent-ils au Parlement, le 20 décembre 1645, un « *arrêt en grâce* », dans lequel, se fondant sur ce que la Faculté de médecine, au mépris de ses propres statuts, avait reçu docteurs Pierre Bourdelot et Étienne Le Gaigneur, nommés licenciés après eux, ils priaient la Cour de vouloir bien faire mettre en vigueur l'arrêt du 6 septembre 1642 qui forçait l'École à les considérer comme docteurs, ce que celle-ci n'avait jamais fait, vu qu'elle avait toujours refusé de les inscrire sur son catalogue.

L'affaire traîna en longueur : néanmoins, ils firent si bien, qu'à un moment donné, le doyen, Jacques Perreau, qui avait succédé à Merlet, fut officieusement averti que les choses prenaient une mauvaise tournure pour l'École, et que, au lieu de faire la sourde oreille, il valait beaucoup mieux songer à se défendre.

Aussitôt, la Faculté répondit par une « *requeste* », qui fut présentée au Parlement le 1er avril 1647. Après avoir rappelé les diverses phases de la lutte et les arrêts rendus en faveur de l'École, le doyen ajoutait, soutenu par tous les docteurs, que : « après tant d'arrests, lesdits « Renaudot père et fils n'avaient laissé de continuer. « leurs calomnies, entreprises et mauvais commerce, et, « bien qu'après la jonction desdits Isaac et Eusèbe Re-« naudot avec les ennemis de la Faculté, ils ne doivent « plus rien prétendre ni espérer, s'en estant par trop « rendus indignes; néantmoins, ils avoient présenté re-« queste, le 20 décembre 1645, encore remplie d'injures « contre la Faculté, sur laquelle les parties ont écrit et

« produit, et bien qu'ils soient absolument non receva-
« bles, la Faculté a esté conseillée de se rendre immé-
« diatement demanderesse pour l'indignité encourue
« par lesdits Renaudot par tant de récidives.

« Ce considéré, nosdits seigneurs, que, par les statuts de
« la Faculté vérifiez en la cour, un docteur qui en
« offense un aultre peut estre expulsé de l'Eschole, qu'il
« n'est pas juste que les supplians ayent des espions
« chez eux pour relever le secret de leurs délibérations,
« que leur père machine encore contre l'Eschole, mesme
« a faict depuis peu menacer les supplians de la cassa-
« tion de vostre arrest, que, ainsi, il ne seroit pas juste
« de forcer les supplians d'avoir les enfants de leur
« ennemi juré parmi eux, que de leur chef ils se sont
« rendus indignes :

« Il vous plaise de les déclarer deschus du bénéfice de
« l'arrest du sixième septembre 1642, déffence mesme
« de pratiquer la médecine dans Paris. Et vous ferez
« bien [1]. »

Sur ces entrefaites, les frères Renaudot, qui avaient
fait signifier à la Faculté l'arrêt en grâce présenté par eux
au Parlement, envoyèrent demander au doyen, le 25 juin,
par l'appariteur du Parlement lui-même, quel avait été
l'avis de la Faculté sur l'arrêt en grâce qu'ils lui avaient
soumis, « s'engageant, du reste, si la Faculté voulait
bien les admettre, à ne rien tenter contre elle ». Il fallait qu'ils fussent bien sûrs du succès pour faire ainsi
une dernière tentative de conciliation après la requête
du 1ᵉʳ avril, formulée contre eux par l'École. Celle-ci résolut de résister jusqu'à la fin, et leur fit répondre qu'elle

---

[1] *Comm. manuscrits.* t. XIII, f. 347.

s'en tenait aux termes de la supplique qu'elle avait présentée au Parlement.

Dès lors, il n'y avait plus qu'à agir : et la Cour rendit bientôt un arrêt confirmatif de celui du 6 septembre 1642 [1], qui ordonnait en outre que les frères Renaudot seraient inscrits sur le catalogue de l'École d'après leur ordre de licence. Ils étaient donc une seconde fois docteurs de par la volonté du Parlement, mais, à l'inverse de la première, ils songèrent dès lors à rendre effectif le titre qu'ils venaient d'acquérir.

L'occasion de faire acte de docteur n'allait pas tarder à s'offrir ; l'article 44 des statuts portait : « Le nouveau « docteur sera considéré comme docteur régent, à con- « dition qu'à la Saint-Martin prochaine (11 novembre), il « présidera hors tour à une thèse quodlibétaire et sou- « tiendra l'acte pastillaire dans lequel un des bacheliers « ou un candidat répondra à une question de médecine « proposée par le nouveau docteur. »

Or, Jacques Perreau commençait son deuxième décanat le 2 novembre 1647. De suite, Isaac et Eusèbe, forts du nouveau droit qu'ils venaient d'acquérir, et, désireux de se conformer autant que possible aux statuts de l'École à laquelle ils appartenaient désormais de par l'arrêt du Parlement, signifièrent par huissier au doyen : « qu'ils avaient averti Stéphane Bachot, bachelier, qu'ils « présideraient le 14 courant sa thèse quodlibétaire. Et, « de façon à ce que ce bachelier fût inexcusable de ne « pas avoir sa thèse prête à cette époque, ils lui en

---

[1] Nous n'avons pu trouver la date exacte de cet arrêt, dont nous connaissons le sens, et qui fut rendu du 25 juin au 2 novembre 1647, probablement au commencement de juillet de la même année.

« avaient livré une tout imprimée sur le sujet suivant :
« *An arthritidipyrotica*[1] ? »

Le 5 novembre, Jacques Perreau fit connaître aux docteurs assemblés la signification qu'il venait de recevoir. A peine en avait-il commencé la lecture, qu'il s'éleva « une rumeur immense », et que tous, refusant de l'entendre jusqu'au bout, se levèrent tumultueusement, déclarant qu'il n'était pas besoin de délibérer sur un semblable sujet, et qu'il ne fallait même pas faire attention aux fils du Gazetier.

Le 14 novembre approchait, et le doyen était fort perplexe ; il sentait bien que cette fois la Faculté aurait grand'peine à se soustraire à l'arrêt du Parlement. Il s'en fut consulter M⁰ Brode, « avocat fort distingué », et demanda également l'avis de M⁰ Jean Piètre, un ancien doyen (1628-1630), qui était fort expert en ces sortes de choses. Le sénatus-consulte ordonnait que les deux nouveaux docteurs fussent inscrits sur le catalogue suivant leur ordre de licence : fallait-il donc inscrire Isaac et Eusèbe avant P. Boudelot et E. Le Gaigneur, qui avaient été désignés par l'École pour présider le 14 les deux premières thèses quodlibétaires? Le doyen ne tira aucune résolution de cette consultation, et résolut d'attendre l'échéance qui approchait pour consulter de nouveau la Faculté.

Au jour dit, l'appariteur prononça à haute voix les noms des docteurs proposés pour l'inscription sur le catalogue. La Faculté se trouva divisée : les uns pensaient avec M⁰ Piètre, alors présent, qu'il fallait obéir aux ordres du Parlement ; les autres étaient pour une

---

[1] *Comm. manuscrits*, t. XIII, f. 352.

résistance acharnée et repoussaient l'inscription. Ce fut
cette dernière opinion qu'embrassa le doyen, afin, dit-il,
« de ne pas violer les usages de l'École », et, il ordonna
solennellement à l'appariteur, Joachim de Beuzeville, de
« *nommer* les docteurs », parmi lesquels ne furent pas
compris les fils de Renaudot[1].

Immédiatement ceux-ci adressèrent au Parlement une
supplique, dans laquelle ils se plaignirent de ce que :
malgré le dernier arrêt rendu en leur faveur, non-seulement ils n'avaient pas été inscrits sur le catalogue,
mais encore que, s'étant présentés pour faire acte à la
Faculté, ils avaient été reçus à la porte par plusieurs
docteurs et en particulier par Mᵉ François Blondel et
Jean Piètre, — qui probablement s'était rangé à l'avis
de la majorité, — et que ceux-ci leur avaient interdit
l'entrée du « conclave[2] ».

Cette supplique fut favorablement accueillie, et la Faculté comprit dès lors, d'après les renseignements précis
qu'il ne lui fut pas difficile d'acquérir, qu'elle ne pouvait
résister plus longtemps : néanmoins, avant de céder, elle
résolut, s'il était possible, de dicter ses conditions et de
faire passer encore les deux frères sous ses Fourches Caudines.

Le 21, les docteurs se réunirent de nouveau, et il fut
résolu à l'unanimité : que ceux-ci ne seraient admis qu'à
la condition expresse de se conformer à tous les usages
de l'École et de se contenter du rang qui leur serait assigné à la future promotion. Enfin, ils devraient rendre
satisfaction à la Faculté qu'ils avaient offensée et aux
docteurs qu'ils avaient injuriés. Il fut en outre décrété :

---

[1] *Comm. manuscrits*, t. XIII, f. 352.
[2] *Ibid.*, f. 325.

qu'on irait trouver M. de Berné qui avait été rapporteur de la cause, et qu'on le prierait de faire souscrire Isaac et Eusèbe à ces conditions. On désigna alors, pour accompagner le doyen, MM^{es} Jean Merlet, René Moreau, Charles Guillemeau, Guy Patin et le censeur Nicolas Cappois.

Le lendemain, ceux-ci se rendirent auprès de M. de Berné, lui exposèrent que l'École ne pouvait recevoir dans son sein les fils de son ennemi et lui demandèrent son avis à ce sujet. Celui-ci leur répondit que l'affaire ne tarderait pas à être vidée, qu'ils étaient réfractaires à l'arrêt du Sénat, et que, du reste, en dernier ressort, ils n'avaient dans la circonstance qu'un parti à prendre, qui était d'aller trouver le président du Parlement.

Le samedi 23, après la messe, le doyen exposa aux docteurs présents en assez grand nombre, le résultat de sa visite auprès M. de Berné, et le conseil qu'il avait reçu d'aller voir le président du Parlement. Tous approuvèrent cette démarche, et le doyen demanda à Me Raimssant, son collègue et médecin du président, à quelle heure on pourrait rencontrer celui-ci et l'entretenir. Me Raimssant répondit qu'ils le trouveraient chez lui le lendemain à une heure après-midi. En même temps, le doyen était informé que M^e Le Tourneur, son collègue, et M. de Berné, désiraient le voir le jour même, afin de se concerter avec lui sur les moyens à employer pour sortir de ce mauvais pas. M. Perreau, depuis sa première entrevue avec M. de Berné, qui lui avait très-nettement dit la vérité, ne se souciait guère d'aller recevoir une nouvelle semonce; aussi fit-il la sourde oreille, et ne se rendit-il pas à l'invitation de ce dernier.

Le dimanche 24 novembre, accompagné d'un grand

nombre de docteurs portant toge et bonnet, le doyen se rendit en grande pompe chez le premier président, M⁰ Mathieu Molé. Il lui exposa le différend, implora son aide et le pria de ne pas laisser ce sénatus-consulte ruiner la discipline et tous les statuts de l'École. Malgré toute l'éloquence et l'habileté que le doyen put mettre à plaider la cause de la Faculté, cette dernière n'en était pas moins, comme l'avait dit M. de Berné, réfractaire aux arrêts du Parlement, et c'est avec anxiété qu'il attendit la réponse de Mathieu Molé.

Celui-ci fronça d'abord les sourcils et répondit qu'on ne discutait jamais ainsi les arrêts rendus par le corps qu'il avait l'honneur de présider, et que les discuter c'était refuser de les suivre et en même temps violer toutes les lois. Cependant, il se radoucit, et, après avoir écouté les « bonnes raisons » que Mᵉ Perreau lui exposa de nouveau, il l'engagea à présenter une supplique et l'assura qu'il s'emploierait en faveur de la Faculté [1].

Les docteurs s'en retournèrent, à moitié satisfaits, rédiger leur supplique; en arrivant à l'École, le doyen trouva une deuxième lettre de M. de Berné qui le priait encore de venir le voir le jour même. Le premier président, quoique bien disposé, ne s'était en somme pas engagé; d'autre part, M. de Berné allait probablement de nouveau être nommé rapporteur de la supplique que l'École devait présenter : c'est pourquoi, afin de ne pas froisser ce dernier, le doyen se rendit-il chez lui d'assez mauvaise grâce. Après beaucoup de sermons, — c'est le doyen qui parle, — M. de Berné lui dit qu'il avait trouvé un excellent moyen, — qu'il ne nous indique pas, — pour

---

[1] *Comm. manuscrits.* t. XIII, f. 355.

faire que les fils de Renaudot prissent leurs grades de la
manière accoutumée. Du reste, ajouta-t-il, — ce qui fit
faire une forte grimace au doyen, — vous ne devriez pas
oublier que, même après le premier arrêt du 6 septembre 1642, il était juste qu'ils fussent inscrits sur le catalogue d'après leur ordre de licence. Il priait en outre
Me Perreau de proposer à l'École cet accommodement
comme émanant de lui-même, et désirait de plus savoir,
avant le mercredi, quel avait été l'avis de la Faculté, de
façon à ce qu'au Parlement il pût plaider la cause dans le
sens de la transaction qu'il proposait.

Malgré tout le désir que la Faculté aurait eu de ne pas
s'aliéner M. de Berné, l'accommodement qu'il proposait
fut repoussé, et le doyen lui répondit, le mardi, qu'il n'a-
vait rien pu obtenir des docteurs qui préféraient tout
supporter plutôt que de voir les statuts renversés.

Les choses en étaient là, lorsque, le jeudi 28 novembre,
alors qu'il finissait d'argumenter une thèse quodlibétaire,
le doyen reçut un billet du président du Parlement, par
lequel celui-ci le priait de l'aller voir le jour même à une
heure de l'après-midi; ce que fit Me Perreau accompagné
de MMes Merlet, Gervais Léonard, Raimssant, Le Letier,
et du censeur Nicolas Cappois.

Mathieu Molé pria le doyen de lui exposer de nouveau
et *clairement* ce que désirait la Faculté; ce qu'ayant entendu, il promit d'ordonner aux frères Renaudot de se
soumetre à ses exigences, et il demanda aux docteurs
de revenir le lendemain à la même heure. Dans l'intervalle, le président voyait Isaac et Eusèbe, leur faisait
comprendre qu'il valait beaucoup mieux, dans l'intérêt
de leur tranquillité ultérieure, se soumettre encore, et
il leur certifia que, s'ils acquiesçaient aux conditions pro-

posées, il ne permettrait pas que la Faculté se jouât à nouveau d'eux et du Parlement ainsi qu'elle l'avait fait une première fois en 1642. Les deux frères n'avaient qu'à accepter : ce qu'ils firent en remerciant M. Molé de l'intérêt qu'il leur témoignait.

Le lendemain, le doyen et les docteurs furent fidèles au rendez-vous qui leur avait été assigné. Le premier président leur dit d'abord, ce qui les combla de joie, qu'il avait vu Isaac et Eusèbe qui souscrivaient entièrement aux conditions de l'École. Il ajouta, en souriant, que du reste, il était juste que les arrêts de la Faculté l'emportassent sur ceux de la Cour ; mais il *les priait*, n'ayant pas oublié la violation des précédents jugements et en particulier de celui du 6 septembre 1642, que, de leur part, « *tout fût fait sincèrement et chrétiennement* ». « Dans quinze « jours, ajouta-t-il, vous donnerez le bonnet à Isaac qui « a subi ses vespéries, et cela sans frais, puisqu'il les a « déjà acquittés. Quant à Eusèbe, vous devrez sans délai, « et suivant les statuts, le vespériser et le doctorifier. »

Le doyen s'empressa de convoquer pour le 3 décembre les docteurs de l'École, et, lorsqu'ils furent réunis, au jour dit, il leur annonça que les frères Renaudot souscrivaient à toutes les conditions qu'il leur avait plu d'imposer.

Isaac était présent : aussitôt il pria le doyen lui-même de vouloir bien lui conférer le titre doctoral au lieu et place de Mᵉ Georges Joudouin, alors malade, à qui ce soin incombait, vu qu'il avait déjà présidé ses vespéries. Il le pria encore, de demander à Mᵉ Michel de la Vigne, qui déjà, lors de sa vespérie, lui avait posé une question, de prendre part à son doctorat au lieu et place de Mᵉ Chrestien, qui, dès cette époque, avait refusé de l'interroger. Michel de la Vigne acquiesça à sa demande, mais « en

« grâce de l'École et pour faire plaisir au doyen avec le-
« quel il avait toujours été fort lié ». Enfin, comme le
nouveau docteur devait immédiatement faire acte doctoral, Isaac demanda à M° Pierre Hommets, qui, d'après
l'ordre d'inscription sur le catalogue, devait siéger,
l'autorisation de lui poser une question : ce que celui-ci
accepta.

Le samedi 21 décembre, Eusèbe Renaudot « supplia »
à son tour pour ses vespéries : la Faculté accueillit favorablement sa supplique, mais, avant de passer outre, elle
exigea que les deux frères signassent les propositions
contenues dans l'acte suivant, qui ressemblait fort à la
renonciation qu'elle avait déjà exigée d'eux sans leur
accorder ensuite le titre qui devait en être le prix.

ACTE DE MAISTRES ISAAC ET EUSÈBE RENAUDOT [1].

« Aujourd'huy sont comparus par devant les notaires
« garde-nottes du Roy, nostre sire, en son Chastelet de Pa-
« ris, soubsignés, M⟨rs⟩ Isaac et Eusèbe Renaudot frères,
« licenciés en la Faculté de médecine de Paris, demeurans,
« scavoir : le dict sieur Isaac, isle Notre-Dame sur le quay
« de Bourbon, et le dict frère Eusèbe, rue des Petits-
« Champs, lesquels ont déclaré qu'ils n'entendent point
« se servir des arrests qu'ils ont obtenus contre la dicte
« Faculté, en cas qu'elle leur faict l'honneur, comme il a
« esté arresté depuis peu par deux décrets d'icelle Faculté,
« de les admettre aux degrés de doctorat et présidence,
« pour jouir comme les aultres docteurs des droicts,
« honneurs et émoluments de l'Eschole. Consentants
« d'estre mis au catalogue selon l'ordre de leur réception

[1] *Comm. manuscrits*, t. XIII, f. 365, r°.

« de bounct qui se fera par l'Eschole, désadvouants tout
« ce qui a esté faict par Mr Théophraste Renaudot, leur
« père, tant par libelles que procédeures quelconques,
« en général et en particulier contre la dicte Faculté et
« docteurs d'icelle ; promettants, en conformation d'un
« certain acte passé par devant Parque et son compai-
« gnon, notaires audit Chastelet de Paris, de n'exercer
« aulcune des fonctions du Bureau d'adresse, telles quelles
« soient, mais de s'adonner entièrement, comme ils ont
« toujours faict, à l'exercice de la médecine, et consentent
« à faulte de ce faire, d'estre privez de toutes dignités et
« émoluments de l'Eschole. Ce fut fait et passé à Paris ez
« estudes des notaires soubsignés, l'an mille six cents
« quarante-sept, le 21° décembre, et ont signé la minute
« des présentes demeurée vers et en la possession de
« François, l'un des notaires soubsignés.

« DUPUIS, FRANÇOIS. »

Le lundi 23 décembre 1647, devant une grande assemblée de docteurs et d'auditeurs, Isaac fut enfin doctorifié.
Le tournoi fut, paraît-il, des plus brillants, et Michel de
la Vigne répondit au doyen qui lui posait une question,
« d'une façon si remarquable, qu'il se surpassa lui-même,
« bien qu'il fût depuis peu convalescent d'une maladie
« qui avait failli le conduire au tombeau [1] ».

Quant à Eusèbe, il fut vespérisé le 9 janvier 1648,
et reçu docteur le 6 février. Les deux frères avaient
mis dix ans pour acquérir un titre que l'École conférait
généralement après trois années d'étude, et souvent
moins. Ils avaient dû deux fois renier leur père, et n'a-

[1] *Comm. manuscrits*, t. XIII, f. 346.

vaient été reçus qu'après deux arrêts du Parlement rendus en leur faveur.

Avec eux rentrait dans l'École un élément nouveau
dont nous allons bientôt constater les symptômes.

Presque à la même époque, la Faculté de médecine de
Montpellier cherchait à faire rapporter l'arrêt de 1644,
qui frappait ses membres en interdisant la médecine
aux médecins étrangers, et, fort irritée de se voir ainsi
censurée, elle ne trouva rien de mieux que de renier
M⁰ Martin qu'elle avait bien et dûment constitué son
avocat, et de prétendre, avec la plus insigne mauvaise
foi, qu'elle n'avait même jamais songé à intervenir dans
le procès Renaudot.

Le 27 mars 1647, elle fit signifier le « contenu cy-des-
« sous au sieur Perreau, audit non parlant, mais au
« nommé Claude, son domestique, en son domicile, par
« moy, Lorguet, huissier au Chastelet, soussigné.

« Signification du chancelier de la Faculté de médecine
« de Montpellier :

« A la requeste de M⁰ Roger de Belleval, conseiller
« et médecin ordinaire du Roy, professeur de S. M. en
« l'Université de médecine de Montpellier, chancelier et
« juge en icelle, tant pour luy que pour et au nom des
« doyen, professeurs, docteurs et régents en l'Univer-
« sité susdite et d'eux fondés de procuration spéciale
« passée par devant Gardel, notaire royal audit Montpel-
« lier, le 14ᵉ jour de janvier an présent mil six cents qua-
« rante-sept :

« Soit signifié et deuement faict sçavoir à Jacques Per-
« reau, tant pour luy que pour les aultres soy, disants
« doyen, docteurs et médecins en l'Eschole de Paris : que
« ledit sieur de Belleval estant en cette ville de Paris, il se

« roit venu en sa cognoissance un prétendu arrest du Par-
« lement de Paris du premier jour de mars 1644, donné
« entre M° Théophraste Renaudot, docteur en méde-
« cine de la dicte ville de Montpellier d'une part, et les-
« dits prétendus docteurs de l'Eschole de médecine de
« Paris d'aultre, par lequel M° Martin advocat au dict
« Parlement a occupé pour la dicte Université de Mont-
« pellier comme intervenant audict procez. Et, d'autant
« que cette prétendue intervention a esté faicte sans
« aulcune charge, mandement ni procuration expresse
« pour occuper par ledict Martin au nom de ladicte Uni-
« versité de médecine à Montpellier, au procez d'entre
« ledict Renaudot et lesdicts soy-disants docteurs de
« l'Eschole de Paris, et que d'ailleurs, ledict arrest du
« 1er mars 1644 est au désadvantage desdicts doyen et
« professeurs, docteurs régents et médecins de ladicte
« Université de Montpellier, et contraire aux priviléges
« d'icelle Université accordez et confirmez par une
« longue suite de Rois et notamment par le Roy à pré-
« sent régnant, iceluy de Belleval, tant en son nom qu'en
« vertu de ladicte procuration, a déclaré et déclare audict
« Perreau, tant pour luy que pour tous les aultres méde-
« cins de son Eschole, qu'il a desadvoué et désadvoüe par
« ces présentes, l'intervention qui a esté faicte en la sus-
« dicte instance, sous le nom de ladicte Université de
« Montpellier, ensemble toutes les comparutions, con-
« testations, poursuites et procédeures faictes sur icelles
« et par ledict Martin, attendu qu'il les a faictes sans
« aulcune charge, pouvoir, mandement ni procuration
« de ladicte Université en médecine de Montpellier, pro-
« testant de nullité du contenu au susdict arrest en ce
« qui concerne la susdicte Université de Montpellier, en

« semble tous ses docteurs, et de se pourvoir par devant
« le Roy et nosseigneurs de son Conseil et ailleurs,
« quand bon leur semblera, en cassation du susdict ar-
« rest comme estant contraire aux susdicts priviléges de
« ladicte Université de médecine de Montpellier[1]. »

La rétractation de l'École de Montpellier était trop
tardive pour être sincère ; aussi, la Faculté de médecine
de Paris, ne discutant même pas la possibilité d'une non-
intervention dans le procès contre Renaudot, répondit-
elle par une autre : « Requeste pour présenter contre la
« susdicte signification, dressée par MM. du Rozée et
« Deffita[2], advocats du Parlement, après avoir consulté.

« A Nosseigneurs du Parlement,

« Supplient humblement les doyen, docteurs et sup-
« posts de la Faculté de médecine en l'Université de
« Paris, disants que, ayant obtenu arrest contradictoire
« en l'audiance de la grande chambre avec toute sorte
« de cognoissance de cause et sur les conclusions de
« MM. les gens du Roy, par lequel deffences ont été
« faictes à Me Théophraste Renaudot, docteur en méde-
« cine en l'Université de Montpellier, d'exercer la mé-
« decine en cette ville de Paris nonobstant l'interven-
« tion de ladicte prétendue Université de Montpellier :
« le nommé Roger de Belleval, soy-disant professeur, chan-
« celier et juge en ladicte prétendue Université de Mont-
« pellier, se seroit ingéré de faire signifier à Me Jacques
« Perreau docteur et doyen de la Faculté de médecine en
« l'Université de Paris, le 27 mars dernier, un exploit

---

[1] *Comm. manuscrits*, t. XIII, f. 347-348.
[2] Deffita avait plaidé la cause de l'Université de Paris intervenant contre Renaudot.

« par lequel iceluy de Belleval, tant pour luy que pour et
« au nom des professeurs, docteurs régents de ladicte
« prétendue Université, déclare qu'il désavoüe Me Mar-
« tin, advocat en la cour, qui a plaidé pour lesdicts doc-
« teurs de Montpellier, lors dudict arrest : passant plus
« oultre, je proteste de nullité de ladicte intervention et
« de demander la cassation dudict arrest au Conseil et
« ailleurs, où besoing sera, avec des termes de mespris,
« outre l'honneur deu aux arrests du Conseil souverain,
« ce qui oblige les suppliants d'avoir recours à la Cour
« pour leur estre sur ce point pourveu.

    « Ce considéré, Nosseigneurs, il vous plaise per-
« mettre aux suppliants de faire assigner en ladicte
« cour ledict de Belleval, tant en son nom que comme
« soy-disant avoir charge des doyen et professeurs de
« ladicte prétendue Université de Montpellier, pour
« y voir dire que : sans avoir esgard audict prétendu
« desadveu et protestations faictes par ledict exploit du
« 27 mars dernier, ledict arrest contradictoire du
« 1er mars 1644 soit exécuté selon sa forme et teneur,
« avec déffences audict de Belleval et tous aultres d'y
« contrevenir; lequel exploit comme injurieux sera
« lacéré en la présence dudict Belleval, et luy con-
« damné pour la faulte par luy commise à aumosner la
« somme de deux mil livres à l'Hostel-Dieu de Paris,
« avec déffence de récidiver, à peine de punition corpo-
« relle. Et vous ferez bien[1]. »

    Il était intéressant, croyons-nous, de publier *in ex-
tenso* ces pièces, qui se rapportent, du reste, directement
à notre sujet, pour faire voir à quel point de grossiè-

_____

[1] *Comm. manuscrits,* t. XIII, f. 348-349.

reté, deux grands corps constitués, comme la Faculté de
Paris et celle de Montpellier, pouvaient en arriver.

On y peut voir que, même en style officiel, les gros
mots n'étaient pas épargnés. Ce n'était là, du reste, que
l'accentuation momentanée d'une querelle séculaire qui,
avec Riolan et le « chien Courtaud » comme celui-ci appelle le doyen de Montpellier, va bientôt passer à l'état
aigu; querelle dans laquelle les adversaires se jetteront
réciproquement à la tête beaucoup plus de gros mots que
de bonnes raisons [1].

Quant à la cassation de l'arrêt du 1er mars 1644, que
la Faculté de Montpellier disait n'avoir appris que *par
hasard,* elle ne fut jamais accordée, et l'École de Paris
continua à poursuivre les médecins « exotiques ».

---

[1] RIOLAN, *Curieuses recherches sur les Escholes en médecine de Paris et
de Montpellier, nécessaires d'estre sçeues pour la conservation de la vie.*
Paris, 1651.

CHAPITRE VIII

LA GAZETTE PENDANT LA FRONDE. — Renaudot suit la cour à Saint-Germain (5 janvier 1649). — Les *Mazarinades* et les *contrefaçons de la Gazette*. — Ses fils, qu'il a laissés à Paris, font le *Courrier François*. — La presse n'est libre que dans un pays libre. *Exil de Mazarin* (1651). — Tracasseries du chancelier Séguier devenu président du Conseil. — On retire à Renaudot sa pension de commissaire général des pauvres; on lui refuse communication des nouvelles officielles. — Il répond par l'*Apologie du Bureau d'adresse contre ceux qui se plaignent qu'il ne leur fournit plus gratuitement les Gazettes.* — Nouvelle activité de Renaudot. — Chagrins domestiques. — *Il meurt le 25 octobre 1653, « gueux comme un peintre », après avoir pardonné à ses ennemis.*

En 1646, Renaudot abandonnant définitivement le terrain médical, avait été nommé historiographe de la couronne, et, pénétré de l'importance de sa nouvelle fonction, s'était décidé à consacrer à la Gazette tout son temps et tous ses efforts.

Après avoir transporté son Bureau d'adresse, d'où dépendait la *Gazette*, de la rue de la Calandre à la « rüe Saint-Honoré, près la Croix-du-Tiroir devant la « rüe du Four », il était enfin venu occuper son poste officiel, le 16 mai 1648, aux « Galleries du Louvre, devant « la rüe Saint-Thomas ».

Ce n'était pas une sinécure que d'écrire pour la postérité l'histoire si troublée de cette époque.

Après la victoire de Lens (1648), Mazarin avait repris
courage contre le flot sans cesse montant des réclamations du Parlement soutenu par l'opinion publique. Il
s'était décidé à faire arrêter trois des magistrats les plus
populaires : Novion Blancmesnil, Charton et Broussel.
Le résultat ne s'était pas fait longtemps attendre : le
même jour (26 août 1648), Paris se couvrait de barri-
cades et le peuple ameuté criait : « Liberté et Broussel. »
Devant cette émeute, qui menaçait de devenir une révolution, la cour eut peur et céda, et, après quelques pourparlers, le jour même où était signé le traité de West-
phalie (24 octobre 1648), la Reine, par la *paix de Saint-
Germain,* sanctionnait toutes les demandes de la cour
Saint-Louis formée par le Parlement, la Chambre des
comptes, la Cour des aides et le Grand Conseil « unis le
« 13 mars dans la chambre Saint-Louis, au Palais de
« justice, pour servir le public et le particulier, et ré-
« former les abus de l'État ».

Débarrassé de la guerre étrangère, Mazarin, qui savait
toujours courber le dos sous l'orage, releva la tête, et,
sur son conseil, la Reine quittait Paris le 6 janvier 1649,
emmenant avec elle ses enfants, et faisant appel aux
troupes qui lui étaient restées fidèles.

La Fronde était commencée.

Mais si, d'une part, Condé, cédant aux sollicitations
d'Anne d'Autriche, consentait à prendre le commandement des troupes royales, si, d'autre part, le Parlement
ralliait sous sa bannière « les princes et les jeunes sei-
« gneurs qui pouvaient s'amuser à la guerre civile sous
« un ministre qui ne savait plus faire tomber les têtes »,
Mazarin, en homme habile, s'assurait le concours de la
Gazette et emmenait Renaudot avec lui à Saint-Ger-

main [1]. Il l'établit à poste fixe et « lui donna la direction
« de l'imprimerie qu'il faisait emporter [2] et qui fut éta-
« blie dans un des appartements de l'Orangerie. Outre
« la nécessité de faire imprimer les arrêts du conseil, les
« lettres et les déclarations du Roi pour les répandre et
« les faire connaître, le Cardinal avait l'intention d'ac-
« cepter la lutte avec la Fronde sur le terrain de la pu-
« blicité, d'opposer aux pamphlétaires ses écrivains,
« d'avoir comme le Parlement et les généraux ses pièces
« de polémique et ses feuilles volantes. Pour cela, le fon-
« dateur de la *Gazette* était bien l'homme qu'il lui fallait ;
« rompu aux habitudes de controverse, il connaissait à
« fond toutes les petites finesses, toutes les ruses du mé-
« tier qu'il avait exercé le premier.

« Si Renaudot convenait à la fonction, la fonction
« convenait à Renaudot : elle devait aussi nécessairement
« l'affermir dans la faveur de la Reine, du Cardinal, de
« la cour, et l'aider, par conséquent, à conserver, malgré
« l'instabilité des choses à cette époque, le privilége de
« la *Gazette*. Il n'eut donc garde de refuser. Mais quitter
« Paris, c'était laisser le champ libre à la concurrence ; le
« Parlement pouvait autoriser la publication d'un jour-
« nal, breveter quelque écrivain qui consacrerait son
« savoir-faire à le défendre. La guerre finie, qui l'empor-
« terait : du gazetier du Palais-Royal ou de celui du Pa-
« lais de Justice ? Mazarin pouvait rester le maître sans

[1] Renaudot avait déjà, à cette époque, subi une première attaque
de paralysie dont il souffrait fort.
[2] En citant textuellement ce passage d'Hatin, nous devons ajouter que ce fut Renaudot lui-même, et non Mazarin, qui fournit les
matériaux nécessaires pour l'établissement d'une imprimerie, et
qu'il ne toucha jamais, comme nous le verrons, le montant des
frais que lui occasionna une telle installation.

« doute, mais il pouvait être sacrifié ; ou bien encore, la
« paix pouvait se faire par un compromis. Dans cette
« hypothèse, la *Gazette* serait-elle assez favorisée pour
« conserver son monopole ? Le cas était douteux. En
« politique habile, Renaudot marcha résolûment contre
« la difficulté. Il avait deux fils attachés à la rédaction de
« la *Gazette*, il les laissa à Paris avec le plan d'un nou-
« veau journal, et, pendant qu'il écrivait la *Gazette* à
« Saint-Germain pour la cour, ses enfants écrivaient à
« Paris le *Courrier françois*, journal du Parlement [1]. Qui
« sait même si Mazarin ne fut pas pour quelque chose
« dans ces calculs ? Il était assez fin pour cela. On pou-
« vait présumer que le Parlement, qui gouvernait à
« Paris, voudrait avoir, comme la cour, sa gazette à lui ;
« n'était-il pas d'un habile politique, de la part du
« Cardinal, de la lui faire faire par des hommes à sa dé-
« votion [2]. »

Installé à Saint-Germain, Renaudot continua la *Gazette*, imprima les faits et gestes de la cour. Le 4 mars,
le Roi vint le visiter : désireux de lui prouver son atta-
chement, il composa sur-le-champ et fit imprimer immédiatement les vers suivants :

> « J'accepte cet augure en faveur de l'histoire,
> » Qu'à l'instant que Paris se met à la raison,

---

[1] Un fait à noter, c'est que les numéros de la feuille imprimée
à Saint-Germain pendant le séjour qu'y fit la cour continuent à
porter la suscription : « A Paris, du Bureau d'adresse, aux Galle-
« ries du Louvre, devant la rue Saint-Thomas. » Le numéro du
9 janvier, le premier qui fut imprimé à Saint-Germain, contient
cette rubrique : « De Saint-Germain en Laye, le 8 janvier 1649 :
« Leurs Majestés et toute la cour arrivèrent icy le 6 de ce mois,
« sur les neuf heures du matin. » Voilà tout. Rien des motifs de
ce voyage nocturne, pas un mot des troubles.

[2] HATIN, *Histoire de la Presse*, t. I, p. 238-240.

« Mon prince visitant sa royale maison,
» Va fournir de sujet aux outils de sa gloire.
« Embrassez-vous, François ! Espagnols, à genoux
« Pour recevoir la loi, car la paix est chez nous [1]. »

Mais les Parisiens frondeurs ne pardonnèrent pas à
Renaudot d'avoir quitté Paris pour suivre la cour à
Saint-Germain. A peine eut-il quitté la ville que les
pamphlets tombèrent dru et grêle sur sa tête, et tous
fort injurieux :

« Maistre fourbe, — disait l'un d'eux [2] — et plus men-
« teur que ne le fust jamais le plus subtil arracheur
« de dents qui soit dans le domaine du pont Neuf, où
« diable allès-vous ? Tout le monde sçait que le lende-
« main des Rois vous vous en fustes à Saint-Germain,
« crainte que vous aviés d'estre enfermé dans les barri-
« cades, ou d'estre ensevely dans l'un des tonneaux qui
« servirent de rampars à la défense des bourgeois de
« Paris, lorsque le Roy, quittant son palais, t'avoit
« laissé seul dans les galleries de son Louvre, où tu estois
« demeuré un moment pour apprendre ce qui se passoit
« dans l'esprit, dans la pensée, dans l'intention des ha-
« bitans. O dieux ! tu manques de nez, si ce n'est que
« les plus courts soient les plus beaux, ou que les plus
« puants soient les meilleurs, comme l'on dit des fro-
« mages, mais tu en eus cette fois, car les païsans ré-

---

[1] V. MOREAU, *Bibliographie des mazarinades*, qui désigne 8 pièces
dont la paternité appartient à Renaudot. « Dans la collection des
« lettres de Letellier-Louvois (Manuscr. de la Bibl. nat., vol. XXXIII),
« se trouve une adresse au peuple pour l'engager à ne pas se
« montrer hostile à la cour. Au projet est joint un ordre du
« Roi portant que Renaudot publiera cette pièce sans nom d'im-
« primeur, et la répandra sans nommer l'auteur. » (HATIN, t. I,
p. 238.)
[2] *Le Voyage de Théophraste Renaudot, gazettier, à la cour.*

« voltés estoient résolus à te faire mourir dans un ton-
« neau de la plus fine merde qui se trouve dans les ma-
« rais ou dans la rüe des Gravilliers. »

Le reste du pamphlet est conçu dans le même style et
dans le même esprit :

Va donc « enseigner aux Italiens les moyens dont tu
« te servis pour te guarir de la vérole, ou les moyens
« de bien empoisonner quelqu'un, sçachant qu'en ta
« personne, comme en celle de ta femme, tu as excellé
« en ces deux secrets ».

Le vrai motif de toutes ces haines traduites en langage si grossier, et la raison de toutes ces attaques, sont
contenus dans la même « mazarinade ».

« Viens çà, vendeur de thériaque : confesse ingénue-
« ment et ne dissimule point. Que vas-tu faire à la
« cour? Sans doute, Mazarin a dessein de t'employer à
« te faire imprimer des arrêts contre le Parlement. »

Enfin, les contrefacteurs n'ayant plus à craindre les
procès que Renaudot n'aurait pas manqué de leur intenter s'il avait été présent, s'en donnèrent à cœur joie. Il
serait difficile de compter et fastidieux d'énumérer tous
les libelles ou toutes les publications journalières qui
cherchèrent, soit à supplanter la *Gazette,* soit à la
couvrir de ridicule. Citons néanmoins les extraits suivants d'une de ces publications éphémères, qui montrent bien l'esprit gouailleur de la population parisienne
d'alors.

« *La Gazette Burlesque envoyée au Gazettier de Paris,*
« *mil six cents quarante-neuf :*

  « Sunt quatuor quæ nunquam dicunt satis :
  « Mare, vulva mulieris, infernus et bursa Gazettarii.

« De Naples, le 4 du mois que l'on mange les maque-
« reaux frais.

« La mer ayant esté extraordinairement oragèuse, a
« vomi sur nostre rivage une telle quantité de poissons
« et de maquereaux, qu'après les abondantes provisions
« du public, l'on en a pu encore saler dans des barriques
« pour en fournir à l'univers.

« De Paris le..... des calendes de juin.

« Il pleût tellement deux jours durant, que les fem-
« mes qui estoient par devers les ruës descouvroient
« leur cul pour couvrir leur teste ; les vieillards de no-
« nante ans ne peurent manger sans ouvrir la bouche,
« les aveugles ne se voyoient pas l'un l'autre et l'eau ne
« cessa de couler par-dessous le pont Neuf, etc. »

Pendant ce temps, le *Courrier françois,* que ses fils
avaient fondé, obtenait le plus grand succès. Rédigé par
des hommes compétents et habitués à faire du journalisme, il avait réussi au delà de toute expression, bien
qu'on sût et qu'on écrivit dans quelles conditions il avait
été fondé :

> « Il n'est pas jusqu'au gazettier
> « Père et fils d'un mesme mestier,
> « Dont l'un à Saint-Germain ne crie...
> « Et l'autre en faveur de Paris [1] ».

Les mèmes pamphlétaires consacraient en ces termes
le succès de cette feuille, qui, de même que la *Gazette,*
se vendait 1 sol :

« Il avoit toutesfois (*le Courrier*) bien choisy son temps,
« et comme personne ne le contredisoit, il pouvoit faire
« ses orges, et faire-accabler son imprimeur de sols bos-

---

[1] *La Guerre civile en vers burlesques.* Mazarinade.

« sus ; *le pain ne se vendoit pas mieux que ses papiers,* on y
« courroit comme au feu, l'on assommoit pour en avoir,
« et les colporteurs donnaient des arrhes dès la veille,
« afin qu'ils en eussent des premiers : on n'entendoit les
« vendredis, crier autre chose que le *Courrier fran-*
« *çois*[1]. »

Lorsque, après la convention de Ruel qui diminua
quelques impôts et autorisa les assemblées des Chambres, la cour rentra à Paris (avril 1649), Renaudot publia
de nouveau sa *Gazette* dans la capitale. S'appuyant sur
ses privilèges, il demanda la suppression du *Courrier
français*. Il est très probable que ses fils ne firent aucune difficulté pour cesser leur publication, mais cela
ne faisait probablement pas l'affaire de l'imprimeur qui
gagnait tant de « sols bossus ». Aussi, résista-t-il, et voulut-il continuer la publication du *Courrier*.

Il en était paru 12 numéros, du 5 janvier au 7 avril,
alors que la cour était absente de Paris ; Renaudot fit
saisir le treizième au moment où on le portait chez l'imprimeur, et cita celui-ci devant les tribunaux. Le procès,
comme toujours, traîna en longueur, et, comme il était
fort probable que l'historiographe de la cour n'aurait
pas gain de cause devant le prévôt de Paris dont les
appels allaient en Parlement, « Sa Majesté attribua au
« grand Conseil, le 8 octobre, par appel des Requestes
« de l'Hostel, toutes les affaires dudict Renaudot, depuis
« que le Parlement de Paris a condemné celuy-cy aux
« despens et à l'amande *pour avoir donné l'aumosne aux*
« *pauvres dans ses consultations charitables,* n'ayant pas
« d'aparence que ledict Parlement aye diminué sa mau-

---

[1] *Le Commerce des nouvelles restably,* ou *le Courrier arresté par la Gazette.* A Paris, 1649.

« vaise volonté depuis ces mouvements, pendant les-
« quels il n'y a eu que ledict Renaudot seul qui aye
« suivy le Roy et faict imprimer tout ce qui a esté faict
« contre ledict Parlement [1] ».

L'imprimeur fut condamné, mais, pour une cause ou
pour une autre, le chancelier Séguier empêcha qu'on
délivrât à Renaudot l'arrêt portant condamnation; ce
n'était là d'ailleurs que le commencement pour le malheureux gazetier d'une nouvelle série de tribulations.

La presse n'était donc pas encore libre : elle avait
failli le devenir ou plutôt elle l'avait été pendant la
Fronde : et, pendant tout le temps que Mazarin conservera le pouvoir, les pamphlets, les mazarinades, dont
les auteurs resteront insaisissables, feront une guerre
acharnée à l'autorité. Mais, lorsqu'aura commencé le
règne de Louis XIV, des mesures plus sévères mettront
un frein à la verve de ces hardis pamphlétaires qui, souvent grossiers et même cyniques, touchaient parfois juste
et montraient qu'un jour ou l'autre l'opinion publique
serait assez forte pour réclamer et obtenir le droit de
dire la vérité.

Que Renaudot luttât contre cette liberté, rien de plus
naturel : fondateur de la *Gazette,* il la croyait tellement
sienne qu'une imitation ne pouvait lui sembler qu'une
contrefaçon : du reste, pas un journal sérieux ne se
fonda à cette époque; tous les essais entrepris le furent
par des imprimeurs qui, sans aucune initiative, se con-
tentèrent de démarquer ses articles pour en tirer profit.

A partir de 1650 jusqu'à sa mort, il va lutter envers
et contre tous pour soutenir ses priviléges : ce sont ses

<hr>

[1] Lettre au chancelier Séguier. Manuscr., f. franç., nᵒ 17391, f. 25,
p. 220-221; Bibl. nat.

fils qui, maintenant dans la place, vont faire triompher dans l'École elle-même les doctrines paternelles que celle-ci avait condamnées.

Outre sa *Gazette,* qui paraissait le samedi, Renaudot publiait sous le titre d'*Extraordinaires* [1], qu'il réunissait à la fin de chaque année dans le recueil de ses *Gazettes,* le récit des événements méritant une mention particulière et un peu étendue. C'était surtout ces *Extraordinaires* que les imprimeurs contrefaisaient. Dès la fin de 1649, ces contrefaçons prirent une extension considérable, mais, à partir de 1650, elles ne connurent plus de bornes. Du reste, les colporteurs des écrits émanés du Bureau d'adresse étaient eux-mêmes d'accord avec les faussaires :

Ils falsifient mes écrits, dit Renaudot, « avec les mes-
« mes nombres de pages, du chiffre et des signatures,
« les mesmes souscriptions de mon dict Bureau d'adresse,
« afin de persuader par cet indigne fausseté, que leur
« ouvrage est le mien. Il y a plus, quand je donne un
« *Extraordinaire* au public, je le leur baille à un sol le
« cahier, qu'ils vendent un tiers davantage, et ainsi le
« Bureau en refuse d'abord au bourgeois afin qu'il soit
« obligé de passer par leurs mains, mais, l'ingratitude de
« ces colporteurs est telle, qu'ils ont la ruse de n'en
« acheter le premier jour que ce qu'il leur en faut pour

---

[1] C'est ainsi qu'il publiait : *l'Abrégé de la vie et de la mort du prince de Condé* (Henri II) (1647); *la Vie et la mort du maréchal de Gassion* (1647); *Vie de Michel de Mazarin* (1648). Avec ces *Extraordinaires,* qu'il commença à publier le 1er mars 1634 (v. p. 92), nous devons mentionner divers pamphlets politiques peu importants : *Response de Th. Renaudot à l'auteur des libelles intitulés : Avis du Gazettier de Cologne à celuy de Paris. Response des peuples de Flandre au donneur d'avis françois,* et *Réfutation du correctif des ingrédiens,* etc. Paris, in-4°, 1648.

« le contrefaire mal : ce que font cinq ou six imprimeurs
« d'entr'eux, en peu d'heures, et ces colporteurs atten-
« dent lors à les achepter à non-pris et à les vendre de
« mesme, laissant toute la perte au Bureau et se réser-
« vant tout le gain[1]. » Le public y trouvait son compte ;
seul, Renaudot était frustré, ce que les contrefacteurs
« disaient fort haut, afin qu'on continuast de leur laisser
« imprimer des libelles ». Aussi se plaignait-il amèrement :
« Il y a de quoy s'estonner que ces gens de bien ne se
« soyent avisez que vingt ans après l'establissement de
« mes *Gazettes* de leur faire faire leurs libéralitez de
« mon bien. Est-ce que le port des lettres venuës
« mesme de païs ennemi couste moins cher qu'il y a
« vingt ans : tout a augmenté de prix : le papier a dimi-
« nué, c'est vray : mais qu'est-ce que cela, et ai-je aug-
« menté le prix de mes *Gazettes?* » ce qui ne gênait
guère les imprimeurs, si l'on en juge par le fait suivant :
le même édit qu. condamnait les contrefacteurs à six
mille livres d'amende, contenait également l'ordre d'imprimer les « *Lettres envoyées par l'archiduc Léopold* » : le
lendemain, sans crainte de l'édit, les « lettres de l'archiduc » étaient, nous apprend Renaudot, livrées au public
par les faussaires.

Son caractère doux et bon s'aigrit à toutes ces luttes, à
ces tromperies de tous les instants. Ne voudrait-il donc la
liberté que pour lui seul ? Certainement, il n'était pas
homme à souffrir l'établissement d'une gazette rivale, mais
son indignation est légitime contre ceux qui ne font que
copier et vendre au rabais ce qui sort de ses presses. Et
véritablement ces contrefacteurs faisaient grand tort à

---

[1] *Gazette*, 1650, p. 227.

Renaudot qui les voyait le plus souvent impunis. A cette
époque, Mazarin avait bien autre chose à faire qu'à protéger son historiographe, et les tribunaux, en ne poursuivant pas les contrefacteurs, faisaient de la popularité,
car, condamner ceux qui pillaient Renaudot, mais qui
donnaient les nouvelles meilleur marché que lui, c'é-
tait se nuire dans l'esprit du public.

Engagé sur cette pente fatale, tout devait se tourner
contre l'infortuné gazetier, vieux et infirme, mais toujours sur la brèche et prompt à la riposte comme à ses
plus beaux jours.

A la suite de l'union des deux Frondes, Mazarin avait
été envoyé en exil (6 février 1651), et le chancelier
Séguier, ami du Parlement et de la Faculté, avait été
appelé à la présidence du conseil (3 avril 1651).

Depuis vingt ans, Renaudot jouissait d'une pension de
huit cents livres, à titre de commissaire général des pauvres : on lui supprima cette pension, à lui qui avait tant
donné de sa bourse pour soulager les malheureux. En
même temps, on lui refusa toute communication des
diverses nouvelles officielles venues des provinces, et
qui servaient en grande partie sous Richelieu à la rédaction de sa *Gazette*. En outre, on fit la sourde oreille
lorsqu'il réclama le remboursement des frais qu'il avait
faits lors de son voyage à Saint-Germain, à la suite de la
cour.

Pour ne pas rester débiteur des personnages qui lui
communiquaient des nouvelles, Renaudot leur servait
gratuitement sa *Gazette* : à ces attaques de toutes parts,
à cette suppression de communications, il répondit en
supprimant à son tour tout service gratuit. Alors, tout le
monde se plaignit, mais il ne se laissa pas intimider, et

il répondit « à ceux qui se plaignaient qu'il ne pouvait
« plus leur donner gratuitement les *Gazettes*[1] : Autrefois,
« on le protégeait, on défendait son Bureau contre les
« malintentionnés : et il avait trouvé moyen « de faire
« subsister cet establissement avec une simple pension
« du Roy de huit cents livres seulement, qui espargnoient
« dix fois davantage à Sa Majesté, la deschargeant des
« frais des courriers qu'elle estoit obligée de dépescher
« pour informer ses provinces des choses qu'elle leur
« fait desormais sçavoir par là sans y engager son autho-
« rité comme elle faisoit auparavant. Et, bien que depuis
« la mort du Roy on n'ait rien à lui reprocher, on ne l'a
« pas trouvé digne d'estre maintenu en la jouissance de
« cette petite pension dont le mesnage ne peut guères
« enrichir l'espargne, ni en celle de ses privilèges : de
« sorte qu'il ne luy reste plus à présent moyen de sub-
« sister ni faire les despences nécessaires à l'entretien
« desdites impressions : la matière desquelles tirée de ce
« qui se passe tant aux païs estrangers que dans la
« France, luy estant le temps passé pour la pluspart
« fournie par l'ordre des ministres précédents qui en
« ont la plus certaine connaissance et qui sçavent le
« mieux distinguer les choses qui doivent être teuës
« d'avec celles qu'il faut donner au public : au lieu que
« ceux d'aujourd'huy se réservent, comme tous ses autres
« lecteurs, à syndiquer ses escrits après qu'ils sont pu-
« bliez : ajoutans ainsi à l'abandonnement de la protec-
« tion et au retranchement des appointements que plu-
« sieurs autres estimeroyent possible estre deus à la
« continuation de ses veilles et travaux assidus, la pri-

[1] *Apologie du Bureau d'adresse contre ceux qui se plaignent qu'on ne peut plus leur donner gratuitement les Gazettes. — 9 juin 1651.*

« vation de toutes les nouvelles qui avoyent coustume
« de luy venir. Il sembleroit que ce sont là tous les
« griefs dont on pourroit mortifier un fidelle sujet du
« Roy et qui a vieilli comme luy dans le service, mais ce
« n'est pas encore tout : on luy supprime ses priviléges,
« sa subvention, et on voudroit l'obliger aux mesmes
« reconnoissances que les profits du temps passé lui
« donnoyent moyen de faire, et, que sa pension lui
« estant ostée, il employe ce qu'il ne reçoit plus à
« récompenser ceux qui ne luy procurent rien et per-
« mettent que d'autres tirent tout le profict de son pri-
« vilège. — On veut qu'il continue de donner gratuite-
« ment ses impressions à ceux qui ne songent point en
« luy que pour luy demander son bien, qu'il ne leur a
« jamais deu et qu'il leur doit encore moins qu'aupara-
« vant : autrement ce seroit autant que de luy faire
« payer le loyer d'une maison abattuë. Injustice qui n'a
« point sa pareille et laquelle neantmoins, ne semblant
« pas telle à ceux qui se plaignent si hautement de luy
« pour ce seul sujet, il les prie de souffrir qu'on les en
« détrompe.

  « Il a esté longtemps à se résoudre comment il le
« feroit et se laveroit d'un blasme qu'il ne mérite point ;
« mais enfin, se souvenant que ç'a toujours esté la forme
« de faire sçavoir aux puissances et mesme à Leurs Ma-
« jestés ses justes plaintes, ausquelles on ne sçauroit faire
« raison sans les entendre, il a esté contraint de suivre
« la mesme voye que Leurs Majestés ont de tout temps
« approuvée, s'asseurant qu'elles et leur sage Conseil,
« informez de ce qui se passe en cette matière, y donne-
« ront bon ordre, et, que les grandes despences qu'il a
« faictes à les suivre à Saint-Germain nonobstant son

« grand âge et sa paralysie, par leur commandement, et
« à leur fournir comme il a faict pour plus de trois mille
« livres de ses impressions, par les ordres que lui en ont
« donné MM. les quatre secrétaires d'Estat, somme qui
« n'est point acquittée, elles trouveront raisonnable
« qu'on ne le réduise pas à l'impossible, mais qu'estant
« prest de finir sa carrière, les bonnes grâces de Leurs
« Majestés ne luy soyent point ostées par les mauvais
« offices de ceux qui se plaindront à tort de luy, et pour
« ce qu'il ne leur peut plus fournir son bien sans estre
« payé des advances par luy faictes, et qu'il soit resta-
« bly, comme il les en supplie très humblement, au pre-
« mier estat de son institution afin qu'il puisse avoir de
« quoy fournir à la demande de ceux qui se plaignent
« de luy, ce qui fait bien voir qu'il s'est acquitté de son
« devoir, puisqu'ils n'ont aucun sujet de se plaindre
« sinon de ce qu'il ne peut leur continuer l'envoy de ses
« escrits, lesquels ils montrent par là ne leur estre pas
« désagréables. Mais, soit qu'on luy fasse justice en ce
« chef, soit qu'on luy dénie celle qui se départ à tous
« les autres : sçachent ses envieux : qu'il a choisi dès il y
« a longtemps le party de ceux qui croyent que la véri-
« table vertu trouve sa vraye récompense dans elle-
« mesme, et qu'il ne se départira jamais de la résolution
« qu'il a prise de mourir comme il a toujours vescu, au
« service du Roy, pour publier la gloire de ses armes et
« la réputation de sa couronne, afin d'apprendre aux
« ennemis que la France produit des sujets qui sçavent
« bien servir sans autre intérest que celuy qu'ils prennent
« en la gloire de leur maistre. »

« Malgré son grand âge et sa paralysie », Renaudot
conserve et conservera jusqu'à sa mort toute son intelli-

gence et ce style de pamphlétaire dans lequel il excelle :
mais, si sa supplique est polie, il ne la jette pas moins à la
face de MM. les quatre secrétaires d'État qui, non contents de lui supprimer sa maigre pension, ne lui rem-
boursaient même pas les frais qu'il avait faits, sur leur
commandement.

Il redouble alors d'activité : les colporteurs refusent
de porter « les feuilles » du Bureau d'adresse : il avertit
en conséquence le public (8 avril 1651) : qu'on trouvera
désormais le « cahier des commoditez qui se présentent
« en sondit Bureau, — tant en sondit Bureau qu'en
« celuy des conditions serviles du Marché-Neuf — devant
« la porte Saint-Louis, rue Saint-Anthoine, et devant
« celle de Saint-Jacques de l'Hospital, rue Saint-Denys,
« chez un lunettier.

« Ce cahier ne coustera guères qu'une pièce de trois
« blancs, et on y trouvera : les terres, offices à vendre,
« maisons et terres à affermer et toutes autres adresses
« à donner et à recevoir [1]. »

Puis, pour dérouter encore les contrefacteurs, il
s'évertue à marquer de signes particuliers, de lettres
chinoises, variant à chaque numéro [2], ses Extraordinaires, mais il ne peut arrêter « la malice » des colporteurs, malgré les avis réitérés qu'il publie dans sa
Gazette :

« Duquel avis vous apprendrez la nécessité par l'expé-
« rience que vous avez euë cette semaine de la malice
« des colporteurs, lesquels ne crient que fort mal ou
« point du tout mesdits Extraordinaires, afin d'en pou-

---

[1] *Gazette,* 8 avril 1851.
[2] Les Extraordinaires furent marqués de lettres chinoises, du
30 janvier 1651 au 9 février 1652.

« voir frustrer *les personnes avec qui ils ont fait marché de*
« *leur fournir toutes mes impressions le long de l'année* ¹,
« dont ils leur donneroyent la connoissance en les
« criant : qui est aussi la raison pour laquelle ils ne veu-
« lent pas publier *les cahiers* contenans les grandes et
« agréables utilitez qui se trouvent tous les jours en ce
« Bureau : de quoy je vous avertis pareillement afin que
« ceux qui ne seroient pas moins curieux de l'utile que
« de l'agréable les puissent envoyer quérir céans, tant
« que ces gens de bien persisteront en leur opi-
« niâtreté ². »

L'union des deux Frondes ne pouvait durer : les princes avaient trop de morgue et les magistrats trop de
présomption pour vivre longtemps en bon accord ; d'autre part, Mazarin s'agitait et se préparait à rentrer en
France. C'est alors, qu'en prévision d'une seconde retraite à Saint-Germain, qui du reste ne tarda pas à s'effectuer (décembre 1651), on voulut confier de nouveau à
Renaudot l'emploi de *directeur des imprimeries suivant la
cour.* Celui-ci, l'esprit chargé de tous ses ressentiments,
répondit³ au chancelier Séguier, qui, nous le savons,
« avoit empéché qu'on lui délivrât l'arrest portant con-
« damnation contre les imprimeurs contrevenans à ses
« privilèges :

« Quant à la direction qu'on veut donner audit Renau-
« dot des imprimeries suivant la cour, qui est un employ

---

¹ Le Bureau d'adresse ne délivrait donc pas d'abonnements ; c'é-
tait aux colporteurs qu'on s'adressait, ainsi du reste que cela se
fait encore dans plusieurs villes de province, ou même dans certains quartiers de Paris, où l'on s'abonne à la semaine ou au mois
chez les marchands de journaux, représentants actuels des colporteurs de Renaudot.
² *Gazette,* 9 septembre 1651.
³ *Manuscrit,* f. fr. 17391. Bibl. nationale.

« plus importun et onéreux que profitable, comme il a
« paru en la despence de plus de deux mille livres qu'il
« a faicte pour ce sujet à Saint-Germain-en-Laye à la
« suitte du Roy, outre et pardessus ce qu'il a touché,
« comme il l'a vériffié, ils soutient que sous ces mots
« d'imprimeur suivant la cour, celle du Louvre ny autre
« imprimerie qui ne bouge d'un lieu ne peuvent estre
« entendues, suivre et ne bouger estant deux choses
« opposées. Et toutesfois, pour justifier que, s'il acceptoit
« cette charge qu'il n'estime pas au-dessus de ses autres
« emplois ni mesme leur estre égallée, ce ne seroit que
« par le zèle qu'il a toujours tesmoigné au service du
« Roy, il consent très-volontiers que, si Monseigneur le
« chancelier ne l'en juge digne, elle soit conférée à ceux
« qui s'en pourront mieux acquitter que luy, puisque
« l'expérience a fait voir qu'elle estoit nécessaire, luy
« devant suffire qu'il aye eu l'honneur le premier d'avoir
« faict rouler une imprimerie à la suite de la cour, dans
« la plus rude saison de l'année, par un temps où toutes
« les autres personnes travailloient contre le gouverne-
« ment présent. »

Proposez donc, Monsieur le chancelier, disait-il, cet
emploi à vos protégés; je vous fais grâce pour une fois
de mes privilèges, puisque vous semblez ne vous souvenir qu'ils existent que lorsque vous avez à les charger de couvrir les frais d'une opération véreuse que vos
amis eux-mêmes ont refusé d'entreprendre.

Aussi, resta-t-il à Paris lorsque la cour partit pour
Saint-Germain (27 décembre 1652).

A tous ces déboires allaient s'ajouter les chagrins
domestiques. Le 20 octobre, Renaudot, veuf depuis de
longues années, contractait une nouvelle alliance avec

une femme beaucoup plus jeune que lui[1]. Cette union,
que ses fils ne durent pas voir favorablement, ne fut pas
longtemps heureuse, et, moins d'un an plus tard, le vieux
gazetier, après avoir été tourné en risée[2], demandait

[1] « Paroisse de Saint-Louis en l'Isle : Le vingtiesme octobre
« mil six cens cinquante un, après la publication de deux bans et
« permission du dernier, avec dispanse par monsieur l'official de
.« Paris : je soussigné, curé de la paroisse de Saint-Louis en l'Isle,
« après avoir eu d'eux leur mutuel consentement, ay conjoint au
« sacré lien du mariage le sieur Théophraste Renaudot, historio-
« graphe de France, et damoiselle Louise de Mascon. En présence
« du sieur Hierosme Bourgeois, sacristain en la dicte église, et du
« sieur Hercules Bosy, habitué.

     « Renaudot, Louise de Mascon, H. Bourgeois, Hercules Bosy. »
(Cité par Chéreau, *in Union méd.*, 1878, p. 255.)
On voit combien peu de personnes assistèrent à ce mariage
presque clandestin.
[2] J. LORET : *la Muze historique*, t. I, l. II, lettre LIIᵉ, du 31 décembre
1651, édition 1857.

Vers 135 :

> Je ne devois pas oublier,
> Mais dès l'autre mois publier,
> (Car c'est assez plaisante choze), ...
> Que le sieur Gazetier en proze,
> Autrement monsieur Renaudot,
> En donnant un fort ample dot,
> Pour dissiper mélancolie,
> A pris une femme jolie,
> Qui n'est encor qu'en son printemps,
> Qvoiqu'il ait plus de septante ans.
> Pour avoir si jeune compagne,
> Il faut qu'il ait mis en campagne
> Multitude de ces louis,
> Par qui les yeux sont éblouis.
> Car cette épouze étant pourvue,

Vers 150 :

> D'atraits à donner dans la rue,
> Des plus beaux et des mieux peignez,.
> Ne l'a pas pris pour son beau nez.

Et plus loin, l. III, l. XXXVᵉ, du 8 septembre 1652

> Il faut dire ley quelque mot,
> De Théophraste Renaudot :
> Homme d'esprit et d'importance,
> Et le grand gazetier de France.

Vers 55 :

> Qui voulant au dieu des amours,
> Sacrifier ses derniers jours,

et obtenait une séparation que probablement ses ennemis s'efforcèrent de rendre scandaleuse. Mais laissons là
l'homme privé, qui, au déclin de la vie, peut commettre
une faiblesse nuisible à lui seul et n'entachant nulle-

> Ayant des ans soixante-et-douze,
> Avoit pris une jeune epouze,
> Qui n'avoit pas valant cent francs,
> Mais un beau corps et des plus blancs,
> Contenant en plusieurs espèces,
> Quantité d'aimables richesses.
> Ses cheveux bruns, cendrez ou blonds
> . . . .

Vers 85 :

> Les premiers jours du mariage,
> Sans noize, sans bruit, sans orage,
> Coulèrent sinon plaizamment ,
> Du moins assez paiziblement.
> Au mary, froid comme une souche,
> La femme n'étoit point farouche :
> Renaudot, sans être jaloux,
> Luy manioit souvent le poux,
> (Et c'étoit là tout son possible),
> N'étant pas d'ailleurs trop sensible;
> . . . .
> Ces pauvres petits passe-temps,
> Durèrent tant soit peu de temps ;
> Mais enfin cette déesse orde,
> Que l'on nomme dame Discorde,
> Parmy leur hymen se foura,
> De leurs deux esprits s'empara,
> Les dégoûta de leurs caresses,
> Detruizit toutes leurs tendresses ;
> Et, de son dangereux poizon,
> Infectant le docte grizon,
> Et mesme aussi la damoizelle,
> Une aversion naturelle,
> Dans le cœur de chaque marié
> Prit la place de l'amitié.
> . . . .
> A la fin leurs communs parens,
> Ayant peur que leurs differens
> Après leur amitié detruite,
> Eussent une éternelle suite,
> Ont jugé très fort à propos,
> Qu'il les faloit mettre en repos ;
> Si bien que par leur entremize,
> Les messieurs de la cour d'Eglize,
> En ayant eté fort priez,
> Les ont enfin démariez.

ment son honnêteté, et occupons-nous de l'homme public qui lui ne faillira pas, et qui, à cette époque troublée, où Condé lui-même passait à l'ennemi, restera toujours patriote et fidèle à son Roi.

Après le combat du faubourg Saint-Antoine (juillet 1652), Condé fuyant devant Turenne qui avait embrassé le parti de la cour, était sorti de Paris après avoir toutefois laissé lâchement massacrer *les Mazarins* par ses soldats vaincus. Il était allé dans les Flandres offrir son épée aux Espagnols, suivi de la noblesse qui, grâce à l'argent qu'elle soutirait des pensions prises sur l'impôt, avait pu armer dix mille hommes et les offrir à l'ennemi. C'est alors que l'Espagne, retrouvant son ancienne vigueur, rassemblait toutes ses forces pour lutter contre la France. Le 16 septembre, d'Estrades était assailli par une armée anglaise alliée des Espagnols, laquelle, sans déclaration de guerre, suivant l'honnêteté britannique, était rentrée en campagne. Il fut forcé de capituler et de livrer Dunkerque. Renaudot enregistre avec douleur la perte de cette ville importante, forcé qu'il est de tenir les lecteurs de son journal au courant des événements, et il s'écrie tristement :

« Que les ennemis ont grand sujet de se rire de nos « dissensions perpétuelles qui leur donnent le moyen « qu'ils n'auroyent pas autrement de réparer en quelque « façon les affronts qu'ils ont reçu dans les campagnes « précédentes.... le Roy estant obligé de concentrer ses « forces dans le cœur de son royaume. »

Et il continue, en bon patriote, à déplorer la guerre civile. Le duc d'Angoulême, qui avait embrassé la cause de Condé, avait soulevé le Midi. Vaincu par le duc de Mercœur, « gouverneur et lieutenant général pour le

« Roy dans la Provence », il avait été forcé d'évacuer Toulon. Renaudot, tout en publiant avec une satisfaction évidente « les articles accordez à la ville de Toulon par « le duc de Mercœur », ne peut s'empêcher d'ajouter [1] :

« Faut-il que ma plume, qui n'avoit accoustumé de « vous entretenir que des célèbres victoires de nostre « Monarque sur ses ennemis estrangers, ne vous ap-« prenne plus maintenant que celles qu'il remporte sur « ses sujets? Certes, si le devoir d'un historien pouvoit « souffrir que je retranchasse de mes récits ces tristes « avantages qui changent nos palmes en cyprès et nos « chants d'allaigresse en des airs de douleur et de « plainte, je me condamnerois au silence toutes les fois « que je n'aurois point d'autre matière d'écrire. Mais « la fidélité de ma charge ne m'en peut dispenser et veut « que je tienne un compte aux siècles à venir de ce qui « se passe dans le nostre... »

Mais enfin, Paris étant pacifié, le Roi, appelé par le Parlement lui-même, rentrait dans la capitale (21 octobre). Et Renaudot de se réjouir et de publier :

« Le retour du Roy tant désiré en sa bonne ville de « Paris [2].

« Courage, bons et fidèles sujets du Roy ! Courage, « vrais François, et vous particulièrement chers habitans « de Paris, reprenez vostre première gayeté ! vos infor-« tunes arrivent à leurs termes ! et vos anciennes pro-« spérités vont reprendre un cours qu'aucun obstacle ne « pourra plus arrester. »

Du reste, rendu aveugle par son amour pour la patrie à une époque où tous les grands passaient à l'ennemi, il

---

[1] *Gazette*, 4 octobre 1652.
[2] *Gazette*, 24 octobre 1652.

ne peut songer un seul instant que les Espagnols aient eu quelque succès.

« Ils n'ont en quatre ans, dit-il, fait autre chose que
« de prendre une partie de ce que nous leur avions gai-
« gné, mais avec une telle perte de temps, d'hommes et
« d'argent, que l'on peut dire qu'ils ont bien rachepté ce
« qu'ils avoient perdu[1]. »

Il prévoit déjà qu'ils vont être à tout jamais repoussés, et que la France qu'il aime tant va de nouveau devenir victorieuse : mais il meurt trop tôt pour apprendre les succès de Turenne.

Il n'a du reste de la haine que pour les ennemis de son pays : il a pardonné à tous. Talon vient de mourir. Renaudot rapporte (13 février 1653) les honneurs que l'Université a rendus à sa mémoire; il l'appelle grand homme, protecteur des lettres; il fait son éloge funèbre, ne se souvenant plus qu'il lui a dû en grande partie la condamnation qui a ruiné toutes ses espérances.

Bien que fort malade, il reste toujours sur la brèche. « Le cardinal et archevêque de Lyon, frère aisné du dé-
« funct cardinal », vient-il à mourir, il loue ce prélat, frère de son protecteur, « qui avoit toujours allié la fermeté
« de son esprit avec les vertus[2] ».

Jusqu'à la fin il s'intéresse au sort des malheureux pour lesquels il a tant fait, sans récolter d'autre récompense que la haine et la calomnie :

« Le 18 avril, la Royne alla visiter l'Hostel-Dieu, et, de-
« mandant ce qu'elle pouvoit faire pour les malades, on
« lui dit qu'elle devroit faire establir un hospital de con-
« valescents, ce dont elle voulust qu'on lui reparlast. »

1 *Estat général des affaires,* janvier 1653.
2 *Gazette,* 5 avril 1653.

Toujours debout et soucieux de la vérité, il écrit encore le 23 octobre :

« Comme je suis fort exact dans toutes les relations « que je donne au public, quelques circonstances ayant « manqué au récit que vous avez vu du combat de... »

Deux jours plus tard, le 25 octobre 1653, il succombait, brusquement frappé par la maladie.

Le 1ᵉʳ novembre, la *Gazette* annonçait en ces termes la mort de son fondateur :

« Le 25 du moys dernier mourut au 15ᵉ moys de sa « maladie, en sa 70ᵉ année, Théophraste Renaudot, con- « seiller médecin du Roy, historiographe de S. M. ; d'au- « tant plus recommandable à la postérité que, comme elle « apprendra de luy les noms des grands hommes qu'il a « employés en cette histoire journalière, on n'y doit pas « taire le sien, d'ailleurs assez célèbre par son grand « sçavoir et la capacité qu'il a fait paroistre durant cin- « quante ans en l'exercice de la médecine et par les au- « tres belles productions de son esprit, si innocentes que, « les ayant toutes destinées à l'utilité publique, il s'est « toujours contenté d'en recueillir la gloire. »

Et Guy Patin, apprenant la mort de celui qu'il avait tant calomnié, proférait une dernière injure, ne se doutant guère que la postérité la considérerait comme un éloge :

« Le vieux Théophraste Renaudot mourut icy le mois « passé, *gueux comme un peintre*[1]. »

Et vous aussi, monsieur Patin, vous mourrez, et vous paraîtrez bien petit à la postérité, lorsque vous arriverez devant elle avec un bagage scientifique uniquement com-posé de négations et de calomnies, auprès de cet homme

---

[1] Lettre CXII, à Belin, 12 novembre 1653.

de bien, pour lequel, jusqu'à présent, on s'est montré si
ingrat, tout en profitant de ses bienfaits [1].

[1] Renaudot fut enterré à Saint-Germain-l'Auxerrois, ainsi que
nous l'apprend Eusèbe dans son *Journal de famille* (Bibl. nat.,
Mass. 14348). « Le 25 octobre 1653, mourut en sa 69° année ou
« environ, nostre très-cher père, Th. Renaudot, d'une maladie
« de 15 moys, ayant esté enterré à Saint-Germain-l'Auxerrois devant
« l'autel. » *Nous savons qu'en 1649 Renaudot était déjà paralysé :* il
dut avoir une deuxième attaque vers le mois de juillet 1652, et
succomba certainement d'une façon subite à une troisième, le
25 octobre 1653.

Renaudot, dit Jal (*Dictionnaire critique de Biographie et d'Histoire*), se
maria deux fois :

1° Avec Jeanne BAUDOT, dont il eut au moins cinq enfants ;

Renée, le 2 décembre 1626 (Saint-Hilaire) ;

Une autre fille, qui mourut le 22 avril 1639 (Saint-Germain-le-
Viel) ;

Une troisième fille, Hélène, qui épousa François Soyer, seigneur
de Grignon.

« Enfin, le 14 avril 1656, dit E. Renaudot (*Manuscrit*, f. fr., 14348),
mourut d'une inflammation de poumon, au douzième jour de sa
maladie, à Port-Royal des Champs, où elle estoit religieuse, Marie
Renaudot, ma sœur, la dernière de notre famille, nous ayant
laissé un regret inconsolable de sa perte, âgée d'environ trente-
quatre ans, après avoir esté prieure de N.-D. de Liesse, du faubourg Saint-Germain, qu'elle réforma. »

Le 28 octobre 1651, Th. Renaudot s'était marié, avons-nous vu,
avec Louise DE MASCON, dont il n'eut pas d'enfants.

M. Chéreau lui donne une troisième épouse intermédiaire entre
les deux autres : Marthe DU MOUSTIER.

Isaac et Eusèbe étaient fils de Jeanne Baudot. Le premier mourut en 1688 sans postérité ; le deuxième, qui était le cadet, mourut
le 19 novembre 1679, âgé de soixante-six ans ; il était donc né
en 1613.

Il s'était marié le 12 février 1646 avec Marie d'Aigues, fille de
M. Estienne d'Aigues, commissaire des guerres, et d'Elisabeth
Robineau. Il prit la place de conseiller des monnaies et devint
premier médecin du Dauphin.

Il eut quatorze enfants, parmi lesquels nous citerons l'abbé
Eusèbe Renaudot l'orientaliste, qui fut membre de l'Académie
française.

« Une de ses sœurs épousa Mathieu Thuilier, docteur régent ; la
« seconde et la quatrième se marièrent ; quant à la troisième, elle
« aimait un capitaine qu'on ne consentit pas à lui laisser épou-
« ser et dont elle eut un fils qui fut élevé à Nanterre. Ce fut le seul
« héritier du nom de Renaudot. » (Corlieu.)

CHAPITRE IX

Renaudot était mort vengé sur le terrain doctrinal, et
de la bonne sorte; une fois ses fils rentrés à l'École de
médecine, les remèdes chimiques l'avaient emporté, l'antimoine, le laudanum, le quinquina avaient vaincu.

Cette nouvelle guerre de « Cent ans[1] », dirigée contre
l'antimoine, et qui avait fait verser tant de flots d'encre
envenimée, allait donc prendre fin.

Imbue de l'idée fausse qu'un poison ne pouvait être un
médicament, la Faculté de médecine, refusant d'admettre
les nouveaux remèdes, qu'elle considérait comme perni-
cieux, avait, en 1566, condamné l'antimoine : « comme
« substance délétère et pernicieuse, et que, n'existant
« pas de préparation qui pût le corriger, on ne pouvait
« en permettre l'usage sans danger. »

---

[1] *L'Ancienne Faculté de médecine*, par A. CORLIEU. Paris, 1877

En 1625, nouveau décret porté dans le même sens, et à l'unanimité. Nous avons dit les colères qu'avait soulevées, en 1638, l'inscription de ce médicament sur l'*Antidotaire*. Depuis lors, si on ne l'avait pas employé, on ne l'avait que mollement combattu dans l'École, mais au dehors, les docteurs fulminaient à outrance contre la *secte antimoniale* représentée par Renaudot et ses adhérents.

Après la réception des fils du Gazetier, la lutte allait reprendre dans le sein même de la Faculté. Les docteurs, en effet, n'oubliaient pas qu'ils avaient eu la main forcée par le Parlement. Mais les deux frères, élevés à l'école de leur père, étaient de taille à soutenir la lutte[1].

Le 7 novembre 1648, Jean Piètre, un des ennemis les plus acharnés de l'antimoine, était nommé doyen. Le 19 du même mois[2], Eusèbe Renaudot, qui désormais, ainsi que son frère, faisait acte à l'École, alla trouver Jean Piètre, auquel il se plaignit de ce qu'il avait, lui, doyen de la Faculté, émondé de ses thèses plusieurs mots, et en particulier les suivants : « l'*émétique souverain* ». Loin de faire des concessions, Jean Piètre répondit : « qu'il s'étonnait fort « de ce que Mº Eusèbe Renaudot fût assez impoli et assez « ingrat pour venir se plaindre à lui-même d'avoir rendu, « en les corrigeant, ses thèses plus parfaites, et que, du « reste, doyen de la Faculté et fort de l'appui des autres « docteurs, il ne souffrirait jamais qu'on fit l'éloge de

---

[1] Ils collaboraient depuis longtemps à la *Gazette*, aux bénéfices de laquelle ils participaient :

> « Si de toutes vos défaites,
> « Vous me demandez des gazettes,
> « Il faudrait estre Renaudot,
> « Qui les donne à ses fils en dot »,

dit Saint-Julien à Condé dans le *Courrier burlesque de la guerre de Paris*.

[2] *Comm. manuscriis*, t. XIII, f. 376, rº.

« l'émétique, qui était tout au plus bon pour les empiri-
« ques [1]. » Il est probable qu'Eusèbe dut se montrer fort
peu sensible à ces remontrances; mais ce n'était là que
le commencement d'une série de vexations auxquelles
n'allait pas tarder à s'adjoindre la calomnie, qui avait
trop bien réussi vis-à-vis du père pour que l'École ne
songeât pas à l'employer contre les enfants.

Le 22 novembre, Mᵉ Lancelot de Frades se plaignit à
plusieurs docteurs, de ce que, consultant une femme,
Eusèbe Renaudot avait répondu au mari de celle-ci qui
l'interrogeait : « Votre femme est perdue si vous de-
« mandez des soins à la Faculté de Paris; je possède,
« quant à moi, des remèdes qui lui sont inconnus et qui
« font même revenir les morts; et, si vous me permettez
« d'employer ces remèdes, dans trois jours, votre femme
« sera en pleine convalescence. »

L'histoire fut de nouveau rapportée en assemblée générale; en l'entendant, les docteurs réunis prièrent le
doyen de vouloir bien faire avertir par le grand appariteur Mᵉ Eusèbe Renaudot de venir se justifier le lendemain aux comices.

Eusèbe fut exact au rendez-vous; il se rendit à l'École
accompagné du mari de la femme pour laquelle on avait
réclamé ses soins [2]. Il nia totalement, prenant à témoin
celui-ci, avoir tenu de semblables propos : « Mᵉ Sébastien
« Raimssant, ajouta-t-il, qui était présent à la consulta-
« tion, aura fort mal interprété mes paroles; avant de
« m'accuser, interrogez-le, et vous verrez si j'ai manqué
« de respect à la Faculté. »

Mᵉ Raimssant n'étant pas présent à la discussion, la

---

[1] *Comm. manuscrits*, t. XIII, f. 377, r°.
[2] *Comm. manuscrits*, t. XIII, f. 378, v°.

Faculté eût pu s'abstenir de porter un jugement ; mais, n'écoutant que sa haine, et malgré les assertions du mari, elle décréta qu'Eusèbe ne présiderait pas de thèses quodlibétaires avant de s'être lavé de cette accusation.

Le 18, le doyen vint rendre compte de la conversation qu'il avait eue avec M° Raimssaut : « Celui-ci, en effet, « avait avec Eusèbe consulté la malade, mais il n'avait « pas remarqué que ce dernier se fût livré à une intem- « pérance quelconque de langage ; s'il s'était étonné « d'une chose, c'était de la forte dose des remèdes qu'il « lui avait vu donner. » Devant ces faits qui ruinaient l'accusation, la Faculté, généreuse, pensa qu'on pouvait admettre Eusèbe à disputer, en l'avertissant toutefois, non-seulement de s'abstenir à l'avenir de « *tous crimes* », mais encore de « *tout soupçon* » ; en outre, elle le priait « de ne rien ordonner de contraire à ce qu'elle approu- « vait » [1].

Eusèbe se contint devant la guerre sourde qu'on lui faisait ; mais il fit des prosélytes et rallia à ses idées beaucoup de jeunes docteurs qui, lorsqu'ils étaient étudiants, avaient autrefois suivi les conférences du Bureau d'adresse. Du reste, il était trop occupé à cette époque par la rédaction de la *Gazette* et du *Courrier français,* pour pouvoir s'insurger directement contre la Faculté. Peut-être, et ce qui paraît le plus vraisemblable, ne sentait-il pas encore le terrain assez bien préparé.

Ce fut un de ses collègues qui mit le feu aux poudres : et un collègue cher à l'École, Jean Chartier, le fils de René Chartier, dont l'édition des *OEuvres d'Hippocrate* avait été offerte à M° Talon.

---

[1] *Comm. manuscrits,* t. XIII, f. 379.

Guy Patin, le fougueux ennemi de l'émétique, avait
enfin reçu le bonnet de doyen (5 novembre 1650), qu'il
ambitionnait depuis si longtemps; la première année de
son décanat n'était pas écoulée, que, par une singulière
coïncidence, Jean Chartier publiait : *Le plomb sacré des
mages,* livre entièrement consacré à l'éloge de l'antimoine. L'auteur doutait absolument de l'approbation de
ses collègues; non-seulement il préféra s'en passer, mais
encore, payant d'audace, il osa menacer la Faculté des
tribunaux, dans le cas où elle viendrait à censurer son
ouvrage. « Le lundi 28 août 1651, il signifia au doyen :
« qu'il appellerait en justice, devant le Parlement, ceux
« qui demanderaient sa censure aux Écoles, pour le livre
« qu'il venait de publier en français sur l'antimoine[1]. »

Le châtiment ne se fit pas attendre : Guy Patin lut cette
« provocation » en pleine assemblée, et, de l'avis des docteurs présents, il fut résolu : « qu'on déférerait le misé-
« rable devant le Sénat où il voulait lui-même assigner
« l'École, et qu'en attendant son retour à de meilleurs
« sentiments, et d'accord en cela avec les statuts, on le
« raierait du catalogue, et on le priverait des honneurs
« et des émoluments attachés au titre de docteur de la
« Faculté. »

Enfin, on désigna comme « censeurs » du libelle, « Jean
« Riolan, Jean Merlet et René Moreau, très-illustres ».

On ne pouvait choisir trois meilleurs ennemis de la
cause antimoniale, et Jean Chartier ne tarda pas à ressentir les effets de leur inimitié. On eût pu croire qu'il
s'était engagé à la légère dans cette lutte; il n'en était
rien cependant, car il était vigoureusement soutenu dans

---

[1] *Comm. manuscrits,* t. XIII, f. 460-461.

la circonstance par Vauthier, son protecteur, docteur de Montpellier, fort partisan de l'antimoine, et de plus, premier médecin de Louis XIV, c'est-à-dire tout-puissant à la cour. Malheureusement, Vauthier vint justement à mourir sur ces entrefaites, à la grande joie du doyen qui écrivait à son ami Spon : « que ce premier médecin du « Roy estoit le dernier du royaume. »

Aussitôt Chartier fut condamné, chassé de l'École et livré sans défense à la merci de ses créanciers « qui n'en « pouvant avoir de l'argent, le firent mettre en prison[1] ».

« Pour comble de malheur, dit Maurice Raynaud[2], « il nous est impossible de voir en lui un talent persé-« cuté, car son ouvrage est d'une rare insignifiance. Ce « qu'il a de plus remarquable, c'est un frontispice sym-« bolique, où l'on voit un hibou perché sur un cep de « vigne (allusion au vin émétique), portant des lunettes « et entouré de torches allumées. Au-dessous on lit :

> « Le hibou fuit la clarté vivifique,
> Et, quoiqu'il ait lunettes et flambeaux,
> Il ne peut voir les secrets les plus beaux
> De l'antimoine et du vin émétique. »

Les réponses ne manquèrent pas au « *Plomb sacré des « mages* ». Blondel écrivit la « *Légende antimoniale*, « *aletophanes, antilogia, pithægia* », dans laquelle les injures n'étaient pas ménagées à ceux qui osaient prescrire ce médicament. Germain syllogisa ses vertus dans « l'*Orthodoxe* ou de l'*Abus de l'antimoine* ». Toutes ces diatribes n'empêchèrent pas les nouveaux remèdes d'acquérir non-seulement l'estime du public qu'ils avaient

---

[1] Cependant il plaida et finit par gagner son procès contre Guy Patin en 1653.
[2] M. RAYNAUD, p. 191.

déjà, mais encore celle des docteurs de l'École. L'antimoine, le cachou, le laudanum et le quinquina, tous médicaments qui aujourd'hui jouissent de vertus incontes=
tées, avaient fini par triompher, et, avant sa mort, Renaudot avait pu imprimer l'ouvrage de son fils Eusèbe :
« L'antimoine justifié, l'antimoine triomphant[1]. » Ce qui, dans
ce livre, avait dû réjouir et venger le vieux médecin de
Montpellier, plus encore peut-être que toutes les bonnes
raisons y contenues, c'était la note suivante, rédigée par
plus de la moitié[2] des docteurs d'une Faculté qui, à dix
ans d'intervalle, se déjugeait complétement en adoptant
les remèdes chimiques, que, naguère encore, elle traitait
de poison, et dont elle aurait vu brûler avec plaisir les
partisans.

*Le sentiment des docteurs régents en médecine de la Faculté
de Paris touchant l'antimoine.*

« Nous soubsignez, docteurs en médecine de la Faculté
« de Paris, certifions à tous qu'il appartiendra, que les
« qualités de l'antimoine ayans esté, par un long usage
« et une expériance continuelle, reconnües de nous estre
« grandement convenables à la guérison de quantité de
« maladies, nous déclarons que ce remède, bien loing
« d'estre chargé d'aucune malignité vénéneuse, a plu-
« sieurs rares vertus qu'un médecin peut employer à
« combattre sérieusement grand nombre de ces maladies,
« moyennant qu'il le fasse avec beaucoup de prudence
« et de discrétion. En foy de quoy nous avons voulu

[1] Le permis d'imprimer est du 8 avril 1653.
[2] Ces idées ne firent que s'accentuer, car, en 1666, 92 docteurs sur
102 adoptèrent l'antimoine par décret solennel.

« signer cet escrit. Fait à Paris, le vingt-sixième mars
« mil six cent cinquante-deux.

« R. Chartier, J. de Gorris, Henaut, F. Guenaut, de
« Pais, I. Bourgeois, de Vailly, de Beaurains, de
« Bourges, Pijart, Quiquebœuf, du Clédat, Bedé
« des Fougerais, de Saint-Jacques, Jouvin, V. Bo-
« dineau, I. Thenart, C. Hubaut, Raimssant, Vache-
« rot, J. Regnaut, Dupré, L. Defrades, J. Chartier,
« Leger, Le Vignon, Denyau, Le Mercier, Richard,
« Le Tourneur, Akakia, Marès, I. Gavois, D. Jonc-
« quet, F. Langlois, Paiot, Le Breton, Le Gaigneur,
« I. Cousin, G. Petit, Moreau, J. Garbe, Guyet,
« Denorienne, du Pont, Tardy, Maurin, J. Hamon,
« Morand, I. Renaudot, E. Renaudot, Bachot,
« Dieuxvoye, Mauvillain, Debourges, Hureau,
« M. Langlois, Lopes, Arbinet, de Sarte, F. Lan-
« drieu. (61.) »

Renaudot avait donc pu voir avant sa mort triompher
les remèdes chimiques dans l'École même. Il avait pu croire
un instant peut-être, qu'avec eux, la méthode expérimentale allait être mise en vigueur, et que tout le dogmatisme
médical s'écroulerait sous les efforts de l'expérimentation. Mais il ne devait pas en être ainsi : malgré l'esprit
baconien dont il semblait imbu, et dont on retrouve
dans ses livres de nombreux reflets associés à des citations appropriées, Eusèbe n'allait pas tarder à subir
l'influence du milieu académique dans lequel il se trouvait transporté. Son père mort, il vécut de concessions,
son frère Isaac joua un rôle des plus effacés, et, alors
qu'il eût pu rénover, il se contenta de suivre le courant des vieilles idées, qui ne se trouvera désormais

arrêté que deux siècles plus tard par Bichat et Claude
Bernard.

Quant aux autres « innocentes inventions » de Renaudot, ainsi que lui-même les appelait sans orgueil,
elles régissent aujourd'hui le monde, et, on se demande
ce qui pourrait bien arriver dans un Etat qui les sup-
primerait, tant elles font partie des besoins fondamen-
taux d'une nation.

Après sa mort, Isaac et Eusèbe continuèrent à diriger
la *Gazette* qui passa après eux entre les mains du fils
d'Eusèbe, l'académicien et célèbre orientaliste Renaudot.
En 1762, elle prenait le titre de *Gazette de France,* et
devenait effectivement organe officiel, bien qu'elle le fût
déjà depuis longtemps.

Au mois d'août 1761, Louis XV avait, par lettres patentes, ordonné sa réunion au département des affaires
étrangères. Après être sortie pendant la Révolution de
ce ministère, elle y revint en 1791, et enfin, en 1792,
elle rentra dans le droit commun. Le journalisme était
libre depuis 1789; il est inutile d'insister sur le rôle prépondérant qu'il joue dans notre société.

Les bureaux d'adresse et de rencontre abolis par l'arrêt du 1er mars 1644, avaient été rétablis en 1647. Ils
fonctionnèrent avec régularité jusqu'à la mort de Renaudot. Il est fort probable que ses fils, tous les deux
médecins, ne se soucièrent guère de continuer le trafic
peu lucratif de leur père, car, à partir de sa mort, on
n'en entendit plus parler jusqu'au commencement du
dix-huitième siècle.

« Suivant le Dictionnaire de Trévoux[1], le Bureau d'a-

---

[1] Cité par HATIN, *Histoire de 'a Presse,* t. II, p. 499.

« dresse fut longtemps interrompu à cause de son peu
« de succès qui avait découragé ceux qui s'en étaient
« mêlés. » Il fut rétabli en 1702, tel à peu près que l'avait
fondé Renaudot. — En 1716, Dugone « fonda un recueil
« intitulé : *Affiches de Paris, des provinces et des pays*
« *étrangers.* Il se proposait par là de reproduire les affi-
« ches apposées dans les rues. Il n'avait créé qu'une seule
« chose, c'était le mot *Affiches* employé dans le sens où
« nous le prenons aujourd'hui. C'était toujours l'idée de
« Renaudot qui portait de nouveaux fruits. » De sorte
que celui-ci peut et doit être considéré comme le créateur
de la *Publicité commerciale.*

Quant aux *Monts-de-piété,* ils ont pris une telle extension que le chiffre de leurs opérations atteint les
proportions les plus élevées.

Le *Bureau d'adresse,* les *Monts-de-piété,* la *Gazette,*
ont prospéré : les *Consultations charitables* contribuent
tous les jours au soulagement des malheureux : qu'est
devenue la *Faculté libre* rêvée par Renaudot au dix-septième siècle, et qui fut si près d'aboutir?

Les rôles sont maintenant intervertis : Richelieu voulait
une Faculté d'Etat pour faire concurrence à la Faculté
universitaire presque complétement indépendante du
pouvoir souverain.

Aujourd'hui, le ministre de l'instruction publique est
grand maître de l'Université, et grand maître effectif;
et c'est à l'État lui-même que la Faculté demanderait
appui contre les tentatives de « *Faculté libre* » venues du
dehors, si celles-ci venaient à se produire.

Mais, à l'inverse de son aïeule, la Faculté de médecine a
profité des leçons du passé : elle a rompu avec la tradition,
rejeté l'humorisme, embrassé la méthode expérimentale.

En résumé, Renaudot, le précurseur de deux siècles, triomphe et triomphe partout : comment se fait-il donc que son nom soit à peine connu, alors qu'il devrait être inscrit au livre d'or des bienfaiteurs de l'humanité ? Comment se fait-il que sa ville natale n'ait jamais songé à honorer sa mémoire ? Comment le Journalisme, dont il est le père, n'a-t-il jamais songé à accorder même un sourire à son fondateur *dont le centenaire approche ?*

Alors qu'on élève tant de statues aux conquérants, aux grands hommes qui ont eu pour unique but sur terre de fomenter les discordes et de faire s'entre-choquer les nations, il était rationnel d'oublier ce philanthrope ignoré, qui, à force de donner aux pauvres, mourut « gueux « comme un peintre », et qui, en fondant les consultations charitables, a conservé, conserve et conservera toujours, la vie à tant de malheureux.

FIN.

TABLE DES MATIÈRES

CHAPITRE IX

FIN DE LA TABLE

PARIS. TYPOGRAPHIE DE E. PLON, NOURRIT ET Cⁱᵉ, RUE GARANCIÈRE, 8.

www.ingramcontent.com/pod-product-compliance
Lightning Source LLC
Chambersburg PA
CBHW060415200326
41518CB00009B/1365